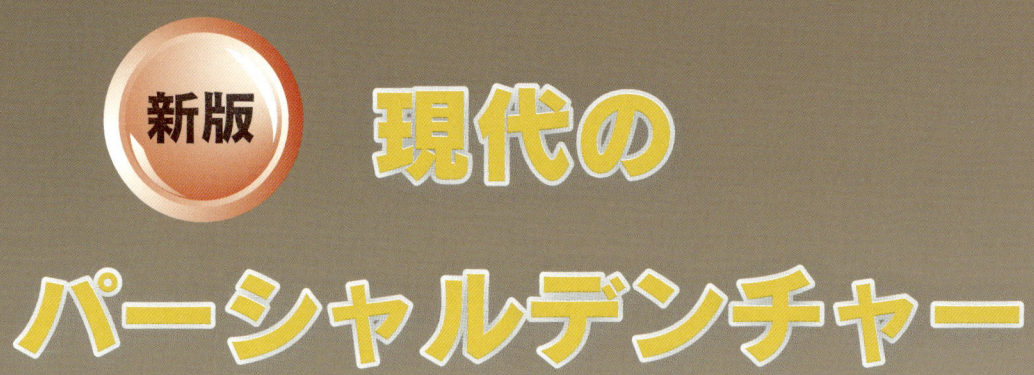

―欠損補綴の臨床指針―

野首孝祠／五十嵐順正　編著

クインテッセンス出版株式会社　2008

Tokyo, Berlin, Chicago, London, Paris, Barcelona, Istanbul, Milano, São Paulo, Moscow, Prague, Warsaw, New Delhi, Beijing, and Bukarest

改訂にあたって

　ハンドブック『現代のパーシャルデンチャー』を上梓して，早や8年が経過した．同時に，前版の私たち編著者二人の職名もそれぞれ大阪大学特任教授，東京医科歯科大学大学院教授と変わったが，欠損補綴処置に対する熱い思いは，ますます高まるばかりである．特に，後進の若いドクターたちに些かでも私たち二人の真意を伝えたいという気持ちがますます深まった．というのは，20世紀の終わりにかなりの水準に達したと思われた「パーシャルデンチャー」を中心とした欠損補綴の臨床が，様々な外的要因により，必ずしも国民の健康増進に役立っているとはいえないという医療界の現状を感じていたからである．そこで，そのいくつかの要因を記述するとともに，本書改訂の趣旨を以下に示し，本新版の序とする．

　1．歯科医師臨床研修制度は定着してきたが，その一方で，ほとんどの歯科大学ならびに大学歯学部における歯学教育の重要な総仕上げとしての臨床実習は，ますます形骸化し，在学中にほとんど患者に接しないで国家試験に臨まなければならない卒業生も，以前にも増して多く見られるようである．さらに，卒業後に臨床研修を志しても，その研修施設において，臨床技能の習得に適した患者数，それに見合った指導者の数と待遇等，様々な条件が十分満たされているところは，日本国中探してもそう多くはなく，特に欠損補綴についての十分な教育サポート態勢が整っているのは，ごく一部の施設に過ぎないのではないだろうか．したがって，臨床研修医レベルの向上と，臨床の現場における若いドクターに役立つ臨床に立脚した治療指針を明らかに示す，専門領域のハンドブックの改訂が望まれた．

　2．日本の少子高齢化と国力の長期凋落傾向に端を発する医療経済への厳しい現状が最も集中しているのが，歯科医療，それも歯科補綴治療ではないだろうか．一般誌にも引用された事実であるが，卵の価格と同様，歯科医療費は物価の優等生として，この40年間大きな変化はみられない．しかも，世界の先進国の4分の1という低水準で，この20年来経過している．両編著者の若い時のように，多くの患者が一般診療で治療を望むということはなかなか難しい時代になった．これから，臨床歯科医を志し，市中で臨床を展開する若いドクターたちにとって，健康保険のなかで，どれだけ高水準の臨床をキープしていくかは，大きな課題となるものと思われる．臨床を十分経験した上で様々な臨床技法を展開すべきであるが，本書中には，これらの現状に対するヒントを，可能な限りその根底理論と共に示した．

　3．前版の出版の時点では，インプラント補綴の実態は，国民医療の観点からみて，まだまだ改良すべき点を多く含んでいたが，今日においてもその状態は変わらない．巷には，インプラント歯科センターと称する医院が溢れ，患者も多くの期待を示しているが，その臨床が正しく行われることが大前提であり，これまでの多くの他のシステムと同じ道を決して歩まないと

は断言できない．つまり，収入増への期待が臨床の流行につながり，そのうちのある部分は失敗し，他の医療機関への流出するという図式である．これまで流行っては廃っていった様々な器具，材料，手技あるいはシステムに比べ，インプラントは患者の体内への侵襲が大きいだけに，もし失敗した場合のダメージもまた大きく，私たちの歯科業界に対する国民の批判も大きいものとなるであろう．この理由から，両編著者が声を大にして提起したいことは，インプラントを手がける前に一般的な欠損補綴のA，B，CからZまでを十分に学び，訓練し，かつその向上に向けた努力を日夜惜しまないことである．本編では，最もオーソドックスなインプラントの考え方について，本新版から加えることにした．これは上記の願いの故に加えたものであり，ここからインプラントへの途を歩んで行かれることも一つの選択肢であるとの思いからである．そこで，専門領域で造詣の深い，東京医科歯科大学の春日井昇平教授にインプラント補綴の概要をご担当いただいた．

　さらに，症例項目の中に上下顎の顎補綴処置の事例を加えた．これには，松本歯科大学大学院の加藤一誠教授にご担当いただいた．

　4．今回の改訂の中で，特に第VI章「義歯の装着，経過観察の方法とメインテナンス」においては，義歯装着時の調整と患者指導，経過観察とメインテナンスの手技について，クラスプデンチャーとテレスコープデンチャーとの違いを明確にするために，それぞれ別項で記述した．また，長期経過については，旧版の詳細な文献Reviewとともに，大阪大学の咀嚼障害補綴科における最近の臨床統計をもとに，生じやすい問題点について，大阪大学の小野高裕准教授，長島　正講師，池邉一典講師にご協力，ご追加をいただいた．さらに，これからの補綴治療の質的向上に不可欠な咀嚼能力検査法について，実用的な方法を紹介した．

　5．東アジアの諸国における専門領域の学問と臨床の発展は，いまや我が国と肩を並べるレベルになった．これらの国々のうち，特に中華文化圏は，専門教育のニーズにおいても大きなポテンシャルを有している．そこで，本書に記載されている欠損補綴の正しい情報の海外への広がりを願うとともに，最近特に重要視されてきた，これら諸国との国際交流の一環として，それぞれの現状を理解し合うことも期待し，台湾・高雄醫學大學の李　惠娥教授，王　兆祥副教授にご執筆をいただいた．さらに，本書がこの日本版のみに留まらず，中国語版等で出版される日もそれほど遠くないものと信じる．

　最後に，本新版を出版するにあたり，数多くのご示唆とご協力をいただいたクインテッセンス出版の代表取締役佐々木一高氏ならびに書籍編集部山田孝次氏に心より感謝の意を表したい．

2008年春　編著者　野首孝祠・五十嵐順正

目 次

改訂にあたって　*2*

I章　欠損補綴をはじめる前に― なぜ補綴が必要か，何を目的とするか ― *7*

1. 欠損歯列修復処置の戦略(Grand Strategy)，欠損補綴の到達目的　*10*
2. 咬合支持の回復についての基礎知識　*11*
3. 審美性の回復（自然感）　*27*
4. パーシャルデンチャーによる欠損補綴に必要な知識と実施項目の内容整理　*30*
5. 設計の三原則　*35*
6. パーシャルデンチャー設計の基本的コンセプト　*38*
7. カンチレバーブリッジ(cantilever bridge)の成立条件　*43*

II章　患者が来院したら ― *47*

1. 口の中を診る前に　*49*
2. 患者との人間関係の確立，処置・治療内容についての情報提供　*51*
3. 治療計画の提示　*52*
4. 治療計画の具体的提示　*55*

III章　パーシャルデンチャーによる欠損補綴処置の基本的進め方 ― *59*

1. 治療方針の立案　*61*
2. 欠損歯列の治療方針　*61*
3. 咬合支持の有無による症例の難易度　*64*
4. 設計の具体化　*65*
5. コーヌス・テレスコープ(Konus telescope)義歯装着　*102*
6. 欠損補綴のオプション　インプラント治療　*109*

CONTENTS

IV章 パーシャルデンチャー製作のための前処置 —— 119

1. 非補綴的前処置　*121*
2. 補綴的前処置　*136*

V章 各補綴システム別の治療の進め方 —— 155

1. ワンピースキャストプレート症例　*157*
2. レジン前装クラスプを用いた金属床義歯症例　*159*
3. 支台歯に対して前処置を行い，合理的設計を行った
クラスプデンチャー症例　*161*
4. 極度の近接咬合を有し，口蓋隆起の著明な症例　*164*
5. 歯冠修復とアタッチメントにキャストクラスプを併用した
パーシャルデンチャーとのワンユニット症例　*166*
6. 広範なリハビリテーションとなった症例　*168*
7. テレスコープ義歯による機能回復例　*170*
8. 短縮歯列として処置した遊離端欠損症例　*174*
9. 顎義歯：上顎の小さな顎欠損部の封鎖と中空軽量化を行った症例　*176*
10. 顎義歯：下顎の大きな変位を伴う再建がない下顎欠損症例　*177*

VI章 義歯の装着，経過観察の方法とメインテナンス —— 181

1. 義歯の装着　*183*
2. 経過観察と調整，メインテナンス　*186*
3. パーシャルデンチャーの長期的経過からわかったこと　*190*
4. 経過観察からみた義歯のあるべき設計　*202*

索引　*207*

執筆者一覧（五十音順・敬称略）

五十嵐順正　／東京医科歯科大学 大学院医歯学総合研究科 口腔機能再構築学系専攻
　　　　　　　摂食機能回復学講座 部分床義歯補綴学分野・教授

池邉一典　　／大阪大学 歯学部附属病院 咀嚼補綴科・講師

小野高裕　　／大阪大学 大学院歯学研究科 統合機能口腔科学専攻 顎口腔機能再建学講座
　　　　　　　歯科補綴学第二教室・准教授

春日井昇平／東京医科歯科大学 大学院医歯学総合研究科 口腔機能再構築学系専攻
　　　　　　　摂食機能回復学講座 インプラント・口腔再生医学分野・教授

加藤一誠　　／松本歯科大学 大学院歯学独立研究科 口腔疾患制御再建学専攻
　　　　　　　顎口腔機能制御学講座 臨床機能評価学分野・教授

長島　正　　／大阪大学 歯学部附属病院 咀嚼補綴科・講師

野首孝祠　　／大阪大学・名誉教授
　　　　　　　大阪大学 先端科学イノベーションセンター・特任教授

李　惠娥　　／高雄醫學大學 牙醫學系・教授，牙醫學系・主任

王　兆祥　　／高雄醫學大學 牙醫學系・副教授，牙醫學研究所・行政老師

※執筆分担については，各章扉後頁の目次参照.

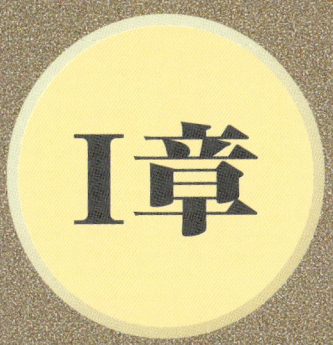

欠損補綴をはじめる前に
なぜ補綴が必要か
何を目的とするか

1. **欠損歯列修復処置の戦略(Grand Strategy)，欠損補綴の到達目的** （五十嵐順正）────── *10*
    1 咬合支持の回復──咬合支持とは何か *10*
    2 滑走運動の回復 *11*
2. **咬合支持の回復についての基礎知識** （五十嵐順正）────── *11*
    1 形態的変化(歯の欠損)に機能的変化(パラファンクション)が重なると *11*
    2 咬合の回復目標の考え方の変遷 *13*
    3 歯の欠損は顎機能にどのような影響を及ぼすか *16*
    4 人工歯列による咬合の回復に必要な考え方──咬合接触をどこまで回復するのか *23*
3. **審美性の回復(自然感)** （五十嵐順正）────── *27*
    1 外観の回復とは *28*
    2 顔面高の回復と顎位 *28*
    3 ガイドの回復 *28*
    4 個人の審美観，個人の属する集団の審美観 *29*
    5 患者の話をよく聴く，インフォームド・コンセントの重要性 *30*
4. **パーシャルデンチャーによる欠損補綴に必要な知識と実施項目の内容整理** （五十嵐順正）────── *30*
    1 検査から診断へのプロセス *30*
    2 歯の欠損後のタイムテーブル(歯の欠損後の顎口腔系の変化)を理解する *31*
    3 欠損歯列患者の検査内容(プロトコール，必要な画像診断，顎機能診断) *32*
5. **設計の三原則** （五十嵐順正）────── *35*
    1 「義歯の動揺」を最小とする *36*
    2 予防歯学的配慮 *36*
    3 破損の防止 *36*
6. **パーシャルデンチャー設計の基本的コンセプト** （五十嵐順正）────── *38*
    1 支台歯の負担能力 *38*
    2 欠損部顎堤と有床部による負担能力 *39*
    3 遊離端義歯における咬合接触の回復と負担力の配分 *40*
7. **カンチレバーブリッジ(cantilever bridge)の成立条件** （李　惠娥・王　兆祥）────── *43*
    1 関連する応力分析研究 *43*
    2 関連する経過観察 *44*
    3 カンチレバーブリッジにおける注意事項 *45*

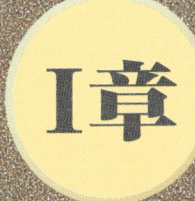

欠損補綴をはじめる前に――
なぜ補綴が必要か，何を目的とするか

「年をとれば眼が霞む，腰が痛む，歯が欠ける」……これは江戸時代の文人大名松浦静山公の言葉であるが，昔から向老期を迎えた人間の口にする人生への感慨，ないしは諦めの言葉のようであり，「老病生死」は誰も免れることはできない．平均余命が延びたからといっても，いずれ人は死を迎え，土に帰る．問題はその人の死の瞬間，間際まで，いかに人間らしく生きるかということである．人間の生は「永遠の前の一瞬」なのであり，つねに Memento Mori（死すべきものなることを思え）という事実を忘れてはならない．

近年，臨床医学自体も「いかに長く延命させるか」よりも，「いかによく生きるか」というように，患者個人の生きざまを大切にすることに主眼がおかれてきているが，歯科臨床における目的もまた同様で，患者の生きる喜びに貢献するものでなければならない．人によって「歯が欠ける」時期も理由もさまざまであり，個人はそれぞれ多様な価値観をもっている．今様の言葉でいえば患者のQOLを支え，より快適な歯の欠損状態を補償するというのが，欠損補綴の役割である．

このような視点にたって欠損補綴を行うには，どのような点に配慮して戦略をたてればよいのだろうか．しばしば耳にする8020，つまり，人生80歳が平均余命になった今日，口腔領域においては80歳で20歯の天然歯が残存し機能するという目標が掲げられている．これは21世紀に向けての目標であったわけで，早期に達成されるに越したことはない．

そして人々の天然歯列がなるべく永続できるように歯周病，う蝕の予防に努めることが，われわれ歯科医師の任務である．つまりわれわれは，われわれの修復，補綴に関する仕事が将来的に存在しなくてもよくなるように，毎日の臨床を実行すべきなのである．

しかし，現実の患者の実態をみると8020を達成した割合は2006年，やっと人口の20％を越えた状況であり，これら現在高齢となっている人々の口腔保健を考えた場合，有床義歯が効率よく患者に受け入れられ，人々のQOLに資するものとなるように，欠損補綴を実行する臨床医は心がけなければならない．事実，高齢者においては，Körber Eの報告にみるように壮年のグループに比べ義歯による補綴処置の成果がより安定しているといわれており，欠損補綴処置は高齢者にこそ，そのQOLを向上させ，

食の楽しみを確保し健康を維持していく手段として重要性が高いのである．

現在の高齢者人口増加の中で無歯顎者の増加が圧倒的であるかというと，そういうことはなく，とくに大都市の周辺では無歯顎者の割合は事実減っている．このような状況下では残存している歯や歯の抜けた後の顎堤をいかに上手に義歯に活用するかによって臨床医の真価が問われるといっても過言ではない．近未来に始まるであろう歯科医師の階層化の中で，そのステータスを確立するには「欠損歯列修復によく通じた臨床医であること」が，個別の患者からも，また地域からも強く要求され，それに応えるのが歯科補綴治療のもっとも大切な目標といえる．

1 欠損歯列修復処置の戦略（Grand Strategy），欠損補綴の到達目的

さまざまな原因によって歯の欠損が生じ，患者によってははじめて，またはいろいろな歯科医院を経由して来院してくる．患者個々によって悩みや抱えている問題は異なる．こうした主訴を十分聴くことが臨床の第一歩である．臨床医はただたんに，欠損を埋めるために義歯補綴を行うというのではなく，生じた歯の欠損を放置した場合にどのようなことが患者に起こるのか，その場合に，歯科で行われる義歯の処置がどんな役割をするものなのか，「入れ歯を入れること」によるメリットとデメリットなどについて，平易に，的確に患者に対し説明できなければならない．

そのため，ここではまず欠損補綴処置の戦略を歯科医師自身が確認することが重要である．これはひとことでいえば，失われた咬合を回復するために，咬合の二大要素である咬合接触による咬合支持の回復と滑走運動の回復を残存組織を利用して実現していく前段の過程と，その回復された状態を人の加齢現象の中で保守，メインテナンスする後段の過程とから成る．

1 咬合支持の回復—咬合支持とは何か

今，4本柱の椅子の上に腰掛けている人を考えた場合，4本ともに椅子の脚が完全であれば安心して腰掛けられる．しかし，椅子の脚が1本でも折れるともう安心して腰掛けてはいられなくなる．椅子の脚が2本になると腰掛けてはいられなくなる．脚が1本となるとよほどアクロバット的な姿勢でもしないかぎり，椅子の上に留まることはできない．脚が4本ともなくなれば座るのを諦めて立つしかない．椅子の脚そのものの数がちゃんと4本あるのか，4本が座る人物の体重に見合うだけの強度をもっているか，等々の前提条件があげられる．また椅子を設置する床または地面の状態が平らかどうか，ガタつきがないか，もしあればこれを改善するための基礎工事，事前の処置，つまり前処置がどれだけできるか，さらにはそれだけの知識と技術を持ち合わせているかなども大きな問題となる[図I-1]．

欠損補綴処置が，椅子の安定と決定的に異なるのは，「その場所が口腔内である」ということである．口腔内は構造物の大きさも限定され，むやみに構造強度を増加するために寸法を大きくすることはできない．さらに，決定的に異なることは欠損補綴処置は口腔内の残存歯と，欠損部顎堤という生体組織を基盤として，構成されているということである．生体組織はもちろん物理的な性質ももっているが，たんにそれだけでなく，汚染性の物質（プラーク）や，過重な負担に対し生体の防御反応として炎症性変化を生じ，椅子を支える地盤つまり，歯，歯周組織，顎堤粘膜組織等がつねに変化し，これが経年的にも老齢化の過程で大きく変化していく点が異なる．

欠損補綴を行う場合のコンセプトとしてもっとも重要なものが，上記のアナロジーで示した「椅子をしっかりした脚で支えること」，つまり歯の欠損によって生じた咬合接触の欠陥のうち，咬頭嵌合位を構成し，上顎，上顔面に対する下顎の終末位置を規定する咬合支持にかかわる咬合接触の回復（posterior occlusal support）を確実に行うことなのである．これは，残存歯である天然歯で行われる場合が理想的であるが，やむなく状態の不良な残存歯，さらに

2. 咬合支持の回復についての基礎知識

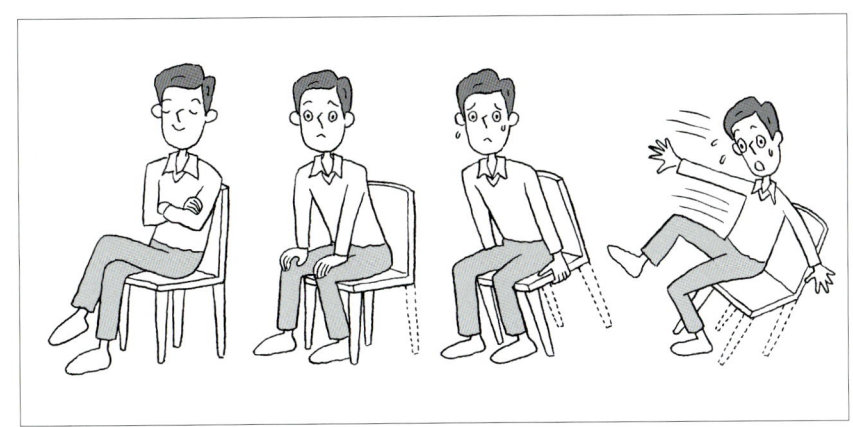

図I-1 椅子に座っている人の安定性は，椅子の脚がすべてそろっていれば安定し，損なわれればしだいに不安定となる．

有床部の支持を借りた粘膜支持様式での回復となることもある．したがって，支台歯となる残存歯，有床部の場となる欠損部顎堤の荷重に対する動態，被圧変位性などの負担能力についての十分な知識が必要不可欠である．また，負担能力に影響を及ぼす負担組織の炎症性変化について，その成り立ちを十分に知る必要がある．上記の咬頭嵌合位をいろいろな手段によって再構成するということが，咬合支持を回復するということにほかならない．

2 滑走運動の回復

咬合支持の回復とともに大切な要件としては，下顎運動時の滑走運動路の回復があげられる．歯の欠損の状態によっては咀嚼に必要な前方，側方運動を誘導する歯の要素（anterior guidance）を欠く欠損型が生じる．人工歯列でこの失われた誘導要素を回復するには，天然歯列の偏心運動における歯の誘導のあり方が大いに参考になる．また，欠損が拡大した場合には，全部床義歯で考慮される平衡咬合が採用される場合も出現してくる．

咬合支持の回復，滑走運動の回復の双方とも的確な咬合接触の回復の前提として義歯人工歯列の動揺が可及的に小さく，変位しにくい状態であり，咀嚼筋の等尺性の収縮の作用点である咬頭嵌合位を受け止められる歯列の変位性，滑走運動に伴う誘導を的確に実現できる歯列の変位性が欠損補綴に求められるのだといえる．

2 咬合支持の回復についての基礎知識

1 形態的変化（歯の欠損）に機能的変化（パラファンクション）が重なると

歯の欠損，とくに臼歯部の下顎の咬合支持を構成する部位に欠損が生じ，咀嚼筋による機能力の歯列，顎関節に対する力の配分のバランスが崩れ，さらに食いしばりなどの異常機能（parafunction：パラファンクション）が認められる場合，患者によっては顎機能障害が生じる危険性がある．しかし，これは確実な因果関係があって物理的法則のように進行する反応ではもちろんなく，個々の患者の反応性によって結果は大きくバラつくものである．

異常機能についてその概略をみると，通常の咀嚼，嚥下，発音などに伴う咬合接触は大きな機能力を伴わず，咬合接触の持続時間も瞬間的に終了する．このような「機能」は順機能（orthofunction）という．無意識下，または意識下であっても持続的な咬合接触が大きな力の下に行われたり（クレンチング；くいしばり），滑走運動を伴う（グラインディング；歯ぎしり）と咀嚼筋の疲労，顎関節の過重負担を生じることになる．この異常機能の発現頻度は高く，心身活動（psychosomatic）の影響を受けやすい．したがって，高度に機械化，情報化した現代社会において，ヒトという動物が生きていくとき，生活のさまざまな場面で種々の過剰刺激，ストレスにさらされ

I章 欠損補綴をはじめる前に

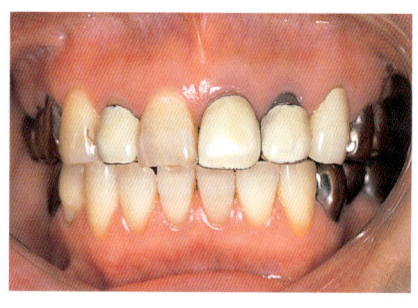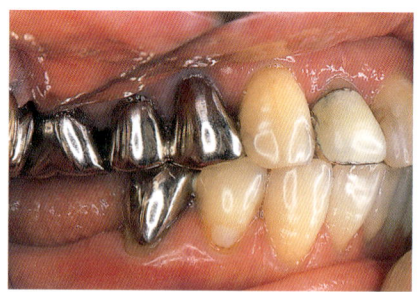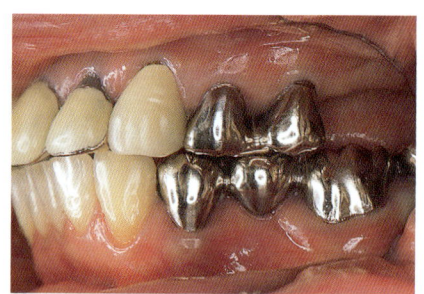

図I-2, 図I-3a, b 患者45歳女性．上下顎ともケネディーⅡ級欠損である．下顎の咬合支持は第二小臼歯まで温存されており，顎機能は正常である．

2│3a│3b

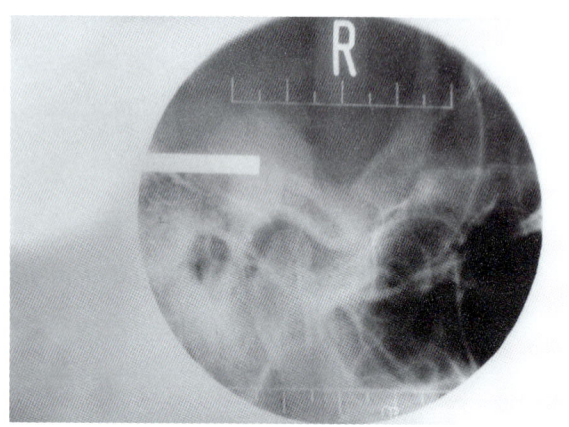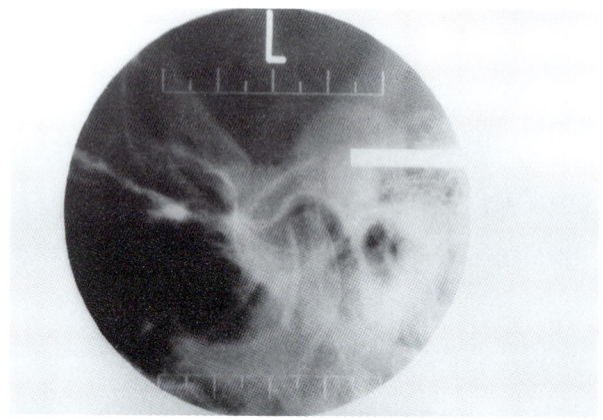

図I-4a, b エックス線的にも下顎の偏位は認められない．問診によれば，欠損した大臼歯を義歯で補綴しないと咀嚼しにくいということで，パーシャルデンチャーによる補綴を行った．

ることは避けられず，病因論として患者個人の生活環境の精査は重要な検査項目となる．

われわれのところに受診してくる欠損患者で，明らかに下顎の咬合支持を欠く者であっても，多年にわたり，何らの症状も発生しない患者はきわめて多い．しかし，その一方で，顎機能障害を訴えてくる患者も多い．したがって，症状の発生にはたんに欠損が生じ，咬合接触の欠如という形態的な変化が生じることに加えて，咬合力のバランスの乱れという機能的な変化が加わることによって，顎機能障害が生じてくるものと思われる．

そして，欠損部位としては，大臼歯欠損のみの場合よりも，小臼歯をも含んだ後方遊離端欠損や残存歯で顎位を支持しきれない欠損で，とくに左右的なバランスを欠く場合などが問題であり，また患者個々のクレンチングなど（パラファンクション）の有無，そしてさらに組織抵抗性の程度なども症状の発生に密接に関与している．

近年，オランダのKäyserらは，臼歯部の後方咬合支持を欠く患者群において多くの者が，従来いわれてきたほど定型的に顎口腔系の変化を発症していないということに着目し，少なくとも小臼歯までの咬合支持が残存し，歯周組織の状態が健康であれば，患者の欠損に対する訴えも前歯部にあるのであって，大臼歯部の欠損については多くの場合，とくに高齢者では，積極的に義歯などによる修復処置は避けるべきであるという見解を示している．この問題の根底には，社会医療政策の関与があると思われ，後方欠損を義歯によって補綴することの意義が問われている（174ページのⅤ章症例8を参照）．

オランダ，ベルギー，英国，スウェーデンなど西欧各国ではこのKäyserの考え方はおおむね支持されているようであるが，現実問題として，臼歯部の欠損を放置した結果，顎口腔系に障害，異常の生起する患者はそれほど稀ではなく，日常臨床においてもかなりの数が認められる．

2. 咬合支持の回復についての基礎知識

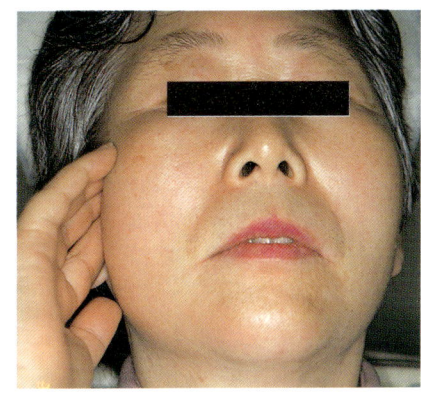
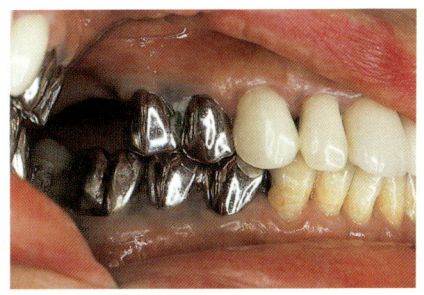
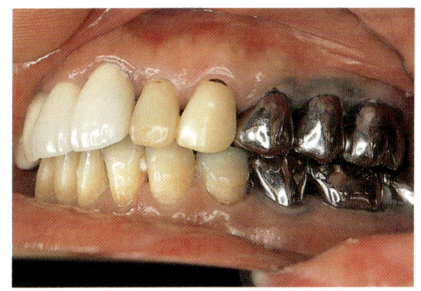

図 I-5, 図 I-6a, b 患者 75 歳女性．上顎（右側）にケネディー II 級の少数歯欠損を認めるが，他の部位の咬合支持は完全であり，Eichner の分類 B1 である．右側の顎関節を中心とする放散痛，開口障害を主訴に来院した．　　　　5｜6a｜6b

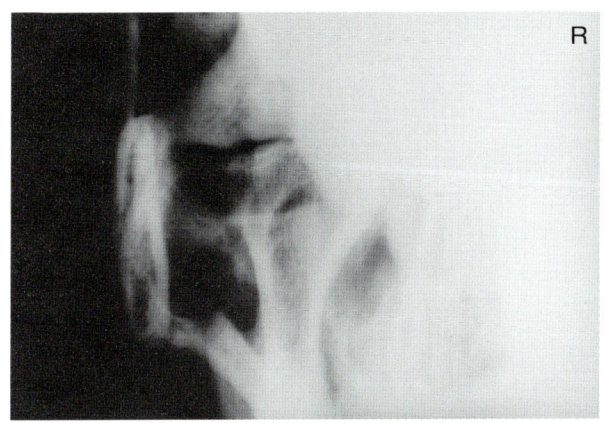
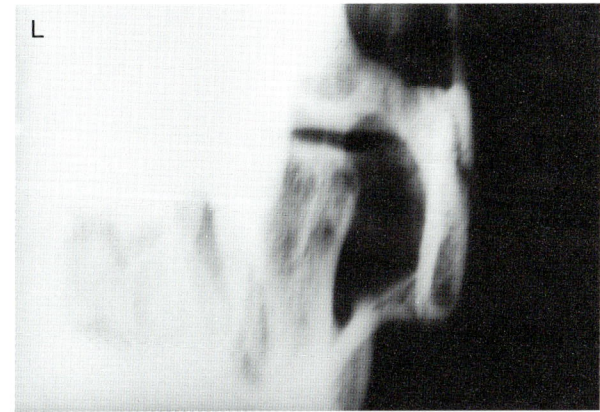

図 I-7a, b A-P 法による顎関節の検査．欠損側右側は関節腔が明らかに左側に比し狭小であり，これは多年にわたる欠損の放置と，強い噛みしめ習慣に由来したものと診断し，スプリント療法後，最終補綴に移行した．　　　　7a｜7b

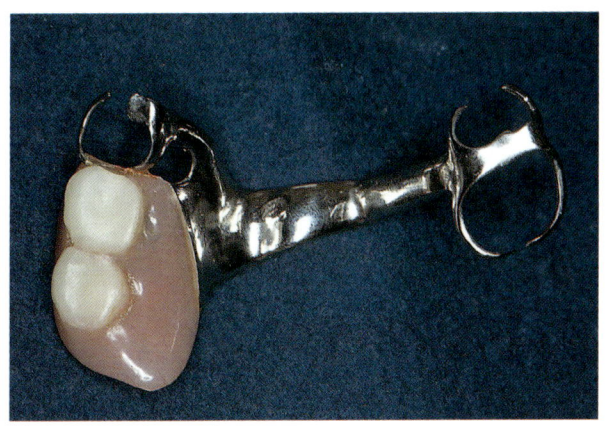
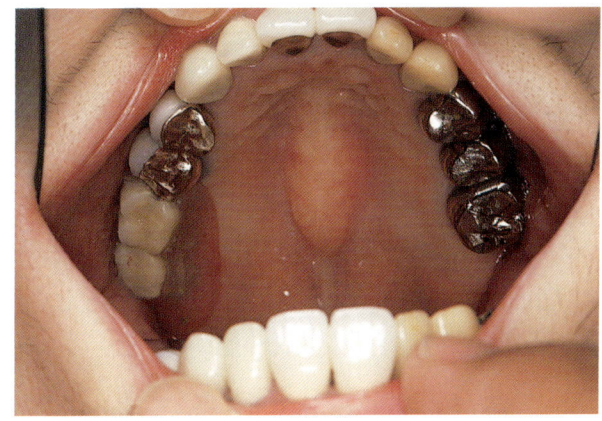

図 I-8a, b a：術前，他院にて装着はされたものの，実際には使用できなかったパーシャルデンチャー．b：テレスコープ義歯で片側性の設計を行った最終義歯．　　　　8a｜8b

したがって，欠損補綴の立場から義歯の設計を検討する際には，以上の諸論を比較検討し，眼前の患者がどのような病態であるのかを推測することが不可欠である［*図 I-2 〜 8*］．

2 咬合の回復目標の考え方の変遷

後方臼歯部欠損，すなわち遊離端欠損を補綴する義歯の設計に関しては，以前から関心がもたれていた．

Steinhardt は，すでに 1930 年代から，これに関

13

I章 欠損補綴をはじめる前に

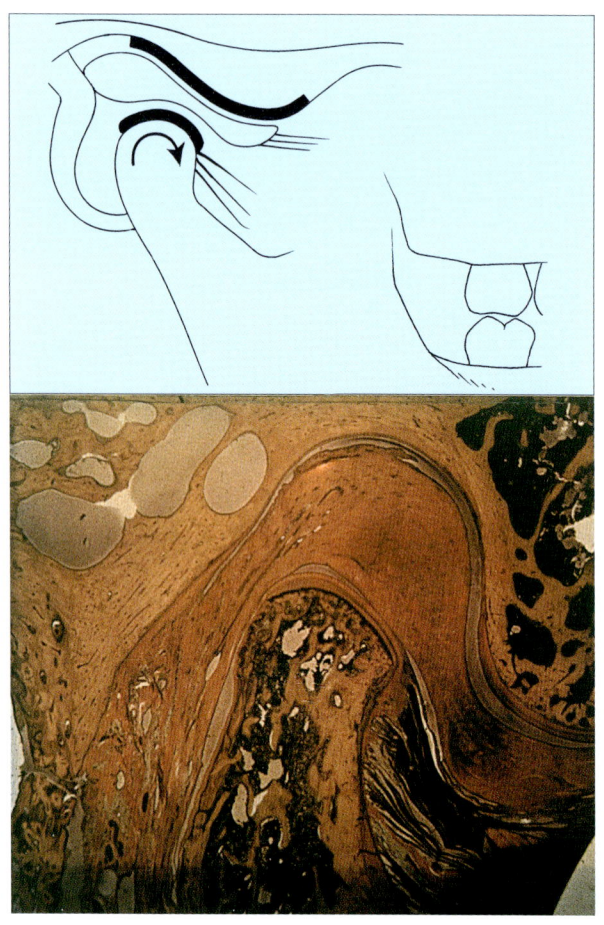

図I-9 18歳男性の健全歯列者の顎関節．咬合支持により顎関節の諸組織は正常な構造を示す．模式図に正常な位置関係を示す．

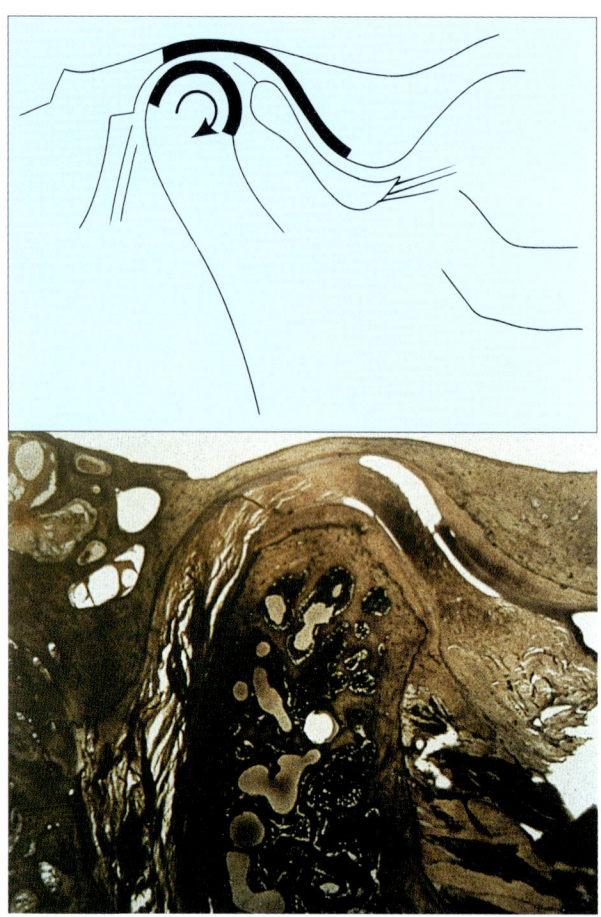

図I-10 45歳男性の顎関節．下顎の咬合支持が欠如しているため，模式図のように下顎は上方に移動し，下顎頭は関節窩を圧迫している（図I-9, 10はSteinhardt G, 1985. 提供）．

する論文を発表し，その後，半世紀にわたり咬合支持と顎関節の形態的変化，顎機能障害の発現の関係について報告してきた［図I-9, 10］．

　パーシャルデンチャーの印象法で著名なApplegate（1954）は，遊離端欠損は顎間距離の減少を生じさせるが，これが直ちに下顎頭の組織変化を生じさせるという直接的な関連はないと考え，顎機能障害の発生の頻度もそれほど高率ではないとした．

　しかし，現実に顎機能障害の症状を発生した場合，非常に重症となることが知られており，このような患者ではパーシャルデンチャーによりvertical stopを回復することで症状が軽快するとしている．そこで後方歯の欠損に対しては，欠損をなるべく早期に回復すべきこと，治療用義歯として欠損部の咬合接触を一時的に過高とし，適正な下顎頭位を復位（リポジショニング）することについて述べた．

　McCracken（1963）は，パーシャルデンチャー臨床に関し，自らのフィロソフィーを展開した中で，遊離端義歯における咬合接触の回復条件として，とくに適正かつ十分な支持を，残存歯および欠損部顎堤の双方に求めれば，ほとんど歯根膜支持型のパーシャルデンチャーと同様の咬合の回復ができるとしており，これによって上下・水平的な顎頭位の変化が生じにくくなると述べており，パーシャルデンチャーの役割として顎機能の保全を重視する姿勢が濃厚に認められる．

　Steinhardt（1965）は，欠損補綴における治療目標として，咬合の欠陥が顎機能障害の一因となるとの

2. 咬合支持の回復についての基礎知識

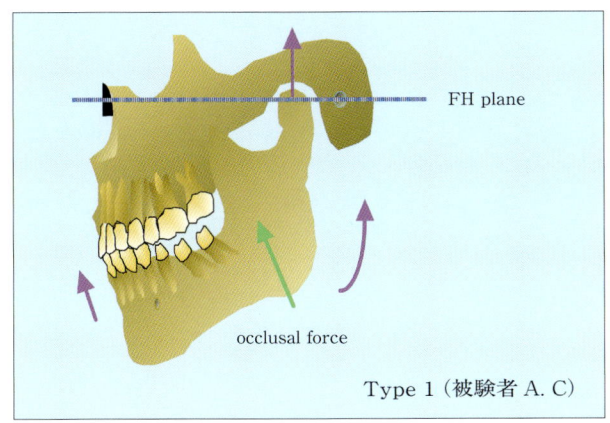

図 I-11a 咬合支持域減少時の下顎変位のタイプ I. 臼歯部咬合支持が欠如した場合，前方の残存歯に変位性がある（歯周組織が弱体）場合，下顎は全体として上方に変位し，下顎頭は上方変位する．

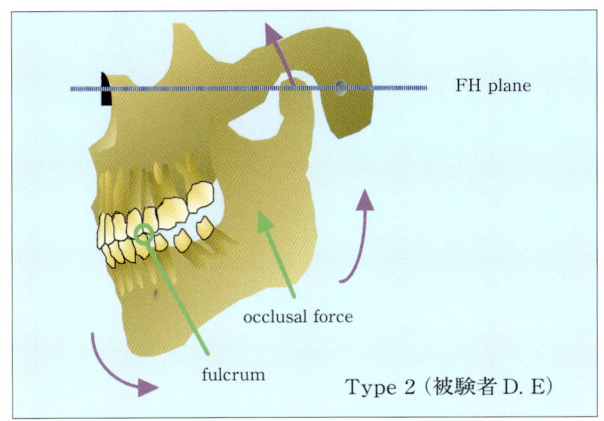

図 I-11b 咬合支持域減少時の下顎変位のタイプ II. 臼歯部咬合支持が欠如した場合，前方の残存歯に変位性がない（歯周組織が健康）場合，下顎は最後方残存歯を中心に回転変位し，下顎頭は前上方へ変位する．

立場から，義歯設計の指針を示している．そして，とくに遊離端義歯では，顆頭位を可及的に正常な位置に保てるような設計が望ましいと述べ，そのためには人工歯部での的確な咬合接触の回復が望まれるわけで，具体的には，有床部に対しては咬合圧印象法による十分な支持を，支台装置には支台歯を連結固定し，有床部の動揺をほとんど抑制するため，精密性アタッチメントのような支台歯と有床部間に全く遊びのない装置の適用が望ましいとした．この見解は，今日の義歯設計の指針を先取りしたものとして大きく評価できる．

中沢（1973）も，欠損歯列患者における顎機能障害の発生の可能性について触れた．

藍（1977, 1991）は，歯の欠損が直接に顎機能障害と結び付くものではないが，咀嚼筋の緊張が亢進している場合，欠損による咬合の異常が加わると容易に発症するとした．そして適正に設計された義歯は，症状の改善を図るという治療の面で用いられるが，一方では，しばしば顎機能障害の発症メカニズムの中に咬合関係とこれを負担する残存歯および欠損部顎堤への支持の求め方に関する誤りがあり，義歯装着が顎機能障害の発症を招く場合があると述べた．

三谷（1977）は，歯の欠損による咬合接触の不均衡によって下顎頭の位置も不正となりやすいが，義歯はその設計によって不正となった下顎位の矯正装置（repositioner）となりうること，さらに義歯はすべての歯科治療の完了後に正しい下顎位を保持していく（space maintainer）装置ともみなせることを示し，顎位の回復の重要性を示した．

Osborne と Lammie（1979）は，後方歯の咬合支持の欠如（loss of posterior occlusal stop）が臨床上多々生じてくることを指摘している．まず，もっとも頻発する後方歯の欠損の場合，義歯が装着された際の慣れにより咀嚼筋の収縮パターンに影響が生じると述べている．また後方歯の欠損が生じ，前方残存歯が歯周炎症を生じているような場合には，顎関節よりもむしろ残存歯に負担荷重が生じることを指摘した．しかし，全小臼歯が残存している場合には，小臼歯による下顎位の支持によって顎機能の障害は生じにくいとしている．この最後の所見は，五十嵐らの実験的観察によっても確認されている［図 I-11］．

小林（1986）は，顎機能障害に関する咬合因子についてその考え方をまとめており，欠損補綴を行うパーシャルデンチャーの基本的設計理念として，顎機能障害を予防しなければならないこと，さらに，付与した正しい咬合接触関係を永続的に保っていくべきものであるとした．

I章　欠損補綴をはじめる前に

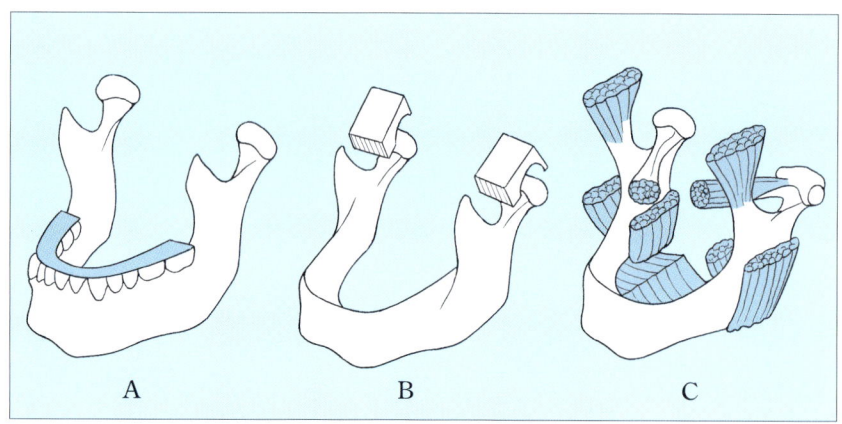

図I-12 顎口腔系の運動を誘導する三つの要素（A 咬合接触，B 顎関節，C 咀嚼筋群）が協調して活動する．歯科医師が関与し，良くも悪くも改変できるのは A の咬合接触だけであるので，補綴装置による咬合の再建については，十分な知識と確実な技術で対応しなければならない（図は Körber KH, 1985. より引用）．

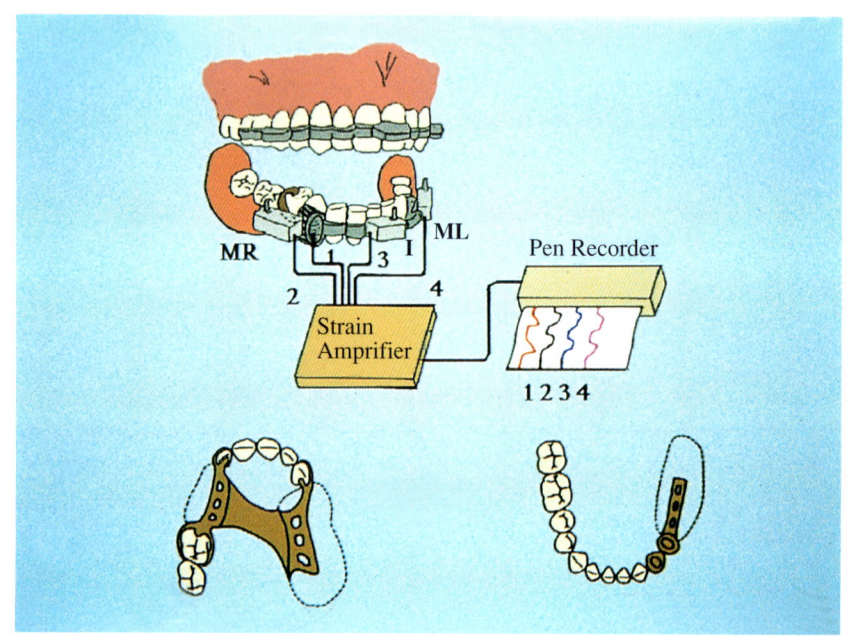

図I-13 遊離端義歯における咬合支持能力を測定するための実験観察系．下顎位の変化は I, MR, ML の3点の変位として測定する．

3 歯の欠損は顎機能にどのような影響を及ぼすか

　以上みてきたように，歯の欠損は，正常者において協調して機能している咬合，咀嚼筋，顎関節の3者間の関係を乱し，筋には疼痛，拘縮，組織変化，顎関節には下顎頭の変位，関節円板・軟組織の負担荷重，およびそれらの組織学的変化を生じる危険が大いにある．そこで，歯の欠損が生じたならば，その欠損が顎機能の保持にどの程度影響を与えるかを，下顎の支持，そして滑走運動の両面から検査・診断し，義歯補綴が必要とされたならば，なるべく早期に治療用義歯，そして口腔内前処置を終えて最終義歯を装着する．義歯の設計としては，確実な occlusal stop を構成できるものが望ましい［**図I-12**］．

　このような義歯としては，支台歯と欠損部顎堤に最大の支持を求め，これによって，的確でしかも永続的な咬合接触の回復が図られることが，パーシャルデンチャーの臨床において明らかとされている．この点について，咬合接触による下顎の咬合支持を客観化するため，五十嵐はストレイン・ゲージを応用した小型変位計を新規に開発し，口腔内で3点一次元の測定を行った．下顎位の変化の測定にはチェックバイト法を用いて，調節性咬合器上にて矢状顆路の角度と顆頭位の変位量とを測定可能である

2. 咬合支持の回復についての基礎知識

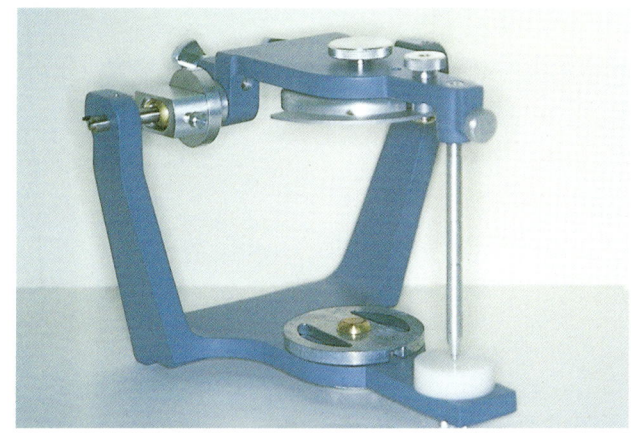
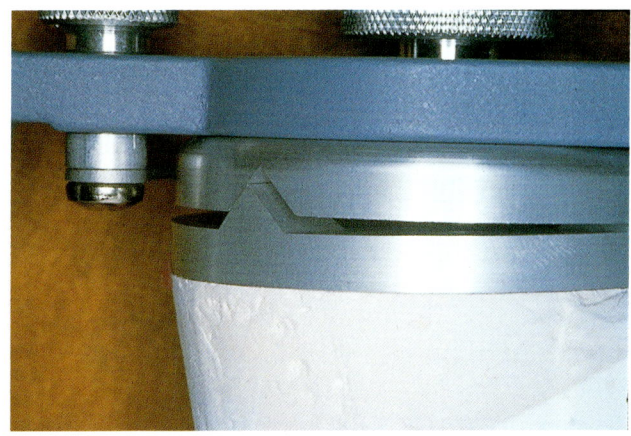
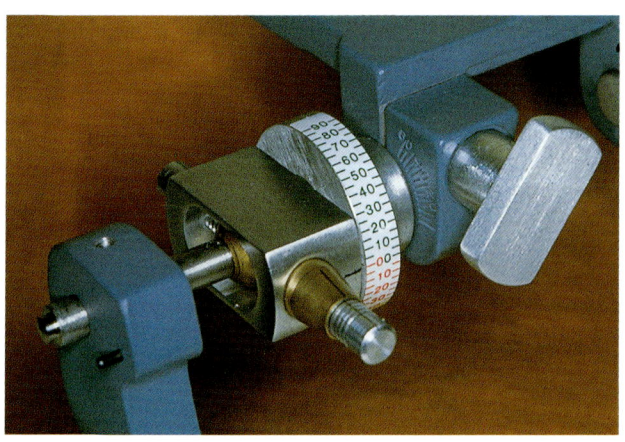
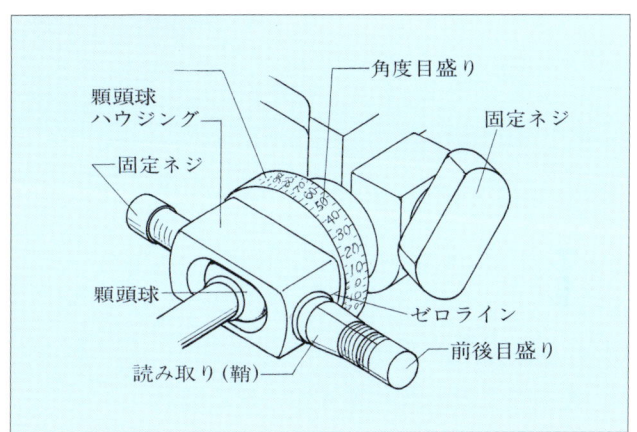

図 I-14 Hanau 社のコンダイルリポジショナーは，矢状顆路角の変化をチェックバイト法にて測定可能で，さらに顆頭位の変化を 1/8 mm 単位で測定することができる．また，G 社製メタルスプリットキャストプレートを併用すると，Lauritzen 法の精度が上がる．

Hanau 社の咬合器コンダイルリポジショナーを用いた［**図 I-13, 14**］．

この研究では欠損歯列者における下顎の咬合支持を検討するため，以下のように測定を行った．

1. 正常歯列者および動揺のある歯列者の咬頭嵌合位

正常歯列者，歯列に変位性を有する個体については，正常歯列者で咬頭嵌合位（ICP）から軽い噛みしめを行うと歯および歯槽骨が変位し，上下顎顎間で咬合接触が営まれているにもかかわらず，上下顎顎間距離（Inter-Maxillary Distance : IMD）は微小な変化を示す．これは，歯列頬側のパラオクルーザル・シーネを連続した全顎シーネとせず，測定端の含まれる部分のみの固定部とすると，なおいっそうの変位が生じる．この変化のうち，垂直的な成分を測定したのが**図 I-15**のパターンである．

これによれば，個性正常咬合者の咬頭嵌合位は，接触が生じてから咀嚼筋の収縮によって歯列の圧縮荷重が始まると，臼歯部，前歯部がすべて上顎に接近するタイプと，臼歯部は接近し，前歯部は離開するタイプ，そしてそれらの混合型の3タイプに大別され，前2者で約 81 % を占めたことから，これらが正常な様相であろうと考えた．このときの上下顎顎間距離の変化は，70 ± 15 μm であった．

一方，歯周病患者で全歯が残存している者の同上の値は，約 2〜7 倍となった．

そこで，ここまでの研究から，咬頭嵌合位はある幅を有して機能すること，そして仮に歯が存在していても，支持能力に欠け，動揺の大きな場合は下顎

I章 欠損補綴をはじめる前に

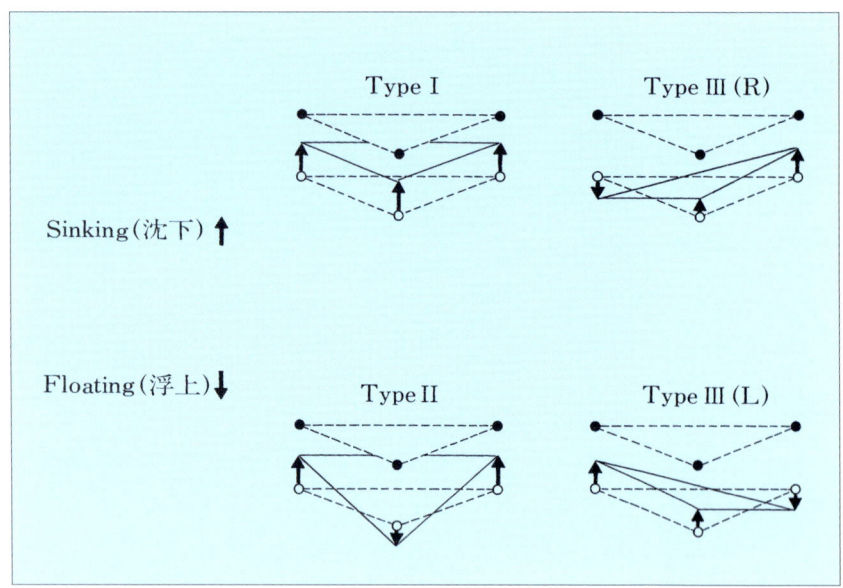

図I-15 個性正常咬合者48名の咬頭嵌合位におけるIMDの状態：出現率はType Ⅰ：52％，Ⅱ：29％，Ⅲ：13％，Ⅳ：6％となり，ⅠとⅡが正常パターンとみなされた．

位の支持作用も低下し，変位性が大きくなることが示された．

2. 実験的に咬合支持を欠如させた場合
a. 咬合支持の実験的欠如と下顎位

次の段階として，有歯顎者で遊離端欠損状態を再現し，このときの上下顎顎間距離（IMD）の変化を記録することとした．これには下顎「支持域」を構成する臼歯部に連結冠またはブリッジを必要とする被験者を用い，歯列の後方から冠または暫間冠を順次撤去し，そのつど噛みしめを命じ，先に示した3標点の変化として，また顆頭位の変化はチェックバイト法により咬合器で測定した．

その結果，すべての被験者において冠の撤去側でIMDが減少，すなわち下顎が上顎に接近することが示された．たとえば，**図I-16**の症例でその詳細をみる．表の横軸に示すように下顎の冠をしだいに遠心から撤去に従い，MLの値が変化し上顎に接近するのがわかる．この変化を模式図に示したのが**図I-16a, b**であり，これによって臼歯部の咬合接触が現れ，下顎「支持域」を構成する垂直的な支えが消失すると，下顎は偏位していくことが明らかに示された．この事実は臨床的にみると，たとえば単純なブリッジの症例でも，下顎の咬合支持域を含む

⑤6⑦などではチェックバイト法による咬合採得の技法等も見直す必要のあることを示唆している．

b. 実験的短縮歯列者における下顎変位と咬合力

小澤（2003）は，実験的な観察により次の事実を明らかにした．大・小臼歯部のほとんどの歯を歯冠修復する必要がある患者の治療過程で，永続修復物であるクラウンを調整後，約1か月間にわたり仮着し，経過が良好であることを確認後，各々のクラウンを撤去した．ついで，咬みしめを命じた際の下顎の変位を6自由度下顎運動記録装置（MMJI-Ⅱ：松風）によってボンヴィル三角の変化として3点三次元，変位・角度の変化を測定し，同時にオクルーザー（富士フィルム）により，クラウンの各撤去段階における歯列内咬合力を測定した．5名の被験者のうち1名は咬合接触が小臼歯のみとなってもほとんど下顎位は変化しなかった．他の4名では咬合接触が大臼歯から小臼歯部へと減少するに従い，下顎頭が関節窩方向へと変位する様相が見られ，その値は下顎頭部で最小0.49 mm，最大1.77 mmとなった．同時に測定した咬合力の変化は傾向として咬合接触が減少するとともに，咬合力も減少した．この様相は，10Nあたりの下顎頭の変位量を見れば明らかであり，すなわち，咬合接触点が減少してくるにつれて，

2. 咬合支持の回復についての基礎知識

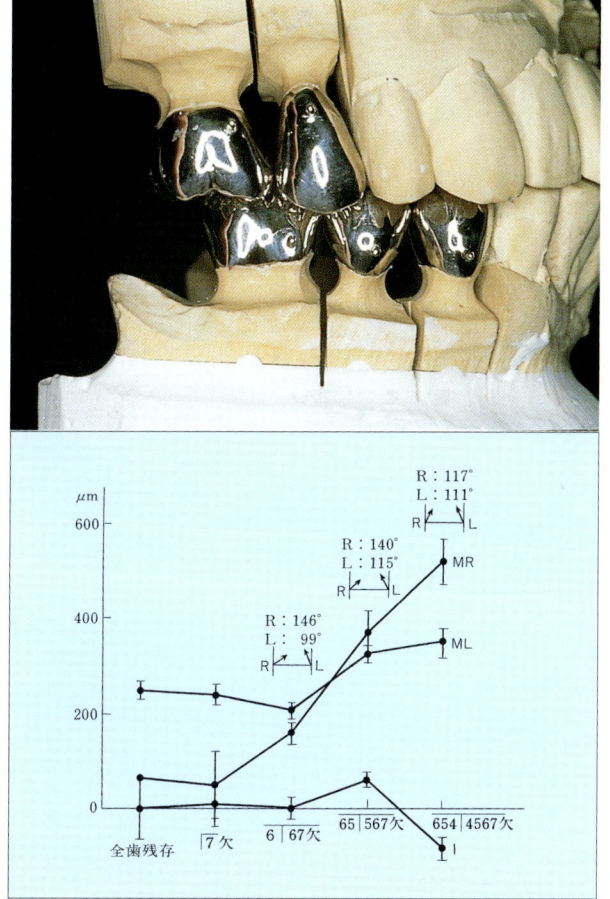

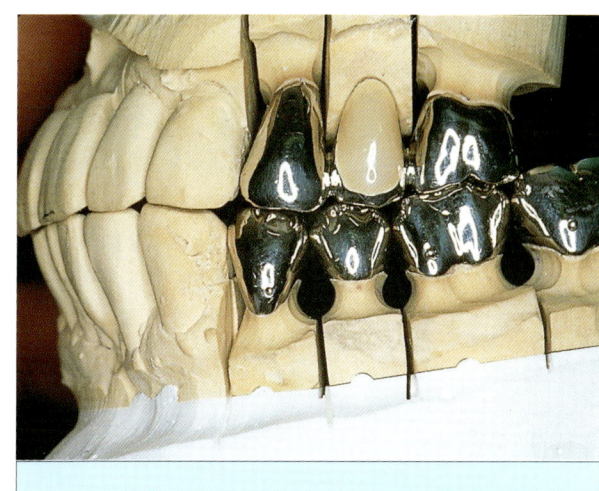

図 I-16a $\frac{65｜456}{654｜4567}$ を歯冠修復する患者において，下顎のクラウンを後方から順次撤去させ，その際に噛みしめを行わせて，口腔内で上下顎顎間距離の変化を $\overline{6｜}$ 部，$\overline{1｜1}$ 部，$｜\overline{6}$ 部の3点で測定した．同時に顆頭位の変化を Hanau 社コンダイルリポジショナーにて測定した．

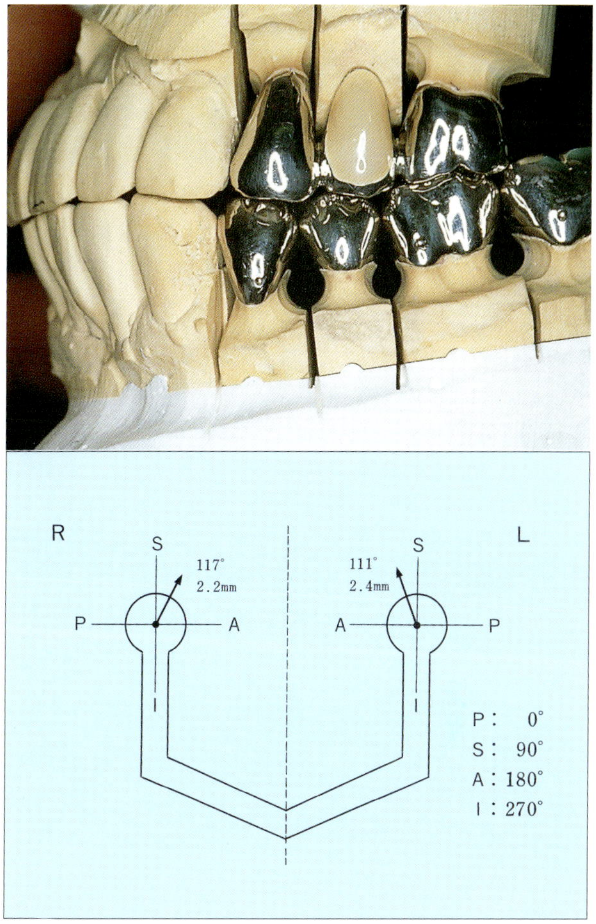

図 I-16b $\overline{6｜67}$，$\overline{65｜567}$ が撤去されると，下顎位の変化は著しく大きくなることがわかる．下顎 $\overline{4｜4}$ は，$\overline{3｜3}$ などを結ぶ軸を中心に回転偏位するため，顆頭位に対しては前上方への変化が生じる．

小さな咬合力で大きな変位を生じさせていることが示された．

これは，遊離端欠損患者において正常歯列者で経験されるクレンチングの強さよりも小さなクレンチングにより，場合によっては多少の噛みしめ行為によっても下顎頭の変位が容易に発生することを示唆したものであると考えられた［**図 I-17**］．

丸山ら（2004）は長期的に遊離端欠損症例を放置し，欠損部，または他の部位の補綴処置を希望して来院した患者群で，患者の主観的評価と顎関節の画像診断，さらに小澤の方法で咬合支持の安定性を測定し，客観的評価を得る検討を現在行っている．これらの主観的評価と客観的評価を総合的に判定することにより，欠損歯列の処置において短縮歯列として放置ないしは観察持続するのか，積極的に補綴処置の介入を行うべきなのか，多くの症例が集積されていくことにより，臨床指針に対する参考データが得られると思われる［**図 I-18**］．

c. 短縮歯列患者の疫学調査

馬場，五十嵐ら（2006）は，日本人の短縮歯列患者において患者のQOL調査を行い，咬合支持を営む咬合接触点：オクルーザルユニットの点数の減少が患者のQOLの低下にとって大きな寄与因子となることを疫学調査で明らかとした．これによると，臼歯部咬合接触の減少は患者のQOLの低下に大きく

19

I章 欠損補綴をはじめる前に

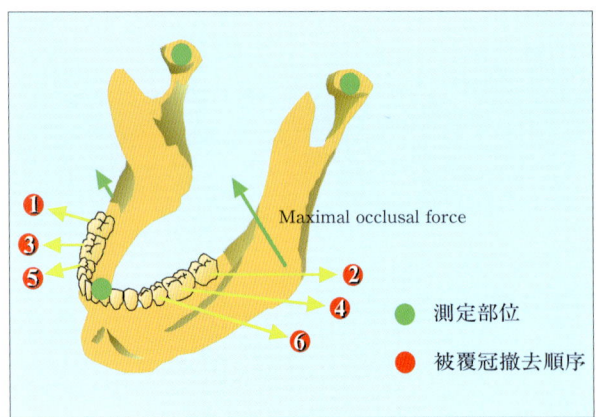

図I-17a 咬合支持域の減少順序と各測定部位．小澤(2003)は，臼歯部咬合支持域の消長と下顎位の変化を計測した．実験的に被覆冠を図に示す順番に撤去していく．このときの下顎位の変化を6自由度下顎運動測定装置を用い，切歯点，両側下顎頭点の変位として計測した．計測時にオクルーザーにより閉口時の咬合力を同時に計測した．

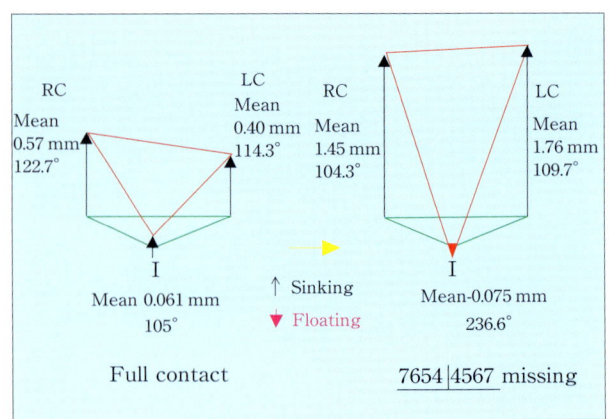

図I-17b 咬合支持が各測定点に及ぼす影響(被験者D)．測定例を示す．臼歯部咬合支持が咬頭嵌合位で完全に確保された場合を左に，小臼歯，大臼歯が欠如した条件を付与した場合を右に示す．噛みしめ時の3測定点の変位量と変位方向を図に示す．

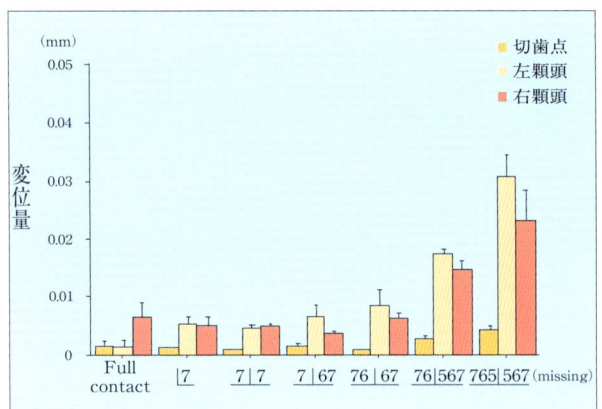

図I-17c 咬合力10Nあたりの下顎頭変位量(被験者C)．咬合力10Nあたりの各測定点の変位を図に示す．3点はすべてプラス側の変位を示す．欠損状況が大きくなるにつれて，一定の咬合力の変化で大きな変位が生じることが示された．

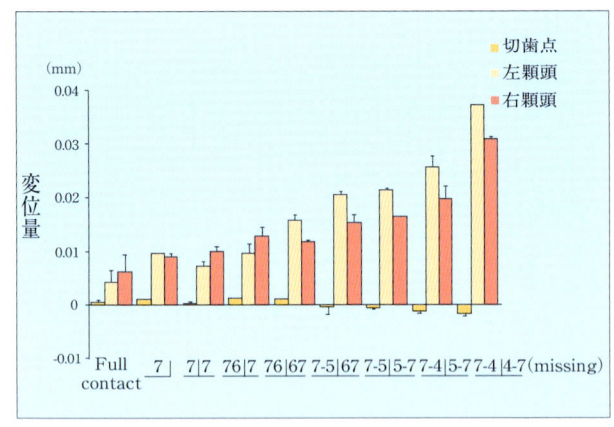

図I-17d 咬合力10Nあたりの下顎頭変位量(被験者D)．咬合力10Nあたりの各測定点の変位を図に示す．3点は両側下顎頭点でプラス側，切歯点でマイナスの変位を示す．欠損状況が大きくなるにつれて一定の咬合力の変化で大きな変位が生じることが示された．これは下顎が回転変位する様子を示している．

影響することが患者側から明確に示された．これは，少なくとも日本人の欠損歯列患者では，いわゆる「短縮歯列」処置が多くの場合，成立しないことを示したものといえる．

3. 遊離端義歯における支台装置の選択と下顎支持域の回復

パーシャルデンチャーでは，前項2. で示した遊離端欠損が現実の問題として存在しているわけで，ここへ人工歯列を設定する際に，どのような設計が望ましいか検討する必要がある．

そこで，次に実際の遊離端欠損患者で支持能力に差があると考えられるいろいろな支台装置をもつ義歯を装着し，人工歯列による下顎「支持域」の回復の程度を検討した．実験義歯は，図I-19に示すようにレストなしのワイヤークラスプ(W)，レスト付

2. 咬合支持の回復についての基礎知識

被験者

被験者A（男性　67歳）
　欠損部位　⌐567
　放置期間　2年

被験者B（女性　47歳）
　欠損部位　765⌐
　放置期間　1年

被験者C（女性　74歳）
　欠損部位　765⌐
　放置期間　1年

被験者D（男性　58歳）
　欠損部位　⌐67
　放置期間　2年6か月

いずれも種々の理由により半年以上補綴処置が施されていない状態

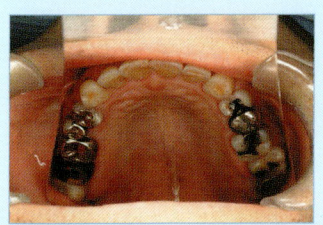
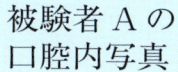
被験者Aの口腔内写真
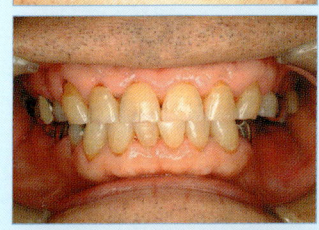
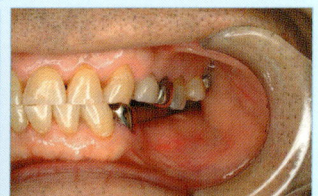
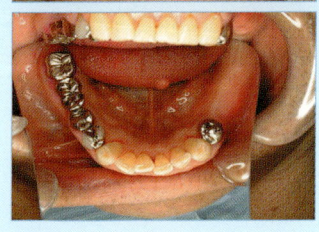

図I-18a　短縮歯列を有する被験者の事例．被験者Aの来院の主訴は上顎ブリッジの破損であり，下顎遊離端欠損について治療の希望はない．丸山（2003）は，このような短縮歯列患者役20例を分析した．

3SPACE FASTRAK

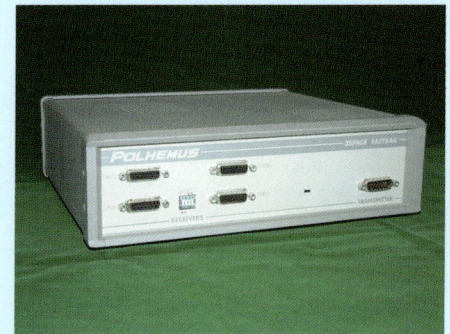

System Electronics Unit

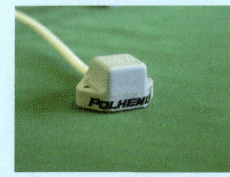
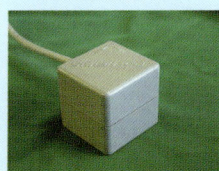

Receiver　　　　Transmitter

顎運動測定・解析ソフト

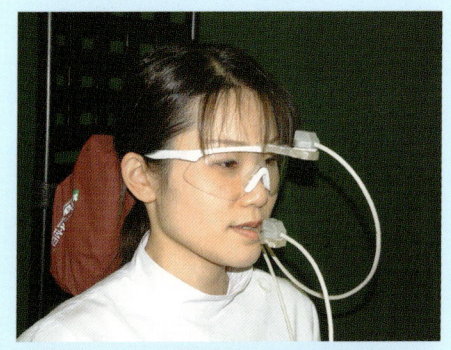

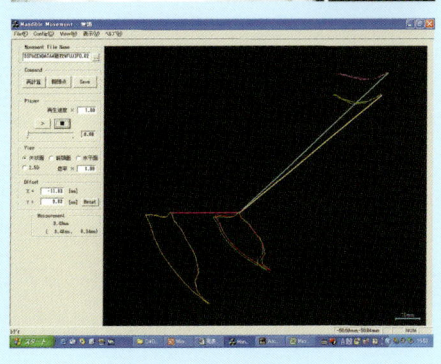

図I-18b　下顎運動の計測には工業界で用いられている位置計測装置を岐阜大学工学部の協力による計測ソフトを介し，下顎運動を6自由度で計測できる装置を開発した（丸山，五十嵐，山下，黒岩，桐原，2003）．

I章　欠損補綴をはじめる前に

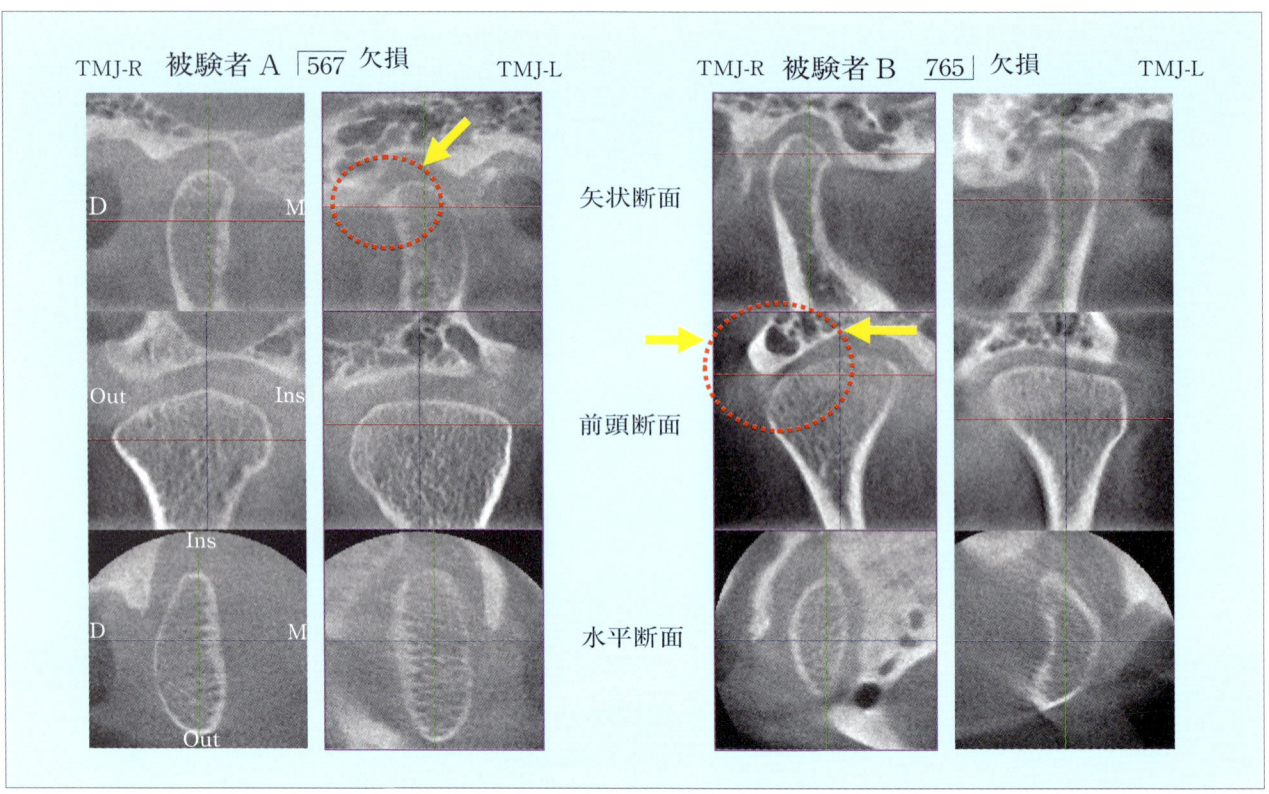

図I-18c 顎関節部のエックス線画像．被験者の下顎頭部の撮像には3-DXマイクロCTシステムを使用した．測定事例中赤丸で示す部位に骨棘，下顎頭の偏位が認められる事例があった（丸山ら，2003）．

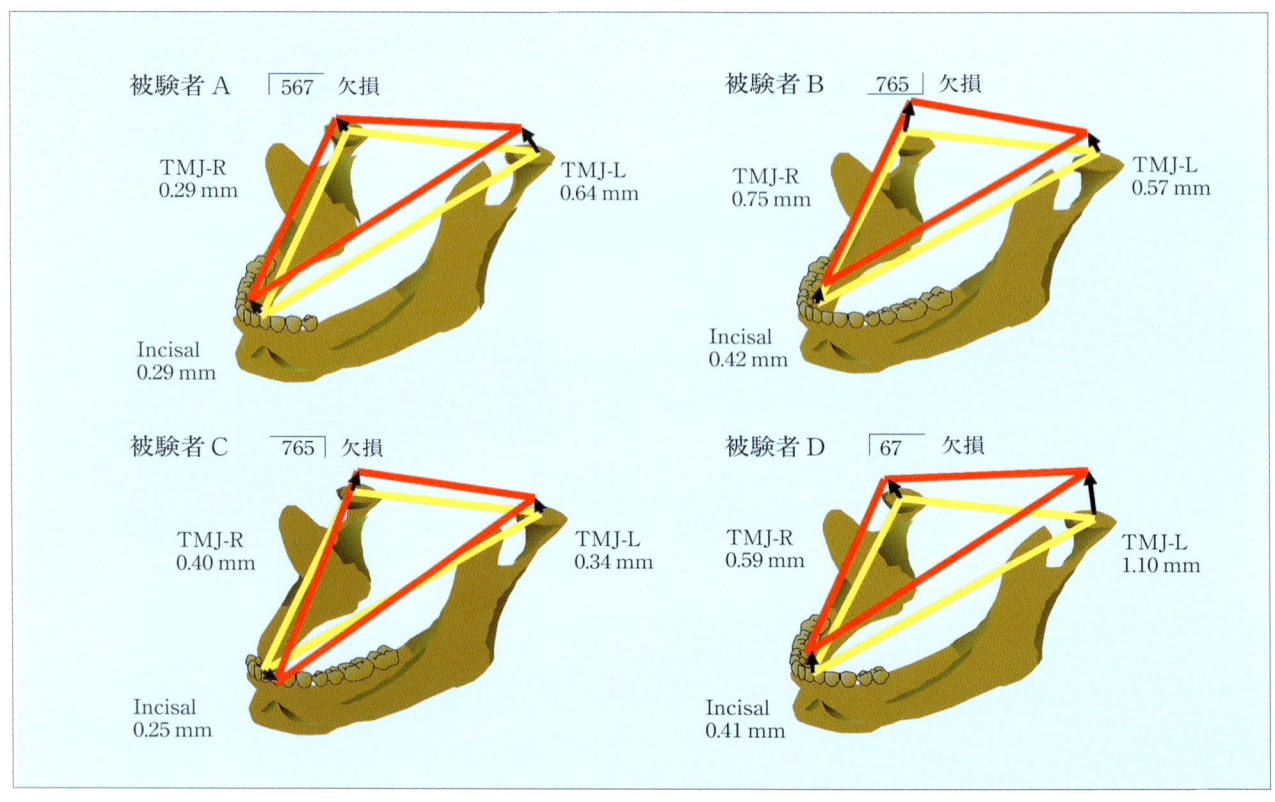

図I-18d 各被験者における最大噛みしめ時の下顎の変位．種々な遊離端欠損を有する短縮歯列者において，咬頭嵌合位で最大噛みしめをさせると欠損側下顎頭は大きく上方から前上方へ偏位した（丸山ら，2003）．

2. 咬合支持の回復についての基礎知識

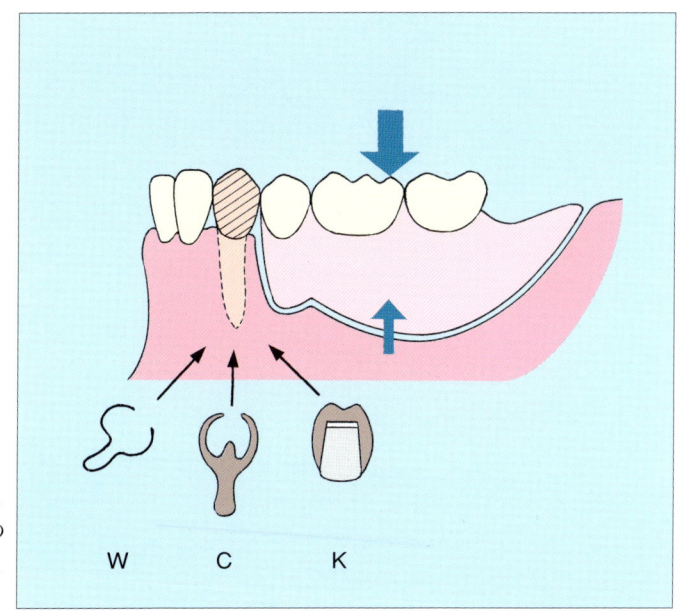

図 I-19 遊離端義歯の咬合支持能力を測定するため，同一の有床部を与え，支台装置をそれぞれ，レストのないワイヤークラスプ：W，エーカークラスプ：C，コーヌスクローネ：K とした．

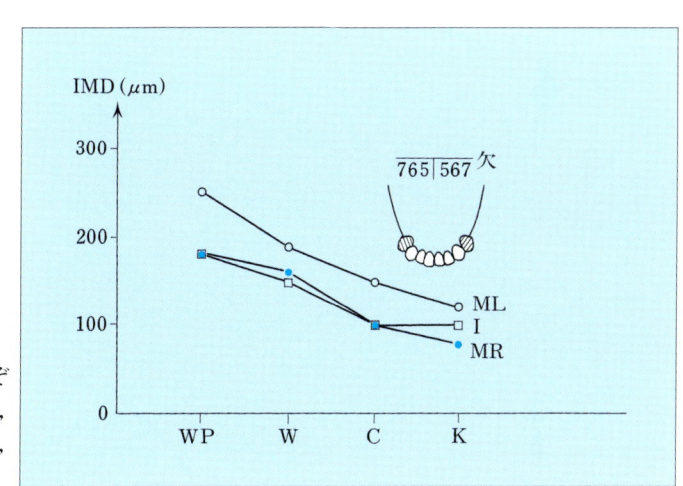

図 I-20 測定の一例．横軸 WP，W，C，K はそれぞれ義歯非装着，ワイヤークラスプ，キャストクラスプ，テレスコープ支台装置とした場合，3 標点とも W，C，K の順に義歯の咬合支持能力が高まってくる．

きの鋳造鉤（C），コーヌスクローネ（K）の 3 種を支台装置として有し，一方，床外形，適合性，咬合接触などの条件は，可及的に一定となるようにした．各義歯の咬合面には，咬合力を感知できる荷重センサーを設定した．従前の観察と同様，咬頭嵌合位（ICP）から噛みしめを被験者に指示し，上下顎顎間距離（IMD）の変化と咬合力の発現の変化を測定した［図 I-13］．

その結果，たとえば図 I-20 の症例では，義歯装着なし（WP）から，（W），（C），（K）の順に順次臼歯部の IMD の値が天然歯列の ICP に近づいてくることが明らかになった．これは，義歯人工歯排列による下顎「支持域」の回復が，より十分に生じてくるといえる．また咬合力の発現は，順次増加してくる傾向が示された．すなわち，遊離端義歯を装着する最大の目的である人工歯列による咬合の回復という要件は，支台装置と支台歯の連結が強く，支持，把持作用に富む場合に，より好成績が得られることが示唆された［図 I-21］．

4 人工歯列による咬合の回復に必要な考え方—咬合接触をどこまで回復するのか

Osborne と Lammie によれば，遊離端義歯の設計

I章 欠損補綴をはじめる前に

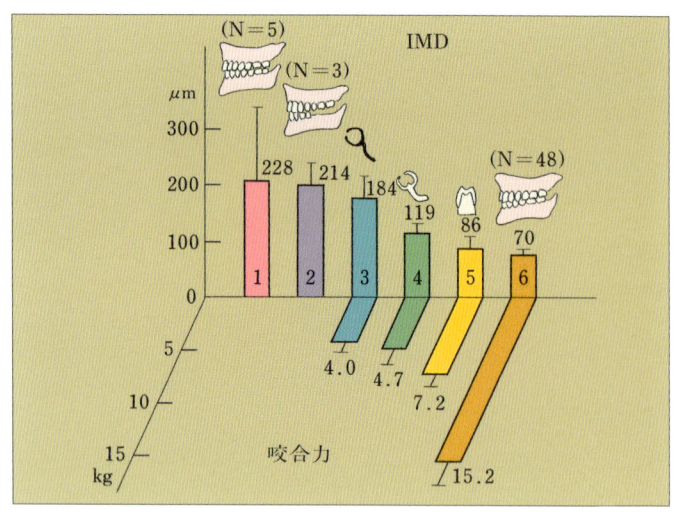

図I-21 臼歯部支持域を規定するMR，ML両標点におけるIMDの値と，咬合力の発現状況．正常者(6)と対比し，実験的支持域欠如者(1)，遊離端欠損患者(2，3，4，5)を示した．遊離端欠損患者では，(2)の義歯非装着状態から支台装置の種類（W，C，K）により，徐々にリジッドなものとなり，その結果，咬合支持能力が向上し，咬合力の発現も大きくなって正常者群に近づく．

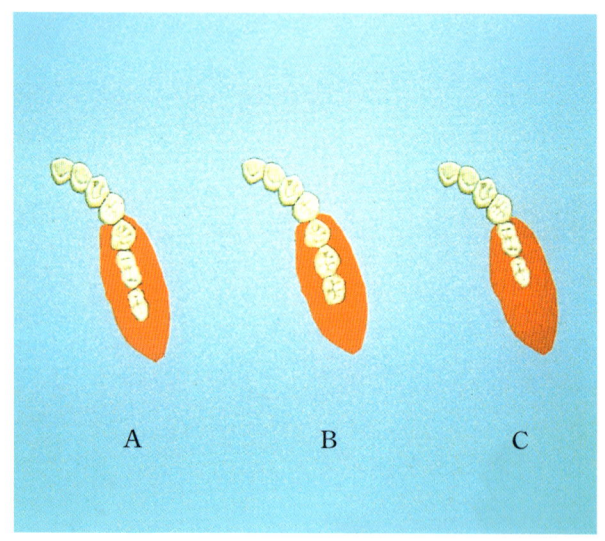

図I-22 遊離端義歯における咬合のストレス軽減法．A：小，大臼歯の代わりに犬歯，小臼歯を使用する．B：頰舌幅の狭い人工歯を使用する．C：後方人工歯を排列しない（Osborne J, Lammie GAによる）．

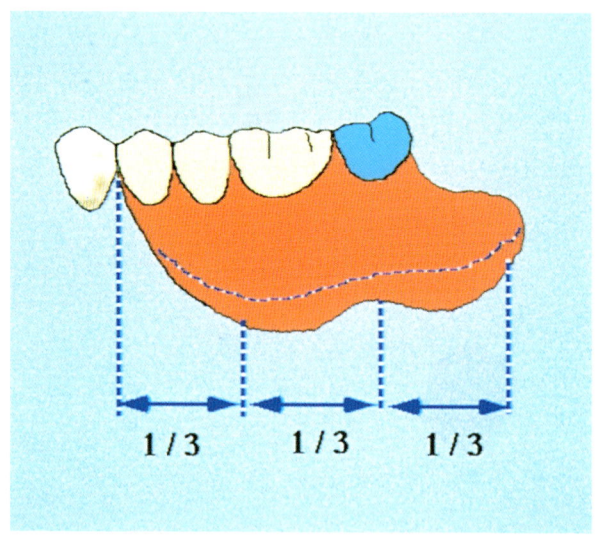

図I-23 Kantorowich A, Kühl A, Jüde HDらによる遊離端義歯のストレス軽減法．欠損部顎堤の遠心1/3には人工歯排列を行わない．

にあたり残存歯と欠損部顎堤を保護するという意味で，義歯によって生じる咬合圧の抑制を重視している．その内容として人工歯排列において，A：大臼歯の代わりに犬歯・小臼歯を排列する，B：頰舌径の狭い人工歯を排列する，C：第二大臼歯を除き排列する，の3点をあげ，とくにCでは支台歯へ遊離端床から伝達される負荷が軽減されることを実施理由にあげている［**図I-22**］．

これについては，五十嵐が行った実験的研究からも明らかとなった．とくに支台歯の状況が不良な場合，そしてII級欠損で片側性の設計を行わねばならないような場合，支台歯への負荷の軽減のうえから大きな効果が期待できると考えられる．遊離端欠損において咬合圧の軽減を図り，義歯へ代償性の安定を供給する支台歯，欠損部顎堤の負荷軽減を重視することを提唱した研究者のうち，もっとも具体的にこれを指摘したのは，先に述べたOsborneとLammieであるが，こうした概念の根源はすでにKantorowich(1949)において示されており，遊離端義歯の床の沈下は遠心端の沈下が重要であり，沈下を防

止するには遠心側 1/3 には咬合圧が加わらないように，人工歯を排列しないようにするのがよいとしている［**図I-23**］．

また Kaires(1958)は，遊離端部の人工歯は頬舌的に幅の狭いものを使用するのが支台歯，顎堤の保護の点から望ましいとしており，これは McCracken (1969)の教科書にも引用されている．

一方，Hekneby(1969)は実験的な研究によって，Hedegård(1976)は臨床的考察に基づき，遊離端床の遠心側 1/3 には人工歯排列を行わないことが望ましいとしている．

ついで，Kühl と Jüde らも，対咬歯に配慮しつつ可及的に第二大臼歯の排列を削減することを提唱している．

松元(1981)は，実験的な研究の結果，遊離端部人工歯の頬舌径を狭めるのが，残存歯，顎堤の保護にとって有効であるとしている．

藍(1985)は，人工歯排列において人工歯数を減じる可能性について述べている．下顎「支持域」の機能について，Körber KH は，第二小臼歯まで咬合接触が残存していれば対咬歯列の状況によっては補綴処置は必要ないとまで言い切っている．多くの研究者が遊離端欠損部の人工歯列による下顎の支持機能，人工歯列による負荷の軽減について報告を行っているが，義歯の下顎位支持能力，義歯による咀嚼能力，維持歯の負荷の状態については総合的に検討されたことはなかった．

五十嵐は，義歯の下顎位支持機能，咀嚼能率，支台歯の負荷軽減作用の 3 点から遊離端義歯の人工歯排列において第二大臼歯を削減することの当否を検討した．その結果からみると，たしかに咀嚼能率は減じるが，第二大臼歯を削減することによって義歯の下顎位支持機能にはほとんど影響を与えず，また支台歯の負荷軽減に大きく寄与することが明確に示された．

このような人工歯排列の削減処置が，広範な欠損歯列患者の補綴処置において，どのような場合に適用されるべきかを考えてみると，後方遊離端欠損のはじまりであるケネディーⅡ級欠損の場合，片側性

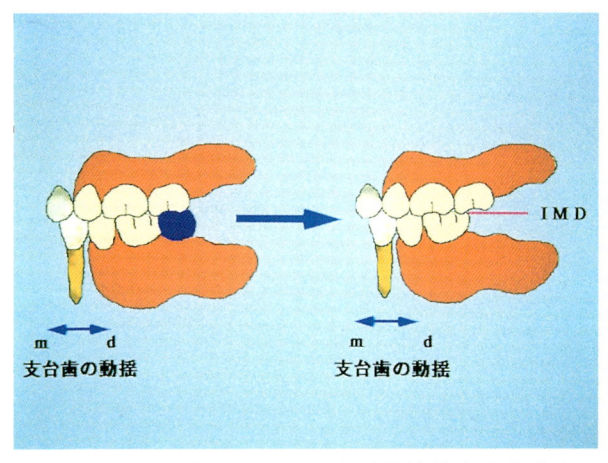

図I-24 図のような上下顎とも遊離端義歯を装着する患者において，義歯による咬合支持の回復状況，咀嚼能率の回復，義歯支台歯の負担の状態などについて，第二大臼歯の排列の有無をパラメーターとして測定した．

の下顎咬合支持域の欠如は顎機能異常の有力な原因の一つであり，欠損の生起後，義歯によって咬合支持を早急に回復しなければならない(Gil, 1997)．

しかし，この型の欠損は少数歯欠損である場合が多く，患者の要求性と装着習慣からみて，一側性の設計が現実に要求されることが多い．この場合，テレスコープやアタッチメントを使用した義歯設計が好んで用いられる．ケネディーⅡ級欠損で対側に残存歯が多く残存していれば，当該欠損の人工歯排列で第二大臼歯を削減しても全体的な咀嚼能力の低下には影響は少ないと考えられる．むしろ支台歯の負荷は軽減され，下顎位の支持機能も十分に回復されていれば，この形の義歯の機能的要件は十分に得られたと考えるべきであろう．

このような設計，すなわち遊離端義歯における咬合圧の負担抑制を義歯設計に組み入れる場合，当然対合歯の存在が問題となり，すべての症例にこの設計を実行するわけにはいかない．しかし，対合歯列が同じく遊離端義歯で補綴される場合，および第二大臼歯が存在していても，近心の残存歯とクラウンやブリッジで連結される場合には，ここで述べた第二大臼歯の削減処置が検討される［**図I-24～27**］．

I章　欠損補綴をはじめる前に

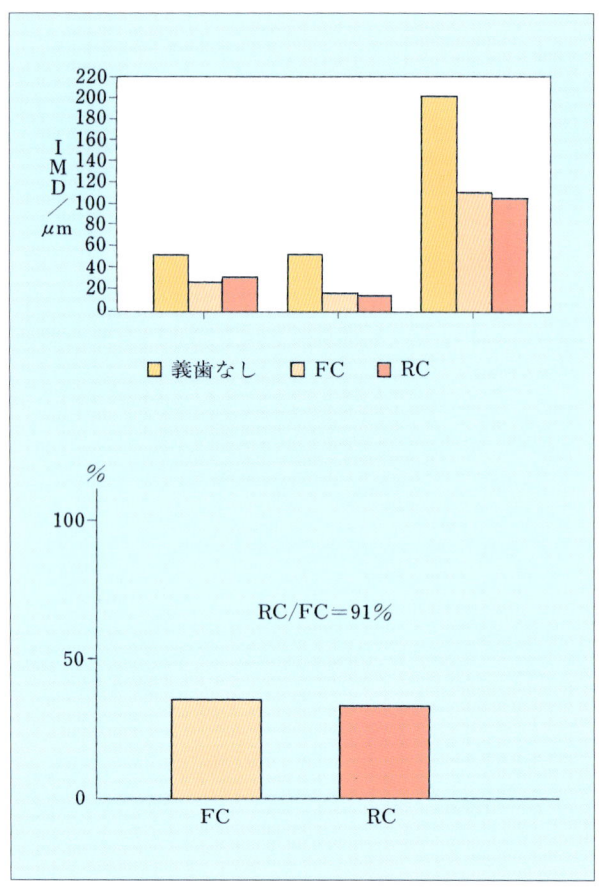
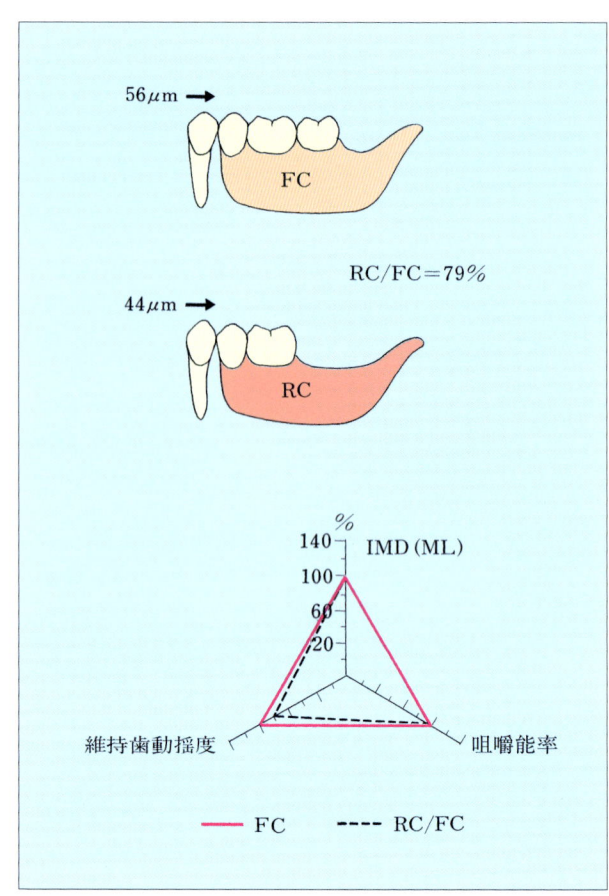

図I-25a, b　第二大臼歯の排列を行ったものをFC，行わないものをRCとした．*a*：IMD（Inter-Maxillary Distance）の変化はRC，FC間で僅少であった．咀嚼能率は，RCではFCの91％であった．*b*：下顎義歯の支台歯の負荷は，RCではFCの79％となった．

25a | 25b

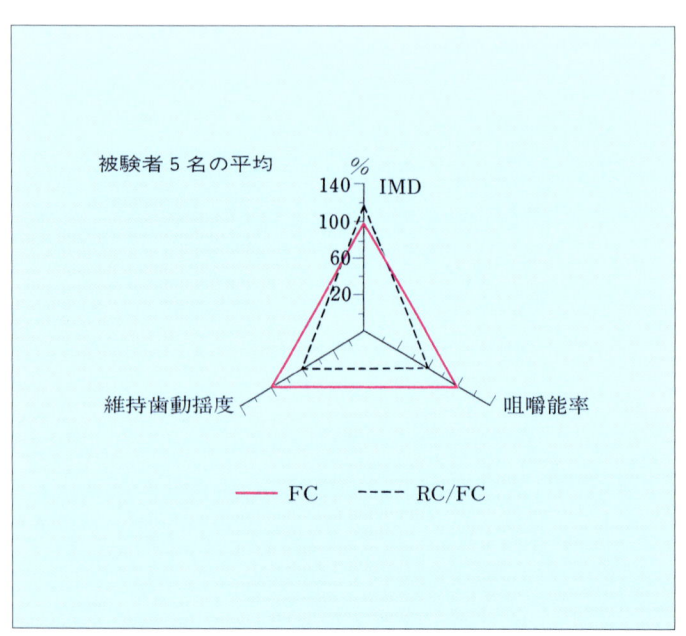

図I-26　同様な症例5名につき結果をまとめると，第二大臼歯を削除した遊離端義歯と通法のものとを比較すると，咬合支持の点では大差はなく，咀嚼能率はやや低下し，支台歯の負担軽減が顕著に認められた．

3. 審美性の回復（自然感）

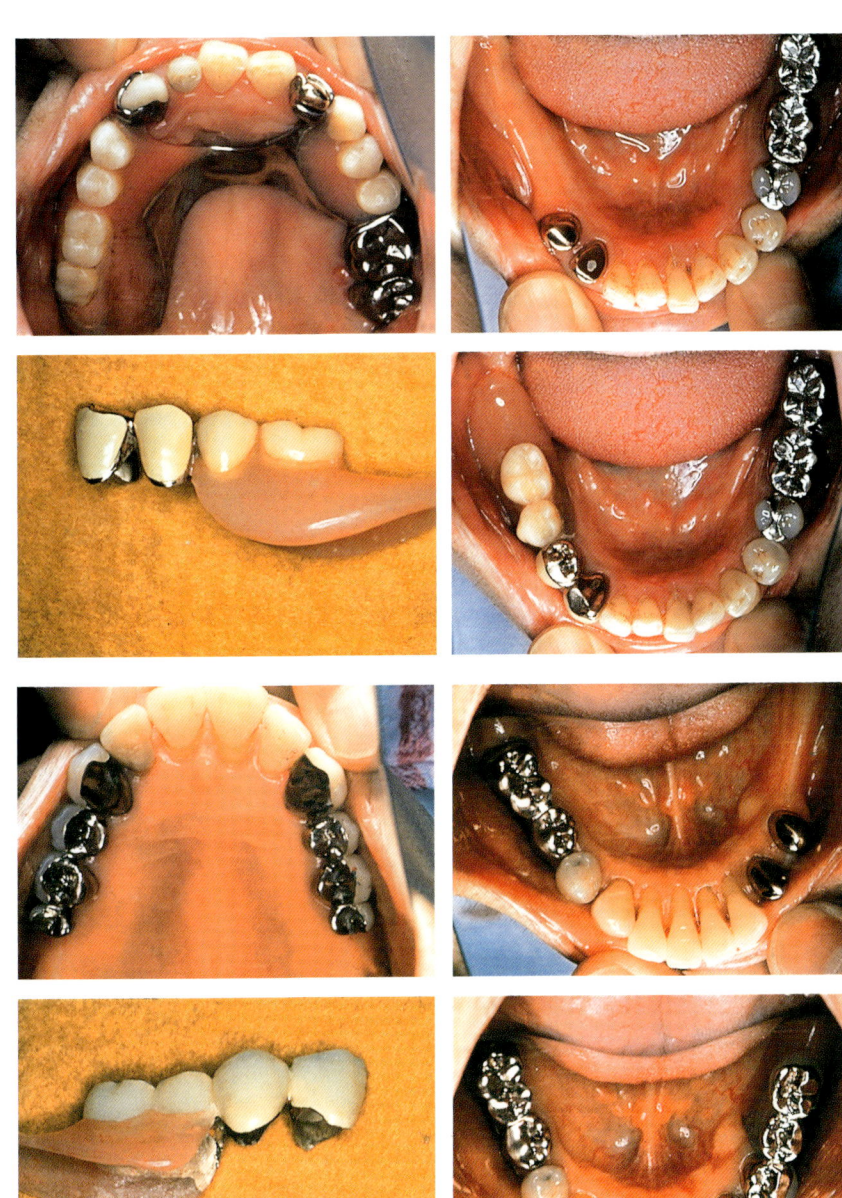

図 I-27a 上下顎とも遊離端義歯の場合，下顎義歯で第二大臼歯の排列を行わない場合．

図 I-27b 上顎が短縮歯列となる場合，下顎義歯はテレスコープ支台装置を用い，片側性の設計で，第二大臼歯は排列しない．

3 審美性の回復（自然感）

　補綴臨床のうち，高齢者を対象とする機会が圧倒的に多いパーシャルデンチャーによる補綴においては，歯の欠損とその継発症を咀嚼，外観，発音という機能と外観を中心として回復する基本的な観点が存在することは，今も昔も何ら変化はない．上記の機能と外観の回復要件のいずれもが，程度の差こそあれ，患者に受け入れられるものとなってはじめて，義歯補綴が成功したといえるのであって，この3者は不可分の Trias（3兆候）である．

　高齢者人口の増加が直ちに要義歯人口の増加に直結するかどうかは軽々には判断できないが，近年の外来患者の動向をみていると，確かに80〜90歳代の患者に対するパーシャルデンチャーによる補綴が増加してきており，逆に早期に全部欠損となる症例

I章　欠損補綴をはじめる前に

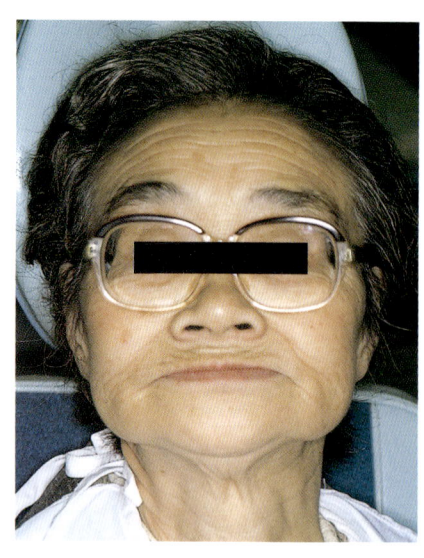
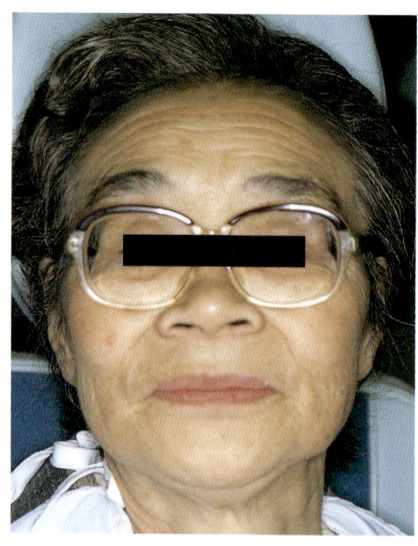

図 I-28　残存歯で咬合支持の確保されていない患者．義歯を装着していないためいわゆる「老人様顔貌」を呈している．

図 I-29　図 I-28 と同一患者．義歯を装着し，顔面高が適正に回復された．

は確実に減少してきていると思われる．

したがって，欠損補綴を手掛ける際の主方針としては，残存歯，顎堤等を損なわず，欠損歯列者として前記機能と外観の回復が行え，経年的に補修が可能であるような補綴装置が望ましいと考える．これは一言でいえば「持ちの良い補綴装置」ということで，それは少なくとも 10 年以上は機能するものでなければならない．

1 外観の回復とは

外観と機能の回復は，あたかもコインの表と裏のようなもので，正常な機能を有するところに自然の美しさが存在するのである．個々の歯の外形，歯列の流れ，咬合湾曲の形態等々，われわれ専門医がみれば，そこに正常な機能があるか否かは，その形態を一瞥してすぐに判明するのである．

2 顔面高の回復と顎位

欠損歯列においては，機能回復の第一要件が下顎位の回復にあることは異論のないところであるが，実はこれによって顔貌の回復，すなわち顔面高の回復も正しく行われることとなり，自然感の回復上，義歯補綴の際の技法，設計の考え方に大いに影響す

るところとなっている．下顎位を正しく回復するには，安定した咬合接触が小臼歯，大臼歯部に存在しなくてはならない．このような臼歯部の咬合接触の総体を先にみたように，下顎「支持域」と呼んでいるが，この「支持域」の回復を十分に行えないような補綴装置では，いかに審美性を高めようと，金属をすべて隠蔽しようと，顎口腔系の機能と外観の回復という見地からは，全く意味のない，まさに False teeth となってしまうのである［図 I-28, 29］．

3 ガイドの回復

下顎位の回復という点では，義歯が空間的に安定するような設計の概念が重要であるといえる．ついで，補綴装置設計に関する第 2 の要件は，補綴装置による下顎滑走運動ガイドの回復であり，当然ながらこれには顎関節，咀嚼筋と調和した滑走面形態を回復する必要がある．そのためには，設定される人工歯が空間的に安定していることが，やはり重要なのである．このように，人工歯列が極力安定するように設計された義歯においては，仮に遊離端義歯や少数残存歯の義歯であっても，きわめて効率の高い欠損補綴処置が行えるのである．この点，高齢者の補綴処置にとって有利なことが多い［図 I-30 ～ 33］．

3. 審美性の回復（自然感）

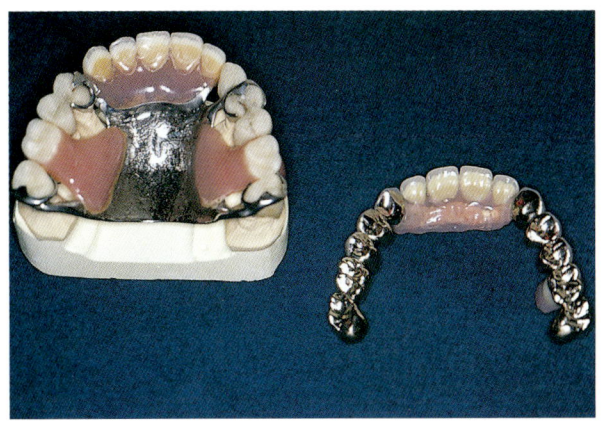

図I-30 ３２１|１２欠損に対し，当初７４|４７にレストを設定し，大きな口蓋床を大連結子とする金属床義歯が設計，装着され５年が経過していた．この間６|６は歯周炎で保存不可能となり，抜歯後，接着性レジンにて追加修理を行っていた．

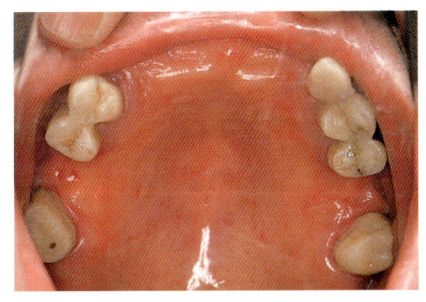

図I-31 欠損部は６ ３２１|１２ ６であるため再補綴の場合，前歯誘導を的確に再現する設計が望まれた．多隙性中間欠損であるため可撤ブリッジの適応症と思われた．

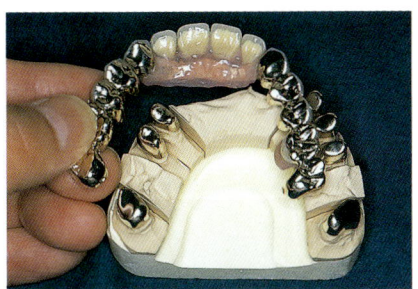

図I-32 残存歯すべてを支台歯とする可撤，有床ブリッジとした．

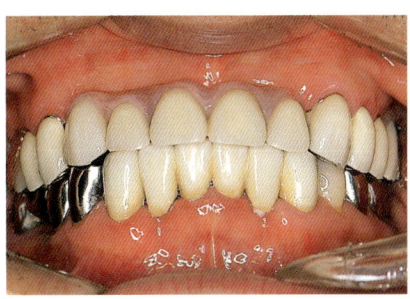

図I-33 咬合支持・前歯誘導の回復，支台歯の連結固定，外観の回復が実現された．

4 個人の審美観，個人の属する集団の審美観

下顎位，ガイドなどの基本的な問題が解決されば，ここではじめて自然感に富む外観の回復という要件を満たす方策を考えることとなる．人はそれぞれ自分の顔貌について一定のイメージを抱いている．これは口元の自然感の回復においてもまた然りである．個人の美的感覚を決定するものは，その個人の属する社会，人種，地方，階層，年齢等々，きわめて多岐にわたり，こうした社会的な要因に影響，発展させられて個人のイメージ，主張となって結実するのである．

したがって，ある集団において，美的な表現が，必ずしも他の集団ではそうとは受け取られないことがしばしばある．昭和天皇の大喪の礼に出席されたアフリカ某国の代表の服装は，われわれが喪服というものにもつイメージとはかけ離れ，大きな違和感をもったのはついこの間のことであった．哀悼の表現にも多々あるのである．われわれのように戦後教育を受けた者にはピンとこないが，敗戦国日本の歯学界を「指導」にきた米国の歯科将校団が，「日本人の前歯金冠はアフリカのバンツ族と同様」と評したということは，口伝えに承っている．また，著名な電器メーカーの創業者が金冠を光らせつつ「タイム」誌か「ライフ」誌の表紙を飾ったことについて，「日本の歯科の恥だ」と聞いたこともある．

たしかにアングロサクソンを主体とする米国的な美の観点からは，以上の事例はとんでもないことに映ったにちがいないが，「自然感・美」のとらえ方が人間の集団それぞれによって異なるのは当然であり，バンツ族が美しいと思うものはその集団の中ではやはり美しいのである．

したがって，外観の回復に自然感を強調させるとき，何がその人なりの自然観なのかを，事前によく検討しておくことが重要である．人種間での差異については，かつて旧ソ連のジェット機で旅をした折に体操のチームの人たちと一緒になったが，その団長とおぼしき人の正中部にはゴールドの開面冠が輝いていた．また，別の機会にみた旧ソ連のソプラノのプリマドンナの前歯正中離開部にもゴールドが光っていたのを覚えている．彼らがその修復物を好んで装着していたのか否かはわからないが，とにかくその社会ではその方式が通っていたことがわかる．

また，これは筆者の身近な老人の話であるが，昔は全く健全な歯に金を巻いて「伊達歯」にして嫁入りに備えた，などということを聞いたこともある．これなどは，昔なりに，われわれの先祖のドクターたちが潜在需要を喚起し，付加価値を高めた名残りだったのだろうかと思われる．

これまで述べてきたことは，すなわち個々の人の口元についての美意識は，各個人によっても，また集団によっても異なるということで，したがって，高齢者の補綴にあたっても，この認識が基本的なものとして通用するであろうということである．

5 患者の話をよく聴く，インフォームド・コンセントの重要性

実際の臨床においては，どのように対処すべきなのであろうか．まずは，よく患者の意向を聞き出すということである．良かれと思って自然な天然歯形態を付与したところ，装着時から，経過観察のたびに「義歯には満足しているが，ここに少しでも金が入れば…」などと恨みがましく繰りごとを言われることもある．いったい，この種の人々にとって，審美性とは何なのだろうかと考えてしまうこともある．

そこで，このように考えてはどうであろうか．ある人々，とくに高齢の人々にとっては「金属を露出させる審美性」もあるということを留保しておくほうがよいということである．この種の老人階層は，今後ますます減少すると考えられるが，現状ではその存在は無視できない数に及ぶ．もちろん，自然感を追求するにはその患者なりの自然感を追求することが重要であり，外貌が老人そのものの口元に，完全無欠な白い歯が整列していては自然感はゼロとなるであろう．

再び強調すると，患者との対話がこの場面でも重要で，患者からみて，無理と思われることは強制しないほうがよい．また，いろいろな治療行為を行うに先立って，その内容をよく説明し，とくに疼痛を伴う，たとえば歯を切削する，歯を抜去するなどの不快感を伴う処置を行う場合は，処置の必要性を噛んで含めるように説明し，患者の納得を得なければ行ってはならない［図1-34～37］．

4 パーシャルデンチャーによる欠損補綴に必要な知識と実施項目の内容整理

部分床義歯を用いた欠損補綴の守備範囲は広く，単純な状況の場合は，術者による治療効果に差異は生じないが，欠損の状況が複雑になってくると，症例のほとんどがいわゆるオーラルリハビリテーションというべきものとなってくる．こうした場合，術者の知識，技量の差異が，症例の仕上がり，患者の健康の回復程度に確実に影響を及ぼすようになる．

そのようなことから，欠損患者の検査を行い，診断から治療計画を求めていくには，いったいどんな筋道がもっとも合理的なものとなるだろうか．

1 検査から診断へのプロセス

検査から診断へのプロセスにはまず欠損補綴の検査，診断に関する必要な知識の整理を行う．検査から診断へのプロセスは一般的な病変の進行に対する検査，診断と基本的には同じで，歯の欠損症という病変が，顎口腔系全般にどのような変化を及ぼすかを知る必要がある．つまり，術者の眼前に現れた患者の顎口腔系の変化がどのような程度まで進行し

4. パーシャルデンチャーによる欠損補綴に必要な知識と実施項目の内容整理

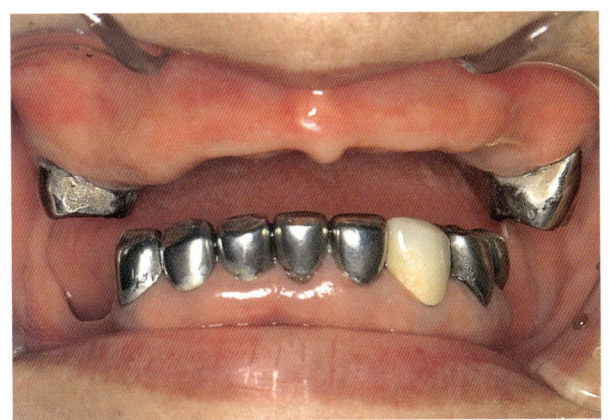

図 I-34　Eichner の分類 C1 の前後的すれちがい症例．術前，下顎前歯部は金属冠で修復してあった．

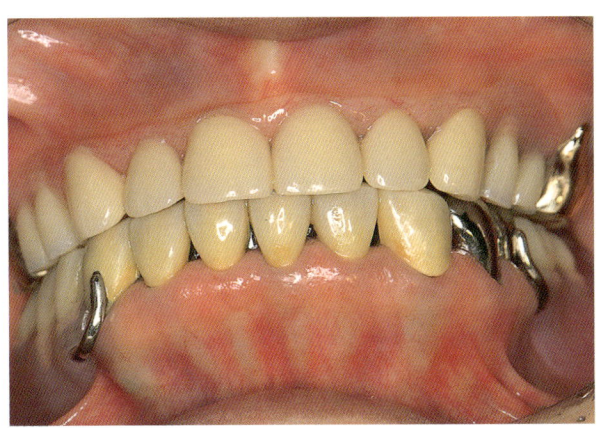

図 I-35　下顎位の的確な回復を図るため，上顎は 6|6 をコーヌスクローネとするテレスコープ義歯．下顎は残存歯すべてを歯冠修復し，RPPI（後出）の設計とした．下顎は保険の範囲で自然感が回復できた．

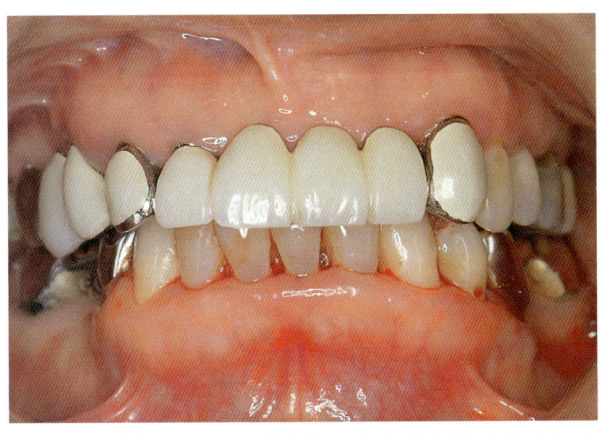

図 I-36　患者の中には前歯部に少し金属色を出すほうが自然と思っている人もいる．3|3 がいわゆる開面冠の形態となっている．

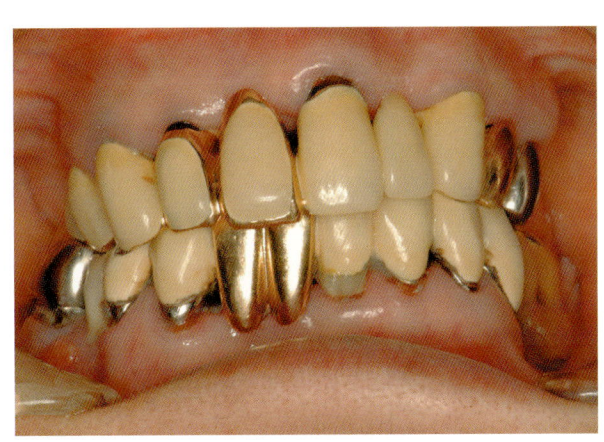

図 I-37　金色を見せることに固執する患者もいる．可撤ブリッジポンティックの例．

ているのかを，これまで先人によって整理されてきた歯の欠損後の顎口腔系の変化のタイムテーブルに対照していく．これには前述の変化についての知識が求められ，また検査を効率よく実施していく know-how として，パーシャルデンチャーの設計についての基本原則の確認と，パーシャルデンチャーの処置をより成功度の高いものとする前処置の内容の理解が必要である．

2 歯の欠損後のタイムテーブル（歯の欠損後の顎口腔系の変化）を理解する

　歯が失われる原因には，う蝕，歯周病，外傷などが考えられる．歯の欠損によって歯列，上下顎，顎関節，咀嚼筋にはどのような形態的，機能的な変化が生じるのだろうか．

　歯が失われることは，患者にしてみれば，咀嚼・発音・感覚・外観などの諸機能が劣化，消失することであるが，われわれ歯科医師の側からみれば，第1に咬合が欠落することであり，第2に歯根膜の消

失によって咀嚼時の感覚,つまり圧覚,噛みしめ感が失われることを意味し,第3には歯周の歯槽骨が歯ごと失われることにほかならない.

歯の欠損に伴う経時的な変化,後発症をみると,まず欠損歯の隣在歯,対合歯の位置変化が移動,傾斜,挺出といういろいろな形で出現し,これに伴って,欠損歯周辺,その歯列内の隣接接触点の喪失が生じ,一方では歯列の近遠心的,頬舌的,上下的な乱れが欠損顎,対顎ともに生じ,他方では隣在歯歯間の隣接面う蝕を生じる.また,歯間への食片圧入によって歯周炎の危険性が高くなってくる.

これらの変化は,歯の喪失後およそ数か月から数年の間に出現する.上下歯列による咬合接触は正常な関係を失い,個々の歯の早期接触や咬頭干渉を生じ,歯周炎の増悪因子としての咬合圧の不均等な配分を生じ歯周炎が進行し,新たな歯の欠損を生じる引き金となる.一方,咬合接触関係の乱れは,顎位,咬合位の変化を生じ,また咬合平面の乱れを生じる.これらの変化は歯の喪失から数年後に出現する.

こうして歯の欠損という悪循環が進行していくとともに,乱れた咬合位は,咀嚼器官を構成する咀嚼筋,顎関節への運動上の障害となり,筋,関節の疼痛,雑音,運動抑制などを惹起する可能性があり,この状態が放置されると顎口腔系の運動を支配する神経筋機構も障害される.とくに,歯の欠損後の形態的な変化に加え,咬合力のバランスが狂ってくるような,異常機能(パラファンクション)を伴うと,最終的には顎機能障害に至ることがしばしば認められる.パラファンクションには,しばしば問題とされる歯ぎしりや食いしばりのほかに,不適切な補綴装置が装着されているために「噛もうと思っても噛めない」など努力して噛んでいるうちにパラファンクションとなってしまう場合も多い.

藍(1981)は,以上の顎口腔系の諸変化を *図I-38* のように整理し,歯の欠損による後発症の段階を,患者側に認知される段階……一次性障害,歯の欠損が咬合位の変化に至る段階……二次性障害,さらに顎機能障害に達する段階……三次性障害という3段階に分け,現象を明らかにしている.パーシャルデンチャー(RPD)による欠損補綴を行うには,ここに述べた歯の欠損による顎口腔系の変化についての知識が不可欠なものであるといえる[*図I-38*].

3 欠損歯列患者の検査内容(プロトコール,必要な画像診断,顎機能診断)

まず,支台歯,欠損部顎堤,咬合の検査を行う.すなわち,パーシャルデンチャーの機能を最大限に発揮させるには,代償性の負担を受け持つ支台歯,欠損部顎堤および機能力発現の源となる咬合接触の状態を正確に把握しておく.これについては次節で検討するが,まず個々の負担組織についての状態を把握することが必要である.

1.支台歯の検査

中間欠損,遊離端欠損,多数歯欠損症例のいずれにおいても,支台歯に期待される支持,把持,維持の三安定要素を完全に引き出すには,支台歯について次の資料をプロトコールに記録し,判断基準とする.それは,以下のように行う.
①歯冠の状態
②歯髄の検査
③歯周組織の所見
④歯の動揺度
⑤エックス線検査
　以上のほか,
⑥研究用模型
⑦口腔内写真
などが資料として必要である.

パーシャルデンチャーにおいて,支台歯として利用する残存歯は種々の欠損型でバリエーションはあるが,基本的には欠損部の隣在歯が第1選択となる.つまり,中間欠損では欠損部の両端に隣在の少なくとも2歯,遊離端欠損では欠損部隣在の1～2歯,そして義歯の安定を図るためのいわゆる間接支台(維持)装置のため,もう1～2歯が必要となる.これは最低必要な支台歯数であり,支台歯の負担能力の状態によっては,さらに支台歯数を増やすことが必要

4. パーシャルデンチャーによる欠損補綴に必要な知識と実施項目の内容整理

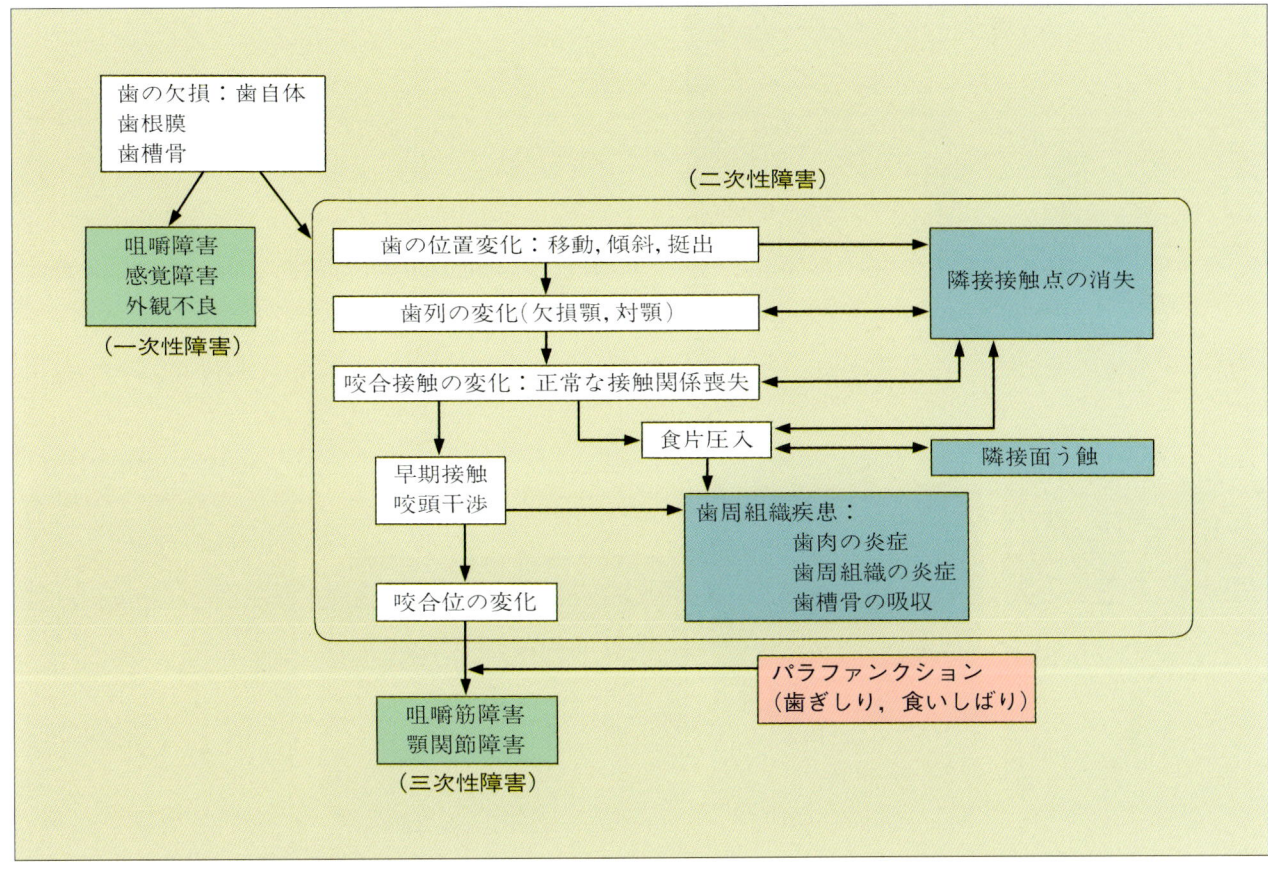

図 I-38 歯の欠損による顎口腔の変化.
藍(1986)は，歯の欠損による顎口腔系の経時的崩壊変化をこのようにまとめ，歯列を再構成する際には，これらの変化を十分考慮のうえで，補綴物の設計にあたるべきであることを強調した．さらに形態的変化のみではなく，力のアンバランスを引き起こすパラファンクションにも留意すべきであると五十嵐(1997)は指摘した．

である．支台歯として予定される残存歯について先の①〜⑦の資料を検査，評価を行う．臨床的にいえるのはもっとも負荷の大きいテレスコープ義歯の支台歯などでも，通常の小型ブリッジの支台歯と同等な状態であればまず問題はないということである．

① 歯冠の状態については，仮に支台歯形成後に咬合力が加わっても破折しない状態であること．
② 歯髄の検査については，生活歯で歯質自体が脆弱でないことが望ましく，仮に失活歯の場合には適切な機械強さを有し，歯の抵抗形態にも留意した築造が必要である．
③ 歯周組織の所見については，義歯の処置が開始される時点で完全に炎症を治癒させておかなければならない．仮にポケットが残遺した場合も，出血がなく患者自身によってプラークコントロールが行える2〜3 mm以下であることが必須である．
④ 歯の動揺度は，0度(生理的動揺のみられるもの)，1度(軽度：唇頬舌方向に動くもの)までは単独で支台歯となるが，2度(中等度：唇頬舌，近遠心の2方向に動く)のものでは単独では使用できない[**図 I-39, 40**]．
⑤ エックス線所見では，骨植状態を判定する．歯槽硬線の高さが歯槽頂側2/3まで残存していれば十分であるが，1/2でも場合によっては使用可能である．

I章 欠損補綴をはじめる前に

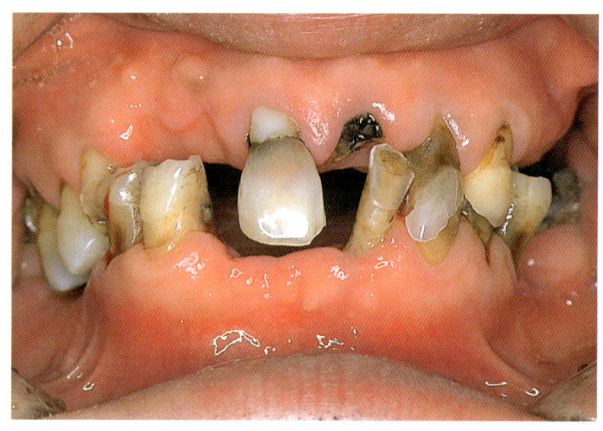

図I-39 欠損を長期的に放置した症例．咬合支持は，咬耗した小臼歯部でかろうじて保たれている．二次的な低位咬合となっており，広範なリハビリテーション処置が予想される（同患者の補綴処置については，168ページのV章症例6を参照）．

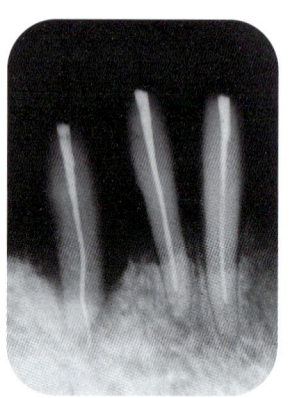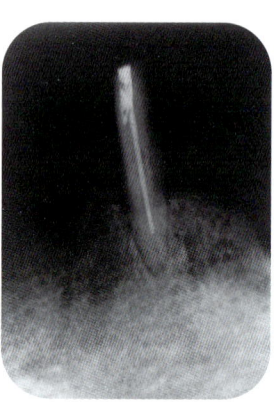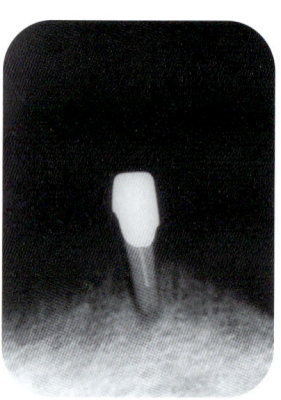

図I-40a～d コーヌス・テレスコープ義歯の支台歯の例．歯周処置が終了したが，支台歯単独では歯の支持は得られそうにない．

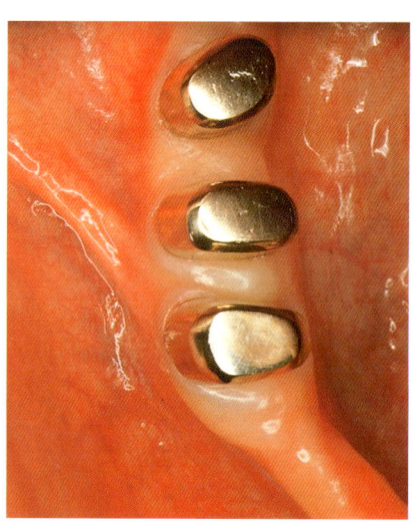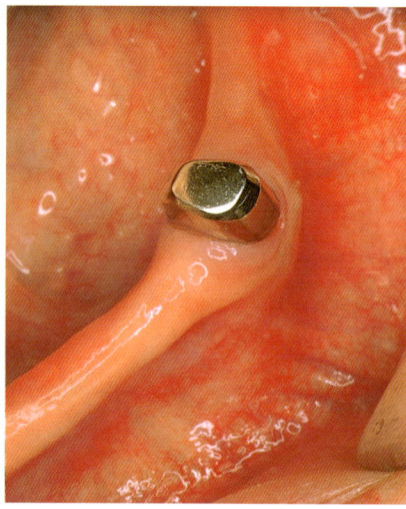

図I-41a 個々の支台歯をテレスコープ義歯で連結固定した（5 4 3｜）．
図I-41b 装着後1年目の歯周組織．弱体な支台歯にはこのように対応する（｜3）．

支台歯のうち，不良と判定されたものについては必要な前処置によって可及的に正常な状態となるようにする［図I-40, 41］．

2．支台歯は生活歯か失活歯か

先にも示したようにパーシャルデンチャーの場合，可及的に支台歯は生活歯が望ましい．生活歯は歯髄腔を中心とした構造強さ，つまり外力が加わっ

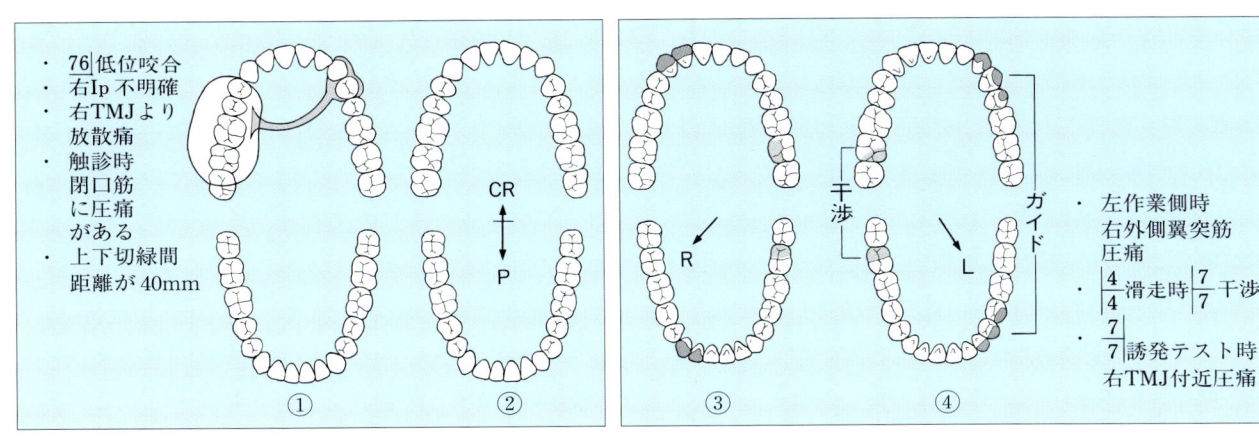

図 I-42a, b　咬合接触の検査では適当なチャートを用い，①咬頭嵌合位，②前方，後方位（P-R），③右側方運動時の滑走；作業側，非作業側，④左側方運動時の滑走；作業側，非作業側の4点につき検査する（チャートは藍による）.42a|42b

た際に，ある程度の弾性変形することが知られており，テレスコープ義歯のような場合でも支台歯として咬合圧によく耐える．一方，失活歯の場合，築造体をメタルコアとして形成するが，通常のクラウンブリッジにおける築造に要求されるよりもかなり過酷な応力集中が，支台歯に生じると予想される．これは，一つにはスパーンの長い中間欠損の支台歯，また遊離端欠損や少数残存歯症例の支台歯のように，ほとんどの症例で義歯機能時の動揺が外冠と遊びなく嵌合しているテレスコープ義歯では内冠および築造体をゆするように作用することが原因である．一方，外冠と内冠は，維持力を発揮しているのであり，維持力が過剰である場合は，内冠，築造体を常に取り外そうとする力を生じている．

3．欠損部顎堤の検査

抜歯後の経過が正常な欠損部顎堤は，ほとんどの場合，正常な被圧変位性を示す．被圧変位性の検査は触診を行い，粘膜上皮と下部組織間の可動性の程度を確認する．可動性の小さい非可動粘膜の範囲を視診と触診で確認し，研究用模型にその状態を記録する．こうして必要な印象域が決定できる．もしここで，必要な部位で粘膜の可動性が異常に大きな場合，または粘膜下に骨鋭縁などを触れた場合には，前処置を行う．

4．咬合接触の検査

咬合接触による下顎の咬合支持が，咬頭嵌合位で，また滑走運動が主に前歯，小臼歯で温存されているかどうか確認する．咬合支持が生じない症例では，あらかじめ固定性補綴装置などによって効率的にこれを回復することが多い．残存歯同士の異常な咬合接触，早期接触，咬頭干渉が認められる場合はその部位を記録し，前処置において咬合調整する．

パーシャルデンチャーによって回復する咬合接触の部位と接触強さを，実際の治療では義歯の咬合面により再現するが，検査の時点でこれの概略を決定する．具体的には，臼歯部の人工歯排列の範囲，前歯部人工歯のガイドの与え方などにつき，あらかじめ予測をしておく［*図 I-42*］．

5　設計の三原則

パーシャルデンチャーによる欠損補綴の基本的処置方針として，現在までに次の3点が重視され，多くの教育機関で採用，実践されている

1 「義歯の動揺」を，最小とする

2 予防歯学的配慮

3 破損の防止

以下，これらの項目について概説する．

1 「義歯の動揺」を最小とする

　動揺を最小とすることは，咀嚼機能時に生じる義歯の動揺を抑制することであり，義歯の動揺は可及的に床下粘膜の被圧縮性の変位を基準とし，これに床面積の大きさも加味されたごく小さな値の範囲内に収まることが望ましい．義歯の動揺のいろいろな現れ方については，Tabet (1967) が図解して示している．主要な動揺は遠心沈下，遠心の fishtail movement である［図 I-43］．

　義歯の動揺が過度になった場合にはいろいろな障害が生じる．まず義歯の動揺が挺子の作用となり，支台歯へ過度な機能力が伝達され，義歯による支台歯の強制的な運動が生じる．一方，過度な義歯の動揺によって床下の圧の偏在が生じ，強圧を間欠的に受ける部分では，粘膜の肥厚，増殖が惹起され，粘膜下層における炎症性細胞浸潤の結果 chemical mediator の放出が起き，破骨細胞によって骨の吸収，改造がなされる．

　すなわち，義歯の動揺が過度な場合，
①顎堤粘膜の肥厚，増殖が起こる
②顎堤の吸収が急速化する
③床の沈下が起こる
④咬合の障害，とくに残存歯列との咬合面のズレを生じる
⑤支台歯歯周組織の機械的障害が生じる
⑥床による支台歯の強制運動が生じ，支台歯の動揺が増加する
⑦結果として，支持の場である支台歯，顎堤ともに損なわれる
などの障害が続々と生じてくる．

　これを防止するには，欠損部の機能印象採得を実行するとともに，補綴装置の設計によって義歯の動揺を抑制することが肝要である［図 I-44］．

2 予防歯学的配慮

　義歯の設計，使用材料，メインテナンスの3点を考慮することによって，パーシャルデンチャー装着において生じる口腔内の残存組織，とりわけ歯（う蝕），歯周組織（歯周病），顎堤組織（炎症，吸収）などに生じる病変の進行を防止する．食物残渣によって生じるプラークは，支台歯にとってはう蝕，歯周炎の原因となり，顎堤組織にとっては義歯性口内炎など顎堤吸収への引き金となりうる．

1．義歯の設計における配慮

　義歯部の構成は可及的に単純な外形を与え，残存歯の歯周組織はなるべく義歯で被覆しないことが望ましい［図 I-45］．

2．使用材料における配慮

　プラークの付着しにくい緻密な材料の使用が望ましく，床用レジンは吸水性のより小さい加熱重合レジンを用いる．金属材料は腐蝕性のない合金を用いる．

3．メインテナンスにおける配慮

　術前術後の口腔清掃指導では，とくに義歯の管理を含め，補綴装置装着者特有の清掃法を指示する必要がある．

　術後のリコールは，パーシャルデンチャー装着患者にとって不可欠の実施事項である．残存諸組織の微妙なバランスのうえに平衡しているパーシャルデンチャーでは，支台歯におけるう蝕の有無や，歯周の状態を検査し，必要に応じて適切な処置を行う．また，顎堤における吸収の状態とリライニングの必要性については，義歯の動揺の検査によって判定することが重要である．

3 破損の防止

　予後調査の結果によれば，義歯不使用の原因の多くは，義歯の破損に関連していることが示されている．これに対しては，義歯の構造自体を強くするとともに，力のかかり方をコントロールすること，すなわち，義歯の動揺を抑制することが重要である．さらに，経時的な変化に対応しうるように，破損や義歯の変更が必要な場合には，これが可能であるように設計時点で配慮を行うことが望ましい．

5. 設計の三原則

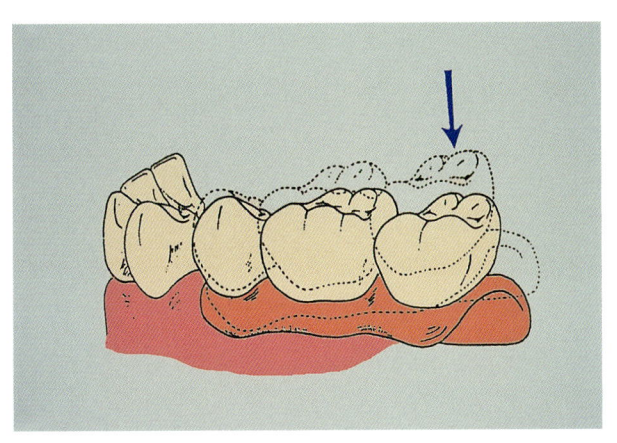

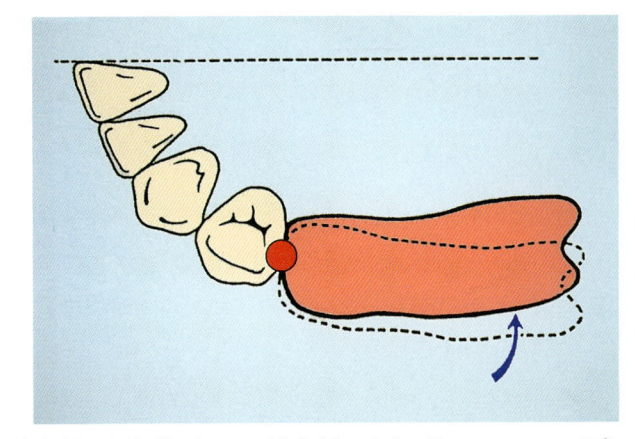

図I-43a, b 遊離端義歯の動揺として，重視されるのは，*a*：遠心部の回転沈下，*b*：遠心部のfishtail movementである．これらの動揺が過度となってくると床下顎堤吸収の引き金となる．

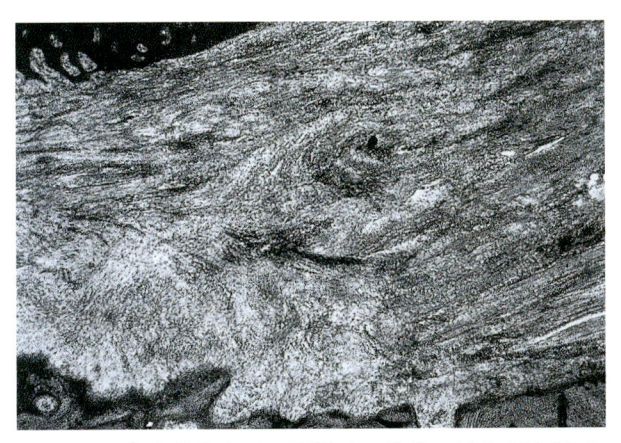

図I-44a 有床義歯床下の顎堤は，義歯の適合が良好で，義歯の動揺もわずかな場合には，粘膜下組織には結合組織性の線維束が生成する．これは上皮に平行に走行し，可動性の小さな，負担能力の高い顎堤の構成要素となる．顎骨では，生理的な骨の改造が起きるにとどまり，結果として顎堤は保存される．

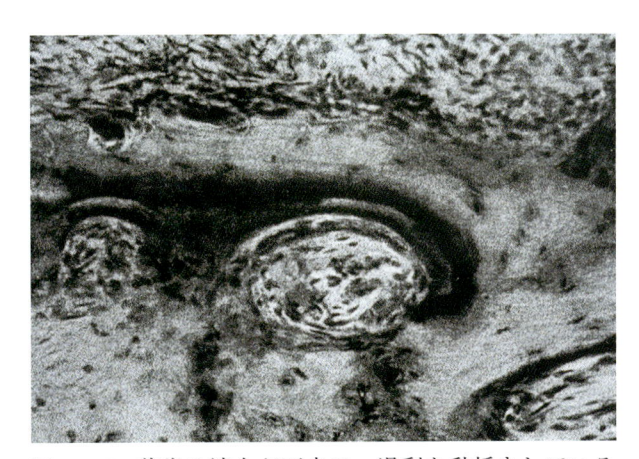

図I-44b 義歯の適合が不良で，過剰な動揺をしている場合，床下顎堤粘膜上皮は，上皮突起の深行増殖，粘膜下組織の結合線維束の配列の乱れ，血管周囲の炎症性細胞浸潤が生じ，顎骨は吸収像を示す．結果として顎堤は吸収し，顎粘膜の可動性が高くなる（Häupl K, 1965）．

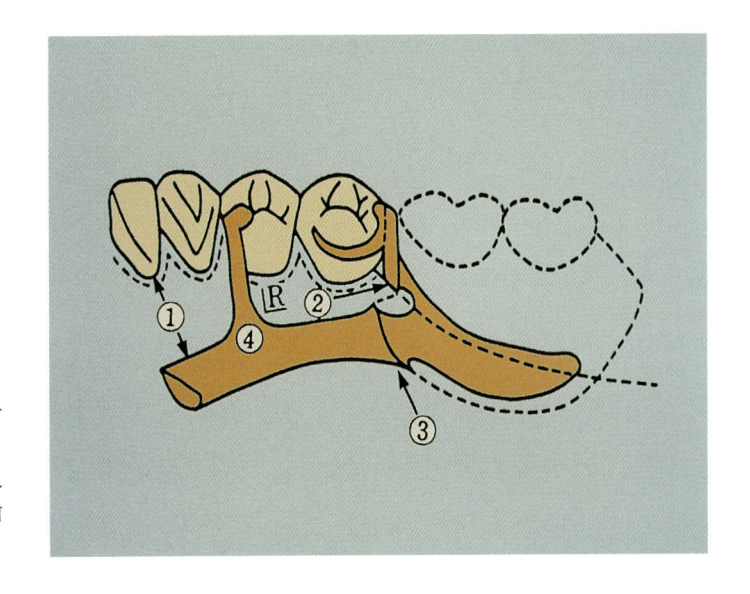

図I-45 義歯構造と予防歯学的な配慮．①大連結子は辺縁歯肉から離れて走行．②補綴側は可及的にメタルフィニッシュとする．③フィニッシュラインは可及的に辺縁歯肉より遠ざける．④小連結子などが辺縁歯肉を横切る場合は最小被覆となるよう考慮する．

6 パーシャルデンチャー設計の基本的コンセプト

　パーシャルデンチャーによって回復する咬合接触は，できるだけ天然歯列に近い接触関係をもっていることが理想である．このためには，残存諸組織によって期待できる代償性の安定要素はできるだけ使いつくすのがよい．このためにわれわれ歯科医師が使える安定要素はただ二つ，支台歯と欠損部顎堤があるにすぎない．したがって，この二つの組織の代償性の能力を十分知っておく必要がある．

　代償性の安定の内容は，人工歯列が咬合圧を受け，いろいろな方向に向けて三次元的に動揺するのを，支台歯と欠損部顎堤上の有床部によってできるだけ抑制し，人工歯列上の咬合接触が，なるべく天然歯列と大差のない変位性となるようにしなければならない．

　ここで，代償性の安定を保障する因子について考えてみる．これには支持(support)，把持(bracing)，維持(retention)の三つの機能要素があることはいうまでもない．これまでみてきたところからもわかるように，パーシャルデンチャーに限らず，補綴装置による処置の目標が主に咬合支持の回復にあることからみて，まず安定要素の回復は支持を主体とする．支持は，レスト，有床部の適合などによって得られる．他の二つの要素，把持，維持は，支持が的確に実行されるようにその内容を考えていく．把持は支持の場が定位置となるように支台装置，有床部でその機能を与えていく．維持は，他の二つの要素が十分に機能すればそれほど重視しなくてもよい．確認しなければならないことは，支持，把持，維持などに伴う，口腔諸組織の負担性と，その負担能力の限界を知っておくことである．

　人工歯列の安定を図るためには，残存組織に由来する代償性の安定要素を活用すること，そしてこの代償性の機能のゆえに残存組織に必要以上の過剰な機能負担を生じさせないことの二つが，共存可能であるように補綴装置を設計することが必要である．

したがって，補綴処置という「一種の無理」を成立させるためには，第1に支台歯と顎堤という二つの負担組織の負担能力を十分熟知し，これらを媒介する支台装置の選択と設計によって，個々の組織の負担性と人工歯列の代償性の安定作用が，どのように変化してくるかを知らねばならない．

　第2に，代償性の機能を破壊する因子としての炎症対策をたてる必要がある．歯周炎はもとより支台歯の二次う蝕対策も不可欠である．

　第3に，過剰機能を生じさせないためには，欠損補綴処置において先に述べたように，必要十分な代償性の回復を追求するにとどめ，必ずしも天然歯列と同等の回復を図る必要がない場合も考えられるので，咬合接触のあり方についてもこの点からの配慮をはらう必要がある．

　ここでは第1の要件について検討したい．

1 支台歯の負担能力

　正常歯列では歯どうしが咬合接触を生じるときに，咀嚼筋の等尺性収縮による力のエネルギーが生じる．このときの咬合接触点は，空間的にその位置が嵌合位の接触から噛みしめに至るある幅をもって規定され，またその幅の中で食塊の粉砕が生じる．そして，この幅の中に歯根膜中の圧受容器による上行性のシグナルが生じる．天然歯どうしであれば，このような諸性質はごく自然に生まれているのであるが，人工歯列ではとくに，先の咬合接触点の空間的な安定性が問題となってくる．

　支台歯は，人工歯列の咬合接触においても，これが生じた際に天然歯列に近い変位性で咬合のストレスを吸収でき，炎症からも免れ，この状態が経時的にも変化しない場合にその支持能力は高くなる．遊離端欠損に隣接する支台歯は，中間欠損部の両側に隣接する支台歯とは異なり，これ単独で義歯の支台装置を構成するわけにはいかない．

　歯の支持能力は，咬合力を受けた際にある程度変位し，咬合のストレスを shock absorbing し，力が加わらなくなったときには，元の状態に近く回復で

6. パーシャルデンチャー設計の基本的コンセプト

きる能力を有している．健全歯列中の歯と欠損部隣接の歯とを比較すると，後者のほうで若干変位性が増加しているが，外力が適度な範囲であれば無荷重状態へほぼ復位できる．

　たとえば，遊離端義歯の設計の中でも，支台歯と有床部に全く遊びをもたないテレスコープ義歯装着患者で，支台歯の動揺量を指標に支台歯の負荷を測定してみた．その結果，多くの支台歯で，義歯床に通常の咬合力程度が加わる状況下では，支台歯の動揺量は本来個々の歯が有していた動揺変位能力の範囲内であることを Körber KH および五十嵐らは示した．したがって，歯周組織が健全であれば余程の過重負担状態，たとえば，クレンチングやグラインディングなどがなく，また，義歯の過剰な動揺によって生じる過重負担状態が生じていなければ，支台歯に致命的なトルクや傾斜力は生じない．

　これらの根拠として，長年にわたりテレスコープ義歯を装着した遊離端欠損症例における支台歯のエックス線所見および口腔内所見をみると，支台歯の支持，把持などの負担に伴う大きな変化は認められず，むしろ機能力によって支台歯周囲の骨組織が良好な反応を骨梁形成という形で示していると推察される［図 I-46 〜 49］．

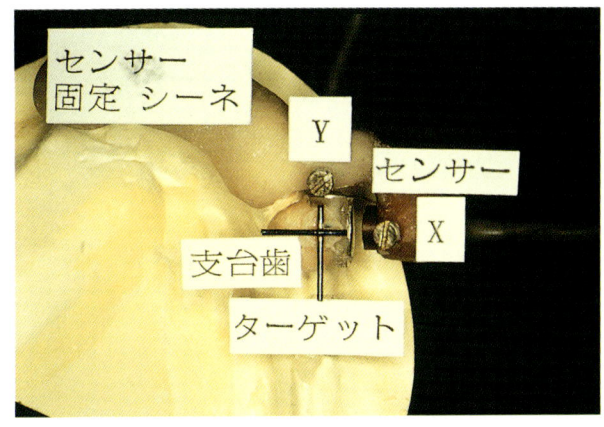

図 I-46　遊離端義歯の支台歯の動揺を水平面内で二次元的に測定するための装置．

2 欠損部顎堤と有床部による負担能力

　欠損部顎堤は，残存歯とは異なり歯が欠損した後の治癒組織であって，本質的に人工歯列の安定の場としては不安定であり，第二義的な部位であると考えざるをえない．しかし，遊離端欠損などではここに有床部を設定し，義歯による補綴処置を行うこととなる．従来から欠損部顎堤部から得られる代償性の安定性，とくにその負担性（stress bearing）については数多くの研究が行われ，顎堤粘膜の被圧変位性の測定が行われている．

　Belger と Kantorowicz（1949）は，顎堤粘膜の沈下量を測定し，荷重量 6 〜 7 kg／cm^2 時に 0.3 〜 1.5 mm（疼痛域は 0.8 〜 2.5 mm）という値を得たと報告した．これは歯科補綴学において，長らく顎堤粘

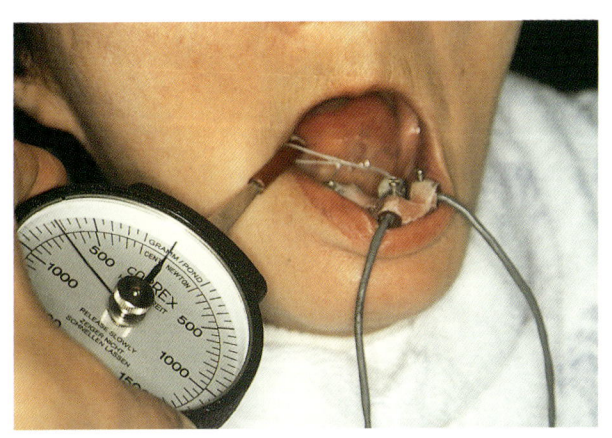

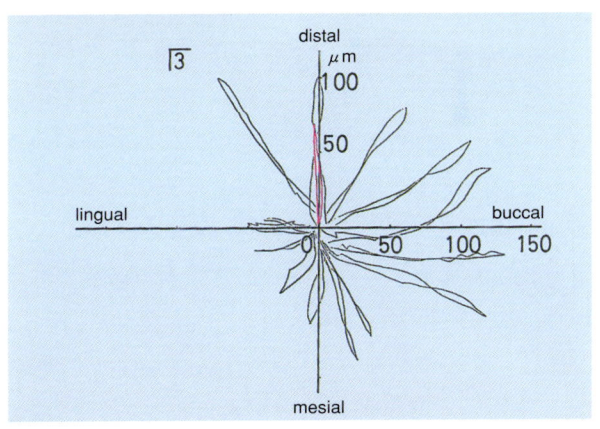

図 I-47a, b　支台歯の変位の範囲を求めるため，水平面内で支台歯を定荷重（0.5 Kg）にて全方向に引っ張る．義歯装着時の支台歯の変位は赤い線で示した．
47a/47b

膜の被圧変位量を論じる際の基礎的数値として評価を受けてきた．しかし，欠損部は床面積をもち，咬合圧を分散する点（Snowshoe effect：McCracken）からみて，上記の値を「床の沈下量」としてそのま

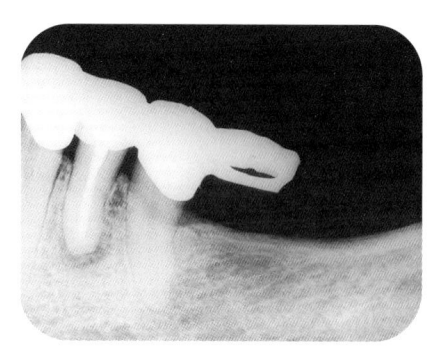

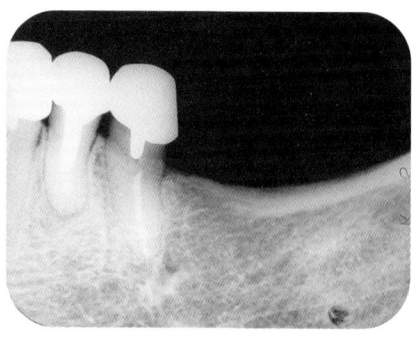

図 I-48 テレスコープ義歯，装着前遊離端ブリッジとなっていた(1985)．
図 I-49 テレスコープ遊離端義歯を装着し7年後の支台歯，欠損部顎堤の所見(1992)．

ま義歯設計の基礎データとするわけにはいかない．

岸(1972)は，床面積の増加が顎堤粘膜の変位量に及ぼす影響を測定した．すなわち，床面積が小さい場合には大きな変位，大きな沈下量が示されるが，床の面積が増加するにつれ沈下量が減少し，その傾向は床面積が50〜60 mm² 程度となった場合，0.2 mm 程度となり，それ以上床面積が増加しても沈下量は減少しないことを明示した．これは従来のポイント状の圧子による顎堤粘膜の被圧変位量の値とは異なり，有床部により荷重を行った際の床の沈下量を測定した点，いわゆる"Snowshoe effect"を数値的に示したものである．

Körber KH(1983)も同様の知見を報告している．テレスコープ支台装置をもつ遊離端義歯4症例において，有床部の沈下量を有床部単独で，顎堤粘膜支持のみの条件と，有床部をテレスコープ支台装置と強固に連結した場合の二つの条件下で荷重量6 kgまでとし，測定を行った．その結果，有床部単独の場合，荷重下の床沈下量は約180 μm となった．この値は，先の岸のデーターと近似している．支台装置と連結させた場合の床沈下量は半減し，85 μmに減じることがわかった．

Körber は結論として，顎堤粘膜の沈下量の値として加圧面積の小さいポイントプローブで加圧して得られたデータは，有床部の被圧変位量のデータとしては大きすぎることを示し，もし支台装置としてテレスコープなどの全く遊びを生じない支台装置を用いれば，有床部の沈下量と支台歯の変位量の差異は，従来考えられていたよりかなり小さくなること

を示した．この場合，支台歯が歯根膜内で回転変位をして，上記の差違を「緩圧」していることは重要な事実であり，Körber は，これを Natühliches Gelenk(天然の回転関節)と呼んだ．

さらに，緩圧的設計の大家として知られた Boitel RL もまた，近年はほとんどのケースにおいてリジッドな設計を行っており，これを歯根膜中の resilience system であると呼んで重視している[図 I-50〜52]．

3 遊離端義歯における咬合接触の回復と負担力の配分

1. 咬合接触，咬合支持の回復と支台装置

同じ欠損型，有床部をもつ遊離端義歯であっても，支台装置の選択によって有床部人工歯列の咬合接触の回復性が異なることを五十嵐らは確認した．これは，支台装置に支持，把持，作用が全く異なり，その能力が低いワイヤークラスプ，中等度のエーカースクラスプ，高度のコーヌスクローネの三者を逐次変換した際に，中心咬合位で噛みしめを行わせ，咬合接触による咬合支持の能力の程度を，口腔内で上下顎顎間距離の変化により評価した．その結果，天然歯列を100％とすると，コーヌスクローネでは81％，エーカースクラスプでは59％，ワイヤークラスプでは38％の回復能力を示した．これらは，支台装置の選択が義歯有床部の安定に対する影響の程度を示したものである[図 I-19〜21参照]．

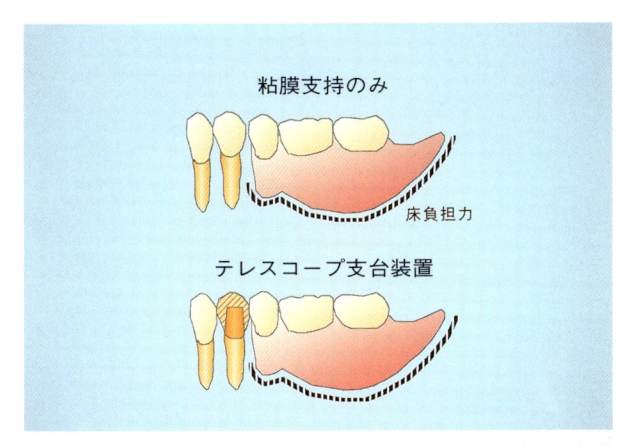

6. パーシャルデンチャー設計の基本的コンセプト

図I-50 Körber KHは，遊離端義歯における混合支持の問題について咬合力の配分の点から測定を行った．義歯は支台装置がなく粘膜支持だけのもの，テレスコープ支台装置を有するものの2条件とした．

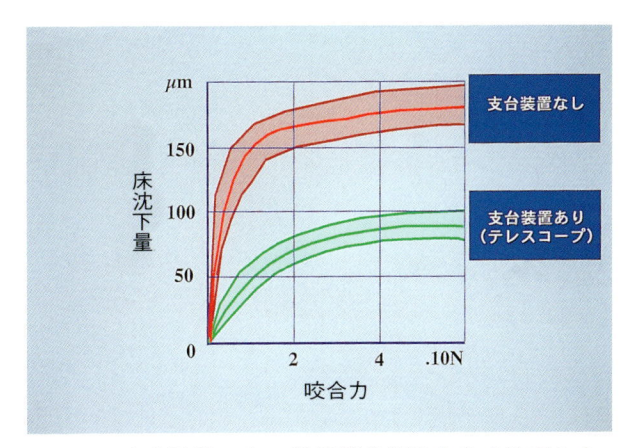

図I-51 支台装置のない遊離端義歯は大きく沈下した．テレスコープ支台装置のある場合には沈下量は半減した．

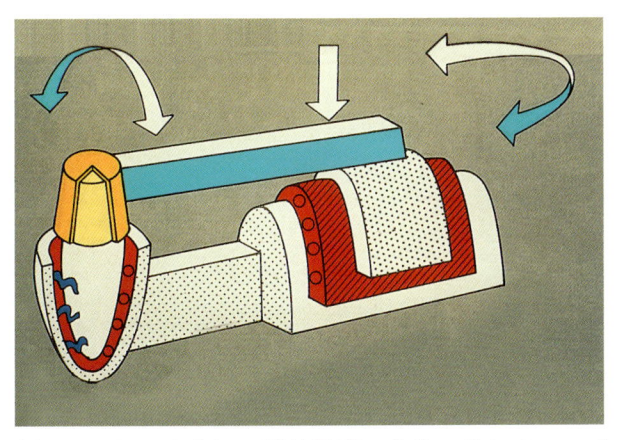

図I-52 このように，連結強度の大きいテレスコープ支台装置であっても，条件が許せば支台歯は遊離端義歯において天然の回転関節の役目をすることをKörber KHは示した．

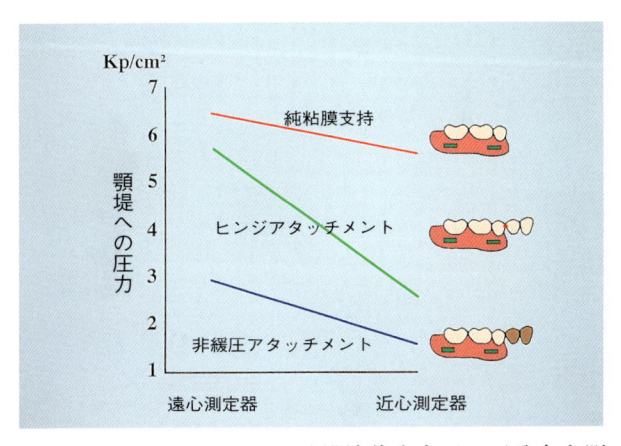

図I-53 Briede Cらは，遊離端義歯床下の圧分布を測定した．近遠心の測定点において，圧の発生は支台装置の選択に大きく依存した．粘膜負担性の義歯では圧は大きくなった．

2．有床部の負担性と支台装置

Briede CとKörber Eら（1970）は，支台歯と床の連結が強く支台歯の支持要素が大きいほど，床下の圧力は小さく，しかも圧力の発生の仕方に規則性のあることを示した．これは，リジッドな設計がもし可能であれば，有床部に必要な顎堤粘膜支持はその支台歯の存在によって安定し，しかも小さくてすむことを示しており，床下の圧分散が小さいことは，顎堤の吸収を惹起する可能性も小さいことを示唆したものである[図I-53]．

同様の見解はHäupl，Schön，Singer，Körber KHらも示している．

五十嵐は，種々の設計の遊離端義歯において，床へ加わる咬合力が支台歯と欠損部顎堤へどのような割合で配分されるかを口腔内で測定した．すなわち，ほとんど顎堤粘膜支持主体と考えられるレストなしのワイヤークラスプ，支台歯の支持は咬合面レストで求め，ある程度の把持作用も有するエーカースクラスプ，支台歯の支持，把持とも強力で，維持力には調節性のあるコーヌスクローネという三条件の支台装置を，同一の遊離端部をもつ義歯において変換させ，このときの咬合力の配分を測定した．その結

I章　欠損補綴をはじめる前に

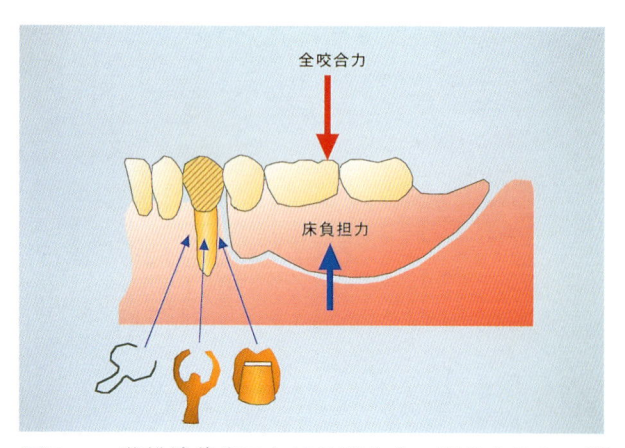

図 I-54 遊離端義歯における咬合力の配分をみた．顎堤粘膜支持を一定としたうえで，義歯支台装置を逐次変換し，全咬合力が床下へどれほど配分されるかを測定した．

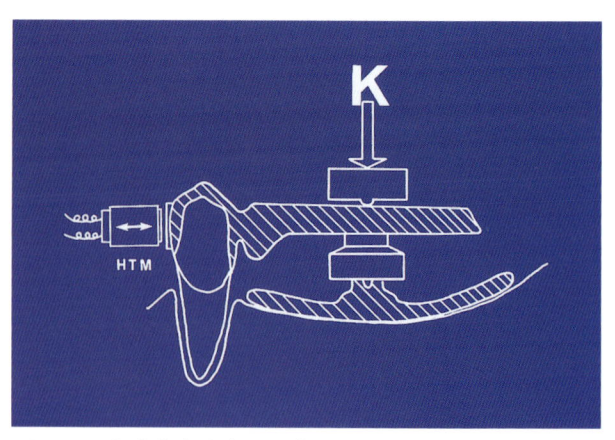

図 I-55 全咬合力（K）は，床下へ配分されるが，これは支台装置の連結状態に依存している．支台歯の近遠心的動揺量を同時に測定した．

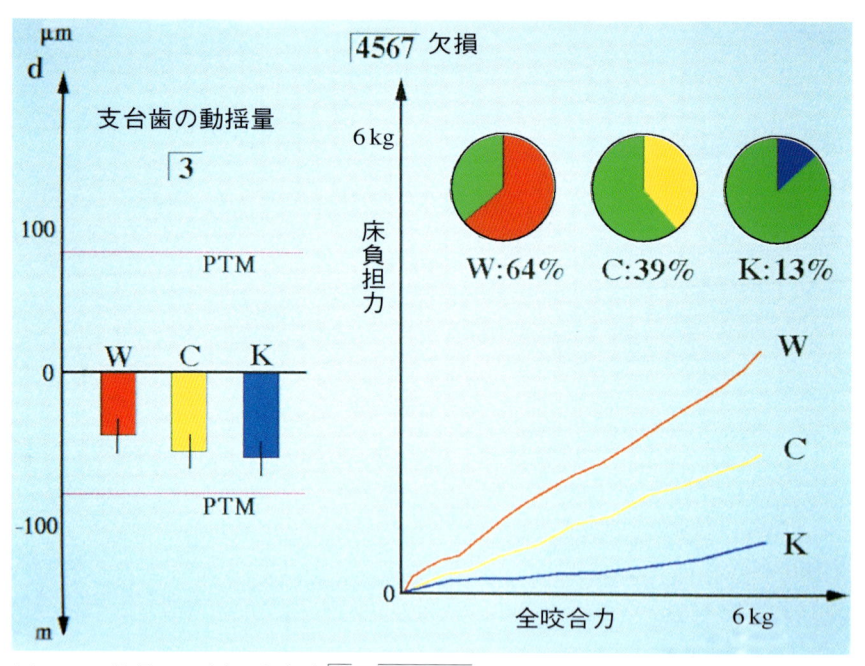

図 I-56 結果の一例．支台歯 $\overline{3}$，$\overline{4567}$欠損（W；レストなしワイヤークラスプ，C；エーカースクラスプ，K；コーヌス・テレスコープ）の実験系において，右上円グラフの値は，全咬合力6kg時の各支台装置使用時の顎堤粘膜支持の値を示す．左下は支台歯の負荷を動揺量で示した．支台歯の動揺は，いずれもPTM（支台歯の生理的限界内）の値であった．

果，有床部で負担される咬合力の割合は，ワイヤークラスプの場合およそ64％，エーカースクラスプでは39％，コーヌスクローネは13％となった．

一方，この間の支台歯の負荷の大きさを示す歯の動揺量は，3種の支台装置間で大きな差異はなく，欠損部の近遠心的経過に従って，床が近遠心方向に移動しながら沈下するため，支台歯も近遠心に動揺する場合が認められたが，その大きさは個々の歯に0.5kgの荷重を加えたときに得られる生理的な動揺量の値PTMの範囲内にほとんど収まることが示された［図 I-54〜56］．

図 I-57a, b　カンチレバーブリッジのエックス線写真．a：支台歯歯周組織の崩壊が発生し，患者が痛みを訴え噛めない状態．b：末端支台歯にう蝕が再発した．合着材が溶出したことが原因である可能性が高く，接着部分に空洞ができ，食渣が詰まったものと考えられる．

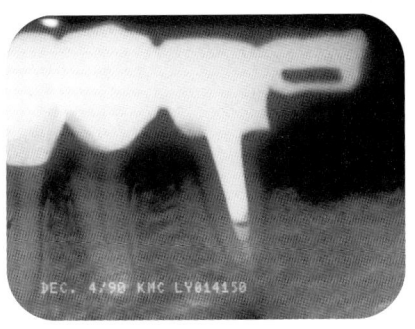

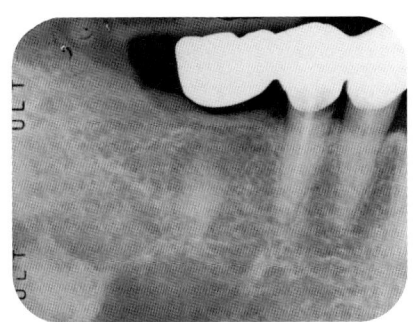

7 カンチレバーブリッジ (cantilever bridge) の成立条件

ここでパーシャルデンチャーに関連する補綴装置について触れる．

カンチレバーブリッジ，正確な名称は cantilever fixed partial denture（GPT-8：The Glossary of Prosthodontic Terms 8th edition, 2005）と呼ばれる．その修復補綴部位によって，前方補綴型および後方補綴型に分けられる．また，いわゆる延長ブリッジは後方修復型に属している．

よくみられる遊離端欠損の状態では，ケネディーⅠ級，Ⅱ級の部分床義歯あるいは，インプラント支持の補綴装置により修復できるが，部分床義歯の場合，不快な異物感や，見た目の悪さなどがあり，インプラントの場合では，費用の点，適応症の制限などもあり，臨床上カンチレバーブリッジを用いて修復する場合がある．

しかし，末端に支台歯がないカンチレバーブリッジで咬み合わせたとき，第一種の梃子の作用で，支台歯の歯根破折や，ブリッジの破折・断裂あるいは脱落，装着したままでの口腔清掃によるう蝕の発生などの問題があげられる［図 I-57］．したがって，カンチレバーブリッジは慎重に選び，製作する必要がある．

1 関連する応力分析研究

有限要素法，光弾性応力分析および模型試験などの研究からみると，前述のように，カンチレバーブリッジには悪影響を及ぼす力学的な問題点が存在する．図 I-58 のカンチレバーブリッジの光弾性および有限要素応力分析の研究からみて，カンチレバーブリッジが咬合力を受けたとき，最大の応力がブリッジの連結部（connector）に集中する．つまり，支台歯歯槽骨応力分布から考えると，末端支台歯は遠心歯槽骨であるから，カンチレバーブリッジの支台歯は，少なくとも 2 本以上の支台歯が必要となる．

カンチレバーブリッジの橋体（pontic）が増す場合，図 I-59 の応力分析の結果から，ブリッジの連結部であっても，末端支台歯であっても，歯槽骨の応力は大きく増加することがわかる．このように，研究者のほとんどが設計の際，ブリッジは 2 歯以上の橋体を使わないことを勧めている（205 ページのⅥ章図 Ⅵ-25, 26 参照）．

カンチレバーブリッジの支台歯が増加した場合，図 I-60 の応力分析の結果により，末端支台歯の応力負担が確実に改善できることがわかる．また，歯周支持面積と効果の比率からみると，Wylie, Caputo（1991）の研究により，支台歯が 3 本を越えると効果が得られないことがわかる．

応力の半分以上が，末端支台歯に集中するため，末端支台歯の歯根の大きさや形，並び方，歯冠と歯根の比率，および歯周支持組織の量を含む，歯周支持状況が非常に重要となる．とくに，歯周支持組織の減少に伴って，末端支台歯の応力だけでなく，そ

I章　欠損補綴をはじめる前に

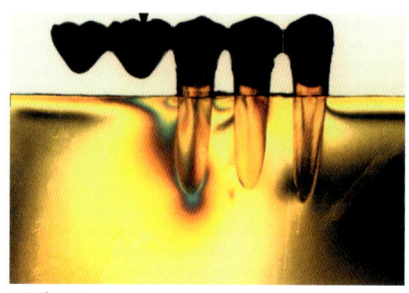

58a | *58b*

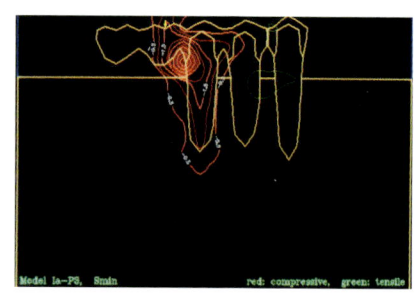

図 I-58a, b 2本の小臼歯を支台歯にしてカンチレバーブリッジを製作し，咬合力が第一大臼歯の中心窩にかかったときの分布状況．*a*：光弾性実験模型の等色線により，応力が末端支台歯に集中してかかっていることがわかる．*b*：有限要素分析により，応力は末端支台歯の遠心歯槽骨に集中する以外に，最大の応力はブリッジの連結部に集中している．

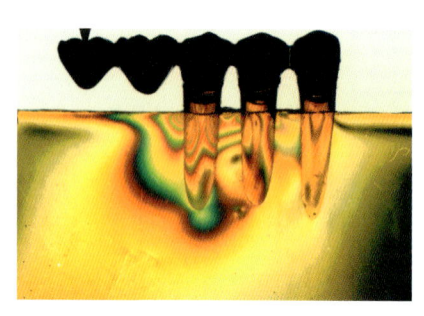

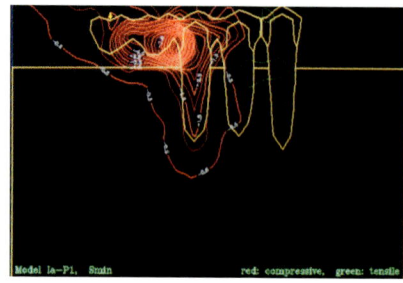

59a | *59b*

図 I-59a, b 図 I-58 に相同する条件で，咬合力が第二大臼歯の中心窩にかかっている．応力は大きく増加していることがわかる．*a*：光弾性応力分析．*b*：有限要素分析による．

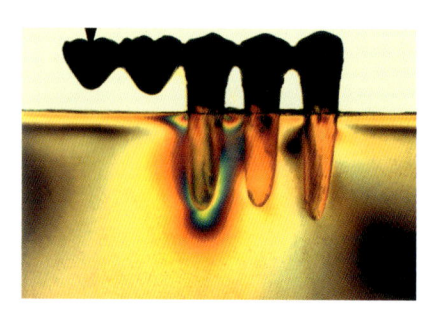

図 I-60 支台歯に犬歯を加えて，製作したカンチレバーブリッジ．咬合力は第二大臼歯の中心窩にかかるとき，光弾性実験模型の等色線から，応力が小さくなったことがわかる（**図 I-59a** と比較）．

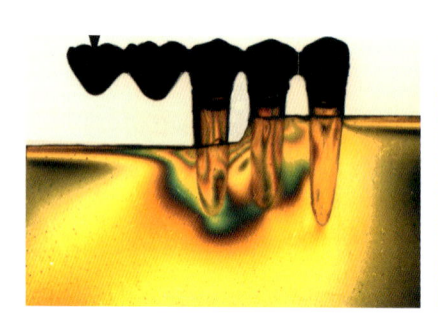

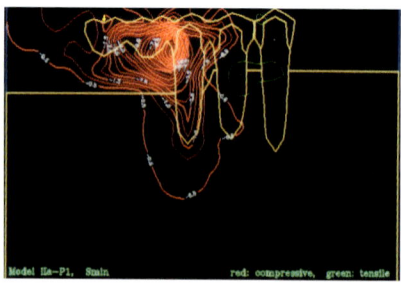

61a | *61b*

図 I-61a, b カンチレバーブリッジの末端支台歯の歯周支持が1/3に減少し，咬合力が第二大臼歯の中心窩にかかっているときの応力分布の状況．*a*：光弾性応力分析．*b*：有限要素分析による．

の他支台歯の応力も増加する［**図 I-61, 62**］．

このとき，支台歯を増やすことで，応力を分散すればどうなるであろうか．**図 I-63** をみると，末端支台歯歯根尖の圧縮応力は15％下がり，末端前支台歯の圧縮応力も少し下がる．このような状況について，臨床上応力を改善する方法は，ほかに，よりリジッドな材料を採用する，あるいは末端支台歯の

マージン（finish line）を辺縁歯肉まで伸ばすことなどがあげられるが，改善にはかなり限界がある．

2 関連する経過観察

生物力学的な研究は，前述したとおりであるが，臨床上使用後における追跡調査の結果はどうであろ

7. カンチレバーブリッジ(cantilever bridge)の成立条件

図I-62a, b カンチレバーブリッジの末端支台歯の歯周支持が2/3に減少し，咬合力が第二大臼歯の中心窩にかかっているときの応力分布の状況．末端支台歯の応力が大幅に増加するだけでなく，前方の支台歯への負担も大きく増加していることがわかる．*a*：光弾性応力分析．*b*：有限要素分析による．

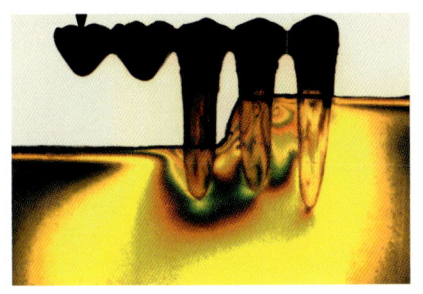

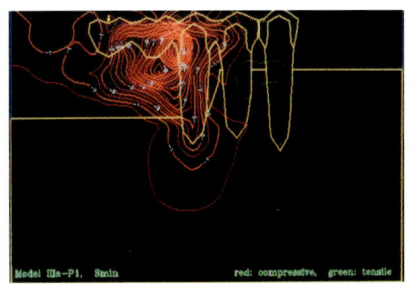

図I-63 カンチレバーブリッジの末端支台歯の歯周支持が2/3に減少し，支台歯を1本増加してカンチレバーブリッジを製作したときの，応力分布の改善状況（*図I-62b*と比較）．

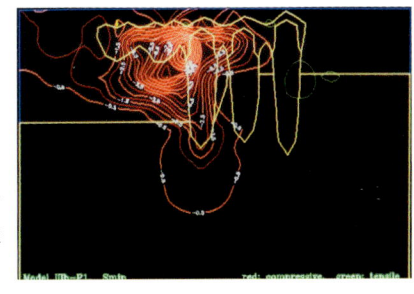

うか．

　カンチレバーブリッジの追跡結果，ならびに多くの補綴装置による報告も皆同じで，設定された条件あるいは観察項目に共通する基準があるわけでもなく，これらを生存率(survival rate)や失敗率(failure rate)により比較評価することは困難である．失敗率の評価の中でも，生理的失敗(biologic failure)あるいは技術的失敗(technique failure)はもちろん失敗例であるが，すべての補綴装置を除去し，新たに作り直してやっと失敗とみなされる場合もある．このほかにも，再診や，支台歯とブリッジの数値などを重視する場合もある．

　文献上の資料を簡単に整理したものが*表I-1*である．これらの追跡結果から，口腔内での複雑な要素や影響は，生物力学の影響を超えていることがわかる．そのため，大多数の報告書には，カンチレバーブリッジと従来型の一般的なブリッジに違いがあるわけでなく，少数の報告書にだけ微妙な違いが示されている．とくに，北欧での研究報告中，Nyman(1979)，Laurell(1991)など，一連の臨床観察において，歯周組織においてすでに損傷がある支台歯にカンチレバーブリッジ（中にはブリッジが一つ以上のものもある）を製作し，長期にわたって追跡した結果，やはり生存率はかなり高かった．これは，口腔衛生環境および健康な歯周組織，厳密な定期検診(periodic recall)，クロスアーチスタビリゼーションかつ強固(rigid)な設計，精確な設計プロセス，および咬合調整などがあってこそ，効果がある．

　このほかに，これらの追跡報告から，カンチレバーブリッジの失敗は，根管治療後の失活歯を支台歯にすることと関係があることがわかる．すなわち，カンチレバーブリッジの支台歯は，この点を慎重に注意して選択しなければならない．

3 カンチレバーブリッジにおける注意事項

　一般的にカンチレバーブリッジの支台歯には，良好な歯周支持と，健康な歯周組織が必須である．歯根が丈夫で，根管治療後の失活歯はなるべく避け，歯根の中のポストとコア(post & core)の補強が完全に整っていて，残存歯質(residual tooth substance)が完全にそろっているものが望ましい．有

45

表I-1 カンチレバーブリッジの寿命における追跡報告

Study	Sample p'ts	FPDs	units	Age (mean) year	Periodical follow y/m/w	Follow-up (mean) year	Success (%)	Failure (%)	Survival (%)	FPDs ns/s	Remark*
Nyman (1979)		39		23〜72 (48.7)	yes, 3〜6m	5〜8 (6.2)		33.3			APS; cross-arch p/a = 1/2.3 (1〜7)
Randow (1986)		93	429			6〜7		16.1		s between	single pontic double pontics
		83	475	(51.8)				33.7			
Hochma (1987)	27	29		30〜36	partial (67%)	10				ns	
Sturb (1989)		61		17〜82 (45)	yes	5〜8 (5.9)		36		ns	endo
Budtz-Jørgensen (1990)	27	41		61〜83 (69.7)	yes, 6m	5		19			cross-arch/long-span
Laurell (1991)	34	36			yes	5〜12	91.7				APS; cross-arch
Decock (1996)	100	137			yes, 6m	2〜18 (7)		30		ns	endo
Hämmerle (2000)	92	115	239	29〜84 (56.5)	yes	5〜16		20			
DeBacker (2007)		137			yes, 6m	16〜20			73.5(16y) 52.3(18y)	ns	endo

*APS: advanced periodontal support
*p/a = pontics/abutments ratio
*endo: endodontically treated abutment

利な歯冠と歯根比率，歯冠に適した高さおよび良好な口腔内環境であることが望ましい．

製作時の咬合調整にも注意が必要で，咬合障害（occlusal interference）になってはいけない．側方力成分の発生も避けるべきである．強固な材料および設計を選び，連結体の強度を強める必要がある．ブリッジの橋体は長すぎてはならず，咬合面も縮小するべきである．支台歯形成の平行性，およびブリッジの回転を食い止める抵抗形態を把握する必要がある．

さらに重要なのは，術前の口腔衛生教育および術後の厳密な定期検診を徹底的に執行することである．

このほかに，咬合力が弱い患者においては当然効果的であるが，逆に，咬合力が強い患者には不適応である．

以上が，一般的なカンチレバーブリッジの支台歯に関する必須の注意事項である．

高齢者で遊離端欠損状態を有し，咬合支持をある程度回復させる必要がある場合，このときの咬合力はそれほどでもなく，上記に述べた注意事項を把握していれば，カンチレバーブリッジによる修復は可能であろう．また，比較的長期にわたる遊離端欠損状態の場合は，コーヌスクローネ義歯の使用を考慮して修復する（174ページのV章症例8を参照）．

II章

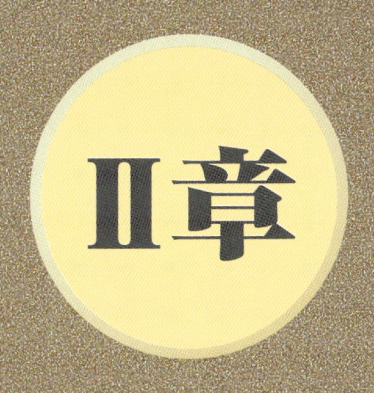

患者が来院したら

1．口の中を診る前に （五十嵐順正）———— 49
　1 患者が来院したら　49
　2 主訴の確定　49
　3 旧義歯の評価からわかること　50
　4 「おまかせします」は困ります　51
2．患者との人間関係の確立，処置・治療内容についての情報提供 （五十嵐順正）———— 51
3．治療計画の提示 （五十嵐順正）———— 52
　1 治療の目標　52
　2 治療に要する時間　53
　3 治療経費　53
　4 治療後の定期来院・保守点検　54
4．治療計画の具体的提示 （五十嵐順正）———— 55

II章 患者が来院したら

1 口の中を診る前に

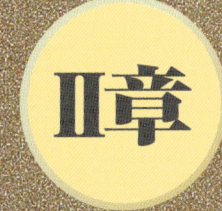

1 患者が来院したら

患者とは，できれば相談室でユニット治療椅子の上以外で隣合って，対等の条件下でまず話を聴くのがよい．概して，患者はユニットの椅子に掛けると，言いたいことの半分も言えないという人が多いものである．これを避けるにはやはり患者と隣接した状態で十分に話を聴く．われわれの診療室にはあらゆる階層の，いろいろな価値観をもった患者がそれなりの訴えをもって来院するのである．対話の中から患者の問題点を徐々に明らかにしていく．やむを得ず治療椅子に座らせた状態で対話をしなければならないときは，少なくともマスクははずし，帽子もとる．術者の穏やかな態度は必要であるが，むやみに笑ったりするのはかえって軽くみられ，患者の心証によくない．話し方はゆっくり，相手の立場に応じた話し方が要求される．

しばしばみられる誤りは老人に対するそれである．高齢の人に対しては人生の先輩に対する心づもりで，決して「おじいちゃん，おばあちゃん」などと言ってはいけない．正しく姓名を呼ばねばならないし，子どもに話すような喋り方ではいけない．なぜこのようなことを言うかというと，あるとき，高齢者向けのラジオ放送で，病院での職員の口のきき方に対する苦情を述べたものを耳にしたこと，そして自分の身の回りの職員にもそれがみられ，患者から苦情を聞いたことなどによるからである．要するに，大人どうしとして対話すればよいのである．さらに言えば，術者自身が高齢者でないかぎりは，あまりなれなれしい物言いは避けたほうがよい［図II-1］．

2 主訴の確定

患者の問題を引き出す．患者はさまざまな問題をかかえて来院してきたはずである．自分の歯，口腔，咀嚼器官に対する問題点，不満点をすべて述べてもらう．欠損が進行し，はじめて義歯を装着しなければならなくなった人と，すでに義歯経験のある人とでは，術者の対応も異なってくる．はじめて義歯を装着しなければならない患者の場合には，義歯に対する嫌悪感，不安を取り除き，術者も精いっぱいや

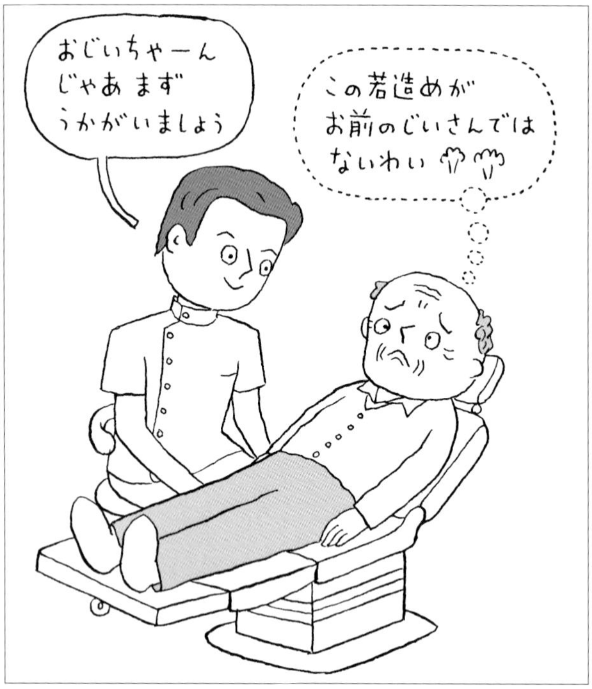

II章 患者が来院したら

図 II-1 高齢者に対し，慣れ親しむつもりで「おじいちゃん・おばあちゃん」と呼んだところ，当人は口には出さないが，不快に感じていたことがある．姓を正しく呼ぶ．

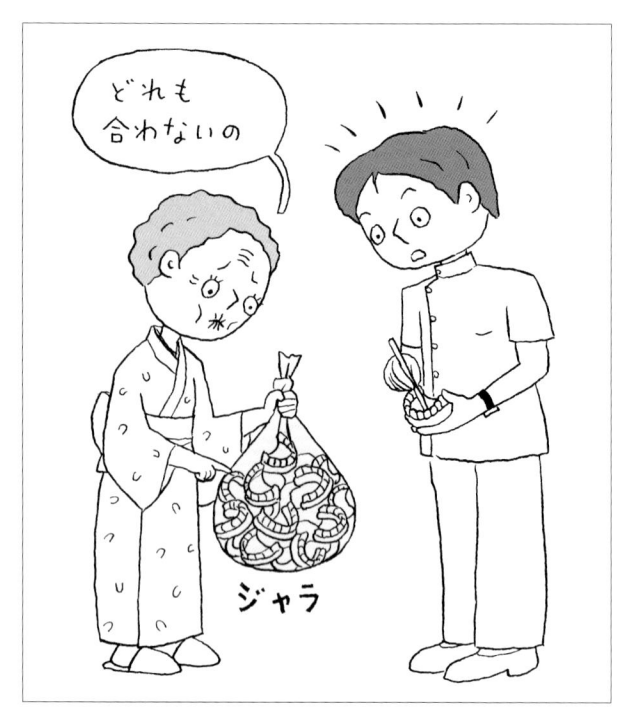

図 II-2 たくさんの入れ歯，どれも合わなかった．合わない理由を新義歯の設計に反映させる．

るのだという姿勢をみせなければならない．

また，自院にて欠損が生じ，有床義歯で補綴することになった場合は，抜歯前からの暫間補綴装置をはじめとする前処置の内容に格段の配慮をしていく．つまり，抜歯はどうしてもやむを得なかったのだということを患者に十分わかってもらい，有床義歯補綴に入る．このあたりをよく理解してもらわないと，患者は「歯を抜かれた」という表現をしがちである．今どき歯をそんなに簡単に抜歯するわけはなく，やむを得ず抜歯が行われるのが常識であるのだが，「歯を抜かれた」という言い方をする患者はけっこう多い．

また，患者がどのような生活状態にいるのかを聞き出すことも重要である．これは患者がストレスの高い日常生活を送っているのか，平穏な日々を送っているのかの鑑別を行うことである．ストレスの高い人では，歯の欠損が関係する顎機能障害発症のリスクファクターは高いと考えるべきであるし，ストレスが低い人はリスクファクターは低い．

3 旧義歯の評価からわかること

多くの患者は過去の義歯を持っている．それが満足のいくものであっても，いかないものであっても，何らかの要求で，新義歯を希望するわけである．だから，旧義歯がどのような状態であるのか，患者サイドからの評価もまじえて新義歯の設計の参考とするとよい．患者の中にはしばしば多数の義歯を持っていて，そのどれにも満足しない者がいる．中には1ダースくらいの義歯を持つ者もいる．このような人の場合，本人の適応性にも問題はあるにはあるが，やはり，患者に受け入れられない義歯の問題点が何かあるはずである［図 II-2］．

いってみれば，患者の歯の欠損史をこのような入れ歯の数々は物語っているのである．患者の歯科治療に対する考え方，経験，不満，希望，言いたいことは全部言ってもらうようにする．旧義歯を評価する際，注意しなければならないのは，その評価を口に出し，患者に聞かれないようにすることである．「前医」は少なくとも「善意」でその義歯を設計し，製作したはずであり，数年も経ぬうちにトラブルが

出てくるように意図しては作っていないのである.

本来,トラブルが生じてくれば,義歯を装着してもらった歯科医院に出掛け,メインテナンスしてもらえばよいのであるが,多くの患者が他歯科医院へと出向く.そこには「どうせ,面倒はみてくれないだろう」とか,「歯医者なんてやらずぶったくりなんだから」といった患者のあきらめとも,歯科医師,歯科医療に対するさげすみともいえる心理がはたらいているに相違ない.

多くの臨床医は,医師自身が若いころから患者とともに長年人間関係を保ち,お互いに老いていくものである.中には先のような事例もあり,今でも時どきそんな歯科医師のことを耳にするが,これはわれわれ歯科医師という職業からはぜひとも排除したいことである.そのためには自分の治療に自信をもてるように修練すること,自分の行った処置については責任をもって対処すること,患者という一人の人間を相手にしているのであって,たんに義歯を入れる相手とみてはならないことなど,いわずもがなの事柄もしっかりと実践することが大事であろう.

4 「おまかせします」は困ります

しばしば,患者の中にはものわかりのよいような雰囲気で,「もう先生にすべておまかせいたします」という人がいる.たしかに「おまかせいただいて」治療方針を実行していくこともあるのだが,この場合,意外と「おまかせ」していない患者の気分というものがあることを忘れてはいけない.とくに,先にも述べた,外観の回復に関係した問題では,患者自身に十分治療に参加してもらい,その人の審美観を確実に反映した補綴装置を装着するように心がけなければいけない.これには,補綴装置の前歯部,臼歯部試適時に,患者に手鏡を持たせ確認をさせるのがいちばんであるが,とくに中年の女性のような場合には,他人の視点を非常に気にかけるので,試適時にあまりにも問題がありそうな患者では,その患者のごく親しい人物にもチェアサイドにきてもらい,意見を聴きながら試適を行うのも一案である.

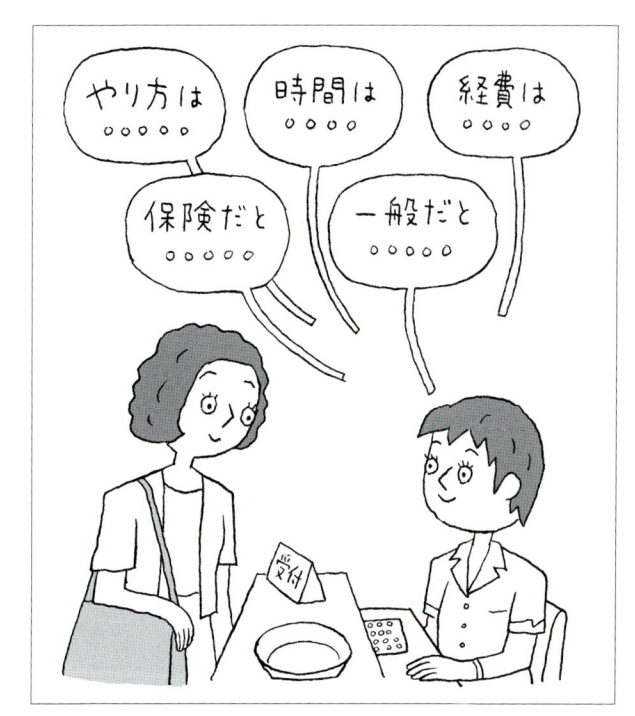

図 II-3 治療内容の説明──やり方,時間,経費,保険か,一般か,じっくり説明する.決して「おまかせします」にしてはいけない.

それから,「おまかせします」でもう一つ困るのがもっと本質的なことで,治療費の問題である.補綴治療が保険の範囲内であればよいのだが,多くの場合,私費治療が入ってくることがあり,この点を明確にして保険ではこの程度,私費ではこの程度と説明を行い,患者に選んでもらってから実際の治療行為に入らなければならない.もちろん,保険と私費の区別は明確にし,絶対に混用してはならない.「おまかせ」されてどんどんやっていき,最後の段階で「おまかせ」できなくなる事例は非常に多くみられる.結局,患者に治療の情報を十分に伝え,評価してくれた人には,「おまかせ」されたとみてよいのであろう[*図 II-3*].

2 患者との人間関係の確立,処置・治療内容についての情報提供

臨床医の仕事の半分は患者との会話である.とく

に治療行為に入る前の対話，十分な話し合い・談話が大事である．検査から得られた患者の症状について，術者の見解をやさしい言葉で説明する．以前に装着されていた義歯の評価については，決して否定的なことを言ってはならない．患者は必ずその旨をどこかでしゃべるであろうし，前医が近在の人のような場合はそれが発端となり，気まずい関係になったりする可能性もある．

患者にこそケースプレゼンテーションが必要である．患者提示用症例集は，担当医自身の症例でまとめるのが理想であるが，経験のない臨床医，または経験はあっても臨床例の集積のない臨床医は，適当な症例集の記載された，できるだけビジュアルなものを選び，活用する．例としては，金子一芳著『私の臨床ファイル2：パーシャルデンチャーの100症例』（医歯薬出版，1987）などが適当である．この症例集は写真も多く，患者への説明用としては他に得難いものである．たとえば，「あなたの状態はこのページのこの症例に非常に似通っています」から始まって，のちに述べる治療期間，前処置の程度，保険で行うか，私費で行うか，またはどこまでは保険でカバーできるかなどを説明するとよい．とにかく，やさしく説明して理解を得るようにしなければならない．

3 治療計画の提示

治療効果の説明，治療の目標とこれに至る過程を，治療回数，1回あたりの時間，治療に要する経費，動的な治療後の保守点検（定期来院）について説明し，納得を得る．

1 治療の目標

一般的な内科系疾患，外科系疾患とは異なり，歯科の疾患のうちとくに欠損補綴処置は，健康保険で一律に給付される範囲の治療法で完璧な治療効果が期待できるかというと，「それは困難な場合がある」，または「非常に範囲が狭い」と答えざるを得ない．これは健康保険の成立した時期からの歴史的な流れがあるわけであるが，とにかく，現状で国民が選択している保険システムでは，すべての欠損補綴において完璧な対応は困難といえる．医療を提供する側の歯科医師の技量，知識にもよるが，患者が自分の口腔の欠損状態に対し，どのような程度の回復を望んでいるのかをまず明らかとする．

これには患者に対する情報提供が重要である．術者が仮におざなりの方針しかもっておらず，とにかく歯の抜けたところを埋めればよい，と思っているのか，歯の欠損によって咀嚼系，顎口腔系にいかなる障害が生じてくるかを認識しているのか，というようなことによって患者に対する情報の出し方も全く異なってくる．われわれの職業は，ただ多くの患者をこなし，そこそこの収入を得ていけばいいものでは決してない．専門的な立場から，患者という個人に対し，歯の欠損が患者の健康保持にどのような害をなすのかを，やさしく，ていねいに説明できなくてはならない．

臨床医は，ここで患者の検査から得られた現症を一般的な歯の欠損後の崩壊過程と見比べ，「あなたの口腔は，現在この程度の危ういところまできていますよ」と，まず説明する．ついで，この現症を欠損補綴処置によって回復するにはこれこれの筋道があり，どの程度までの回復を患者が望むかを知り，回復の到達状態を示す必要がある．先に述べた欠損補綴医療の特殊性とは，たとえ同一の症状，同一の疾患であっても到達目標が異なり，多くの場合，社会経済的な要因で決まるのである．患者がもっている価値観，自分の体に対する医療意識，平たくいえば，「義歯の治療に多くを期待していないのか，完璧さを期待しているのか」にもよる．この段階での患者との話し合いは，「患者の価値観を探る」ことにあるといっても過言ではない．

パーシャルデンチャーを上手に入れて患者の口腔内で完全に機能させるには，十分な治療計画と前処置とが不可欠である．古典的な教科書にはパーシャ

3. 治療計画の提示

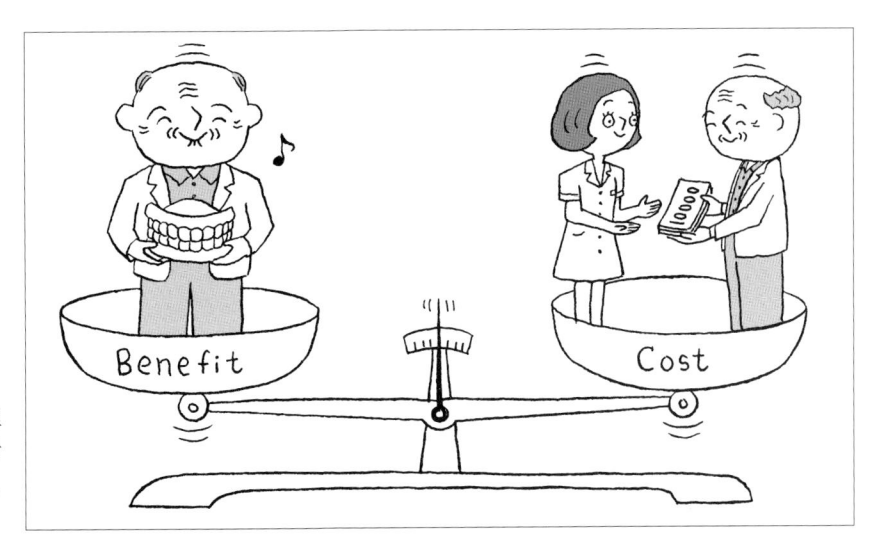

図II-4 患者の時間的，経済的，心理的な負担（cost）と，義歯の快適性，耐久性，効果（benefit）が釣り合うか．後者が優位であれば患者は満足する．

ルデンチャーの特徴として「残存歯を全く，あるいはほとんど削らなくともよい」ことがあげられてはいる．たしかに，過去においてはこのような考え方，現実もあっただろう．しかし，それは臨床医と患者の妥協の産物以外の何物でもない．現在のパーシャルデンチャーでは必要なときには積極的に前処置を実行するわけで，これについてもその必要性と所要日数を知らせておかねばならない．もし義歯による機能回復にあまり期待していない患者であっても，回復の到達目標を示し，ついでにこれにかかわる治療日数，経費，補綴治療の継続性（メインテナンスの問題）などについて説明し，その患者なりの合意を得るようにする．この際，患者によっては「馬耳東風」のような人もいるであろうが，それでもわれわれは情報を提供し，考えられる最大限の治療効果について説明する姿勢が必要である．

2 治療に要する時間

　欠損補綴単独であっても多くの治療時間を要するものであるが，これにいろいろな前処置が加わってくると，半年がかり，1年がかりという症例も珍しいものではない．ここでは患者の主訴と，治療の順番の関係を示し，とくに治療義歯の効用を力説し，常に「歯なし」のことはないのだという安心感を与える．治療用義歯をはじめに製作し，その後に，個々の支台歯，欠損部顎堤の処置，咬合接触の是正を図るのがよい．1回あたりの治療時間は，処置内容，術者の技量，症例の難易度などによってさまざまであるが，およそ1時間を超過しないように心がける．できれば切りのよいところでまとめ，30分単位の治療内容を組み合わせ，患者に長時間の開口，苦痛を強いないことが望ましい．

3 治療経費

　治療経費は補綴治療に常に付随する問題である．医科の疾病のように，ほとんどすべての疾患が保険給付の対象となっているのではなく，義歯による処置のある部分は，一般診療，私費治療と呼ばれる患者と歯科医師の合意に基づく契約により，任意に治療費を設定するのである．

　長年の臨床経験によれば，残念ながら現今の健康保険システムによる義歯では，十分な治療効果を期待できない場合がある．それはとくに部分欠損症の患者の場合が多く，患者の要求するさまざまな治療効果を満たすには，一般診療，私費治療の「治療効果と治療費」の関係について，明確かつ患者に納得のいく説明ができなくてはいけない．つまり欠損補綴処置の対価とさらに経年的な経済効果，「耐久性」と「費用」（cost-benefit）について根拠のある明確な説明が要求されるわけである［**図II-4**］．

十分な経験のある歯科医師で，少し心がけた人であれば誰でも，自分の患者たちの症例データをもっている．これらの記録，とくにスライド写真などを使って症例説明用に有効に使うことができる．経験のない臨床医または経験はあっても臨床例の集積のない臨床医は，適当な症例集の記載されたビジュアルなものを選び，これにあてるとよい．

患者に治療計画の選択肢の提示を行うには，この時点までに現症を確定し，より的確に欠損補綴を行うにはどのような前処置が必要であり，確定（終末）処置としてどのようなものが考えられるかを提示する．ここで治療法の選択肢をわかりやすく説明する．たとえば，Aの方法であればここまでは保険の範囲で十分であり，そこから先は私費での負担のほうが審美的にも，装着感も，経年的なもちもよいとか，Bの方法であれば全く保険の給付はないが，先の評価項目はほぼ完全に満たされるといった具合に行う．要はいかにわかりやすく説明するかなのである．

以上のことを歯科医師が自信をもって説明できるためには，健康保険による欠損補綴処置，その適用と限界について十分に知っていなければならない．ということは治療技術，これを支える知識が，ここでもまた必要であるということにほかならない．

こうしているうちに，多くの患者がその「Need」を「Want」に変えるようになるが，患者が何をどこまでどの程度の経済的負担のもとに望んでいるのかを明らかにすることが大切である．

こうした見方は，いかにも患者を一般診療に誘導しているかのようにみられるかもしれないが，欠損補綴の実情を少しでも知れば，大方の場合，この見方は正当化できる．

しかし，世の中は自分の体と健康に投資できる患者ばかりではない．その場合は，上記の説明は患者の反応をみながら，健康保険の中で最善をつくす治療方針とする．私費の患者でも，保険の患者でも欠損補綴の一般常識を守り，処置を進めていくことは論を待たない．場合によっては，「猫に小判」となることもあるだろうが，患者の価値観と，欠損補綴の経費との兼ね合いを，以上のようにすり合わせるのである．

さて，一般診療の場合，具体的に治療費をどのように算定するかは個々の医院により異なるし，歯科医師の経験，技量によっても実際には異なる．したがって，だいたいこの額が標準的な値であろうというところが，地域的に決まっているようである．もちろん一般診療であるから，患者と歯科医師の話し合いでこの値は天井知らずであるといわれればそれまでであるが，ものには常識ということがついて回ることを忘れてはならない．高額な治療費はより高度なメインテナンスの義務と責任を生じることもまた忘れてはならない．

近年，プロフェッショナルフリーダム（professional freedom）という言葉が歯科医師の中で声高に語られているが，われわれの職業は，ただたんに「自由」にやっていいのではなく，その前に「専門家」としての的確な判断，義務，そしてnoblesse oblige的な立場がなければならない．そうでなければ，ただの入れ歯屋になり下がってしまう．高額な補綴診療には，より入念な経過観察の義務と，トラブルに対する誠実な対応が付随するのである．つまり，これがもっとも試されるのは，義歯補綴が一応終了して経過観察が始まってからの歯科医師の対応ということになる．

4 治療後の定期来院・保守点検

義歯という異物を，歯科医師側が入念に，かつ心をこめて製作した場合，義歯構造上の欠陥はほとんどミニマムにすることができる．義歯は装着され，短期的な経過が良好となった時点において，その能力の最大限となる．しかし，義歯という構造物も経年的劣化をまぬがれず，蓄積疲労が生じ破損しやすくなるかもしれない．この点については，経時的な観察のつど，術者側でチェックする義務がある．また患者サイドとしては，教えられた義歯の取り扱いを守り，口腔清掃も術者の指示どおり行うことが望まれる．この術者側，患者側の義歯の管理についての約束を，できれば文書として明文化し，義歯治療

4. 治療計画の具体的提示

> あなたのお口の治療計画
>
> ○山○子　殿　　　　　　　　　　　　　　　　　　2008年2月13日
>
> 検査の結果，あなたは上下顎に歯の欠損があるだけではなく，左の顎の蝶番（顎関節）にも痛みがあり口が開けづらかったのは，長い間の歯の欠損によって変形がみられ，これが痛みの原因となったと思われます．そこで，治療計画として，次の順番で処置を行いたいと思います．
>
> 1. 痛い左側の顎の痛みを和らげるため義歯型のプレートを入れ，上顎の旧義歯との組み合わせで約1か月使用します．調整をしながら，顎の痛みと口の開け具合の経過をみます．同時に，歯と歯の抜けた後の顎の清掃の仕方をお教えします．
> 2. 顎の経過が良好となったら，上下顎の義歯を新調します．
> 3. 下顎の前歯部は古い金属冠をあらかじめ改修し，歯と同じような色・形の冠にし義歯を受け入れやすくします．
> 4. 下顎は普通の取り外し義歯で十分と思いますので，先の冠とともに保険の範囲で処理できます．
> 5. 上顎は臼歯部しか残っていないので，上下顎は義歯がないと噛んだときすれちがってしまいます．上顎は義歯を十分に安定させなければならないので，義歯の止め金（支台装置）を特別なものとします．これは保険給付の範囲でないので，別にお金がかかります．これについては十分ご相談したいと思います．
> 6. 以上の新義歯の製作には約2か月間かかり，その間，ほぼ週に1回来院してください．
>
> 長丁場になりますが，体の健康のためですので，根気よくお通いください．
>
> ○×歯科医院　　歯科医師　凸川凹男

図 II-5　治療計画書の一例——患者にわかる言葉で書く．

は「義歯を装着したらばおしまい」というのではないこと，義歯を装着してから患者自身による義歯の管理がはじまり，そこには術者と患者の役割分担と責任の所在がはっきりとあることを示す．「義歯をうまく活かすも殺すも」患者の自覚と協力が不可欠であることを示すべきである．

義歯装着時点で以上のような契約をし，メインテナンスに入る．義歯患者の定期来院，口腔と義歯の保守点検はおおむね次のようなインターバルで行う．トラブル含みの患者：年に4回．とくにトラブルのない患者：年に2回．定期来院時に行う保守点検の具体的内容については，第VI章に述べるが，要は義歯の機能状態と，これを補償する口腔内の負担組織の健康状態をチェックすることとなる．

4 治療計画の具体的提示

以上述べてきた治療計画について，その患者についての治療の目標，治療期間，単位治療時間，治療経費，治療後の保守・点検内容を，治療計画書として仕上げ，患者とともに目をとおし，患者に手渡す．徹底した場合には，契約書の体裁をとることになる．「あなたのお口の治療計画」とか，単に「治療計画書」という内容文書にして手渡すことが肝腎である［**図 II-5**］．

ここで，治療計画書の事例を示したい．

Ⅱ章 患者が来院したら

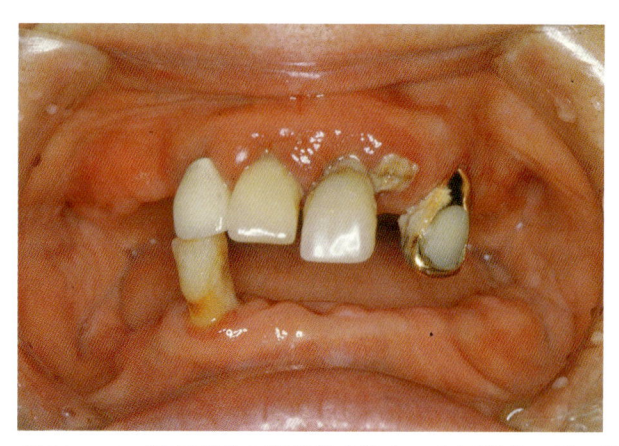

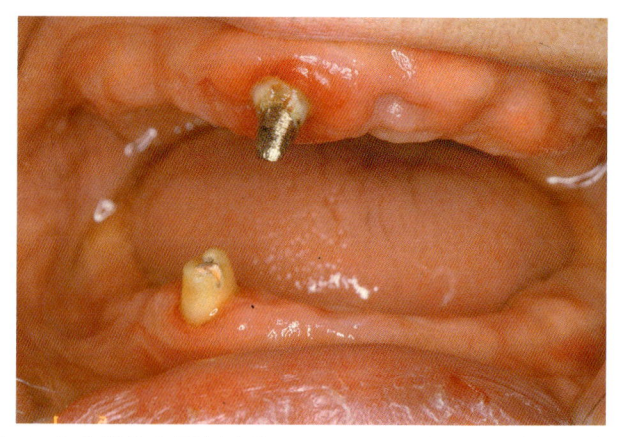

図Ⅱ-6a,b 保存不能の残存歯を抜去．上下顎各1歯のみ残存．これを単純な冠（内冠）でかぶせる．説明には症例写真を活用すると，理解が得られやすい．
6a｜6b

　患者は，初診時75歳の女性．主訴は，義歯の不調による左側臼歯部の咀嚼障害．保存不能の残存歯を抜去し，残存可能な 2｜3 を土台に単純な冠（内冠）をかぶせ，新たにダブルクラウン義歯を製作・装着する治療計画を立てた［**図Ⅱ-6**］．

①治療目標の説明
　困りごと「左奥歯で噛めない」に対しての治療であることを強調する．

例：検査の結果，残すことができない歯については抜歯しますが，残った土台となる歯と顎はともに十分活用でき，頑丈で動きの少ない義歯を格好よく入れることができます．また，義歯を安定させるため，口蓋の左右を結ぶ連結部が不可欠ですが，感覚的にもっとも支障がないように設定します．
　義歯は，外見にはほとんどわからないように作ります．

②治療に要する時間の説明
　新義歯の製作に要するおおよその時間と治療回数，各日の治療内容を説明する．

例：新義歯の製作には約2か月かかり，その間，ほぼ週に1回来院していただきます．また，各来院日の治療内容は，次のとおりです．

> 1日目：土台の歯を削る．仮歯を作る．予備的な型取り［**図Ⅱ-7**］．
> 2日目：土台の歯の正確な型取り．仮歯を入れる．
> 3日目：土台の冠を入れて［**図Ⅱ-8**］，歯のない顎の部分の正確な型取り．
> 4日目：義歯全体の咬み合わせ，高さの決定．
> 5日目：義歯の歯並びの試し装着．
> 6日目：義歯全体の構造の試し装着．
> 7日目：義歯の土台の冠装着，義歯部の装着［**図Ⅱ-9, 10**］．咬み合わせの調整．
> 8日目：第1回目経過観察．
> 9日目：第2回目経過観察．
> 　各回ともおよそ30分で終わります．

③治療経費の説明
　治療に要する費用については，保険か私費か，私費の場合なぜそうなるのか，算定根拠は何かなどを説明する．

例：口蓋の左右を結ぶ連結部に用いる特別な装置は保険給付の範囲ではないため，別にお金がかかります．治療経費は大学附属病院の規定料金で算定する

56

4. 治療計画の具体的提示

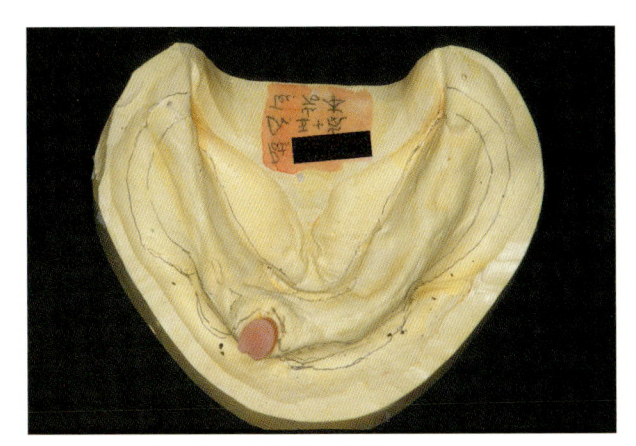

図II-7 土台の歯の型を採る準備.

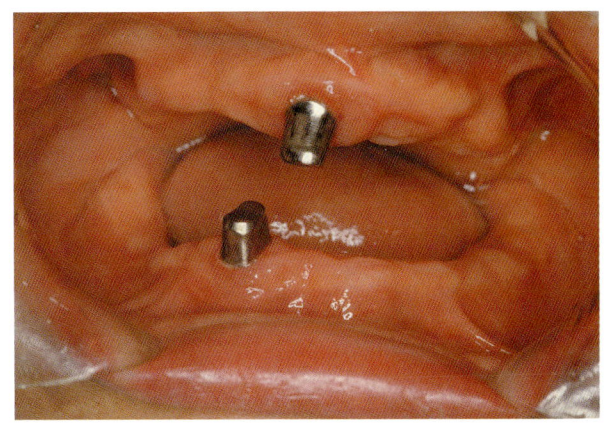

図II-8 口腔内の土台（支台歯）上内冠.

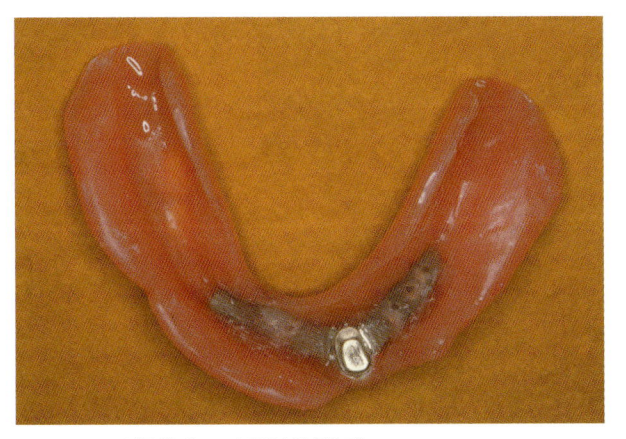

図II-9 下顎義歯の裏側（粘膜面）.

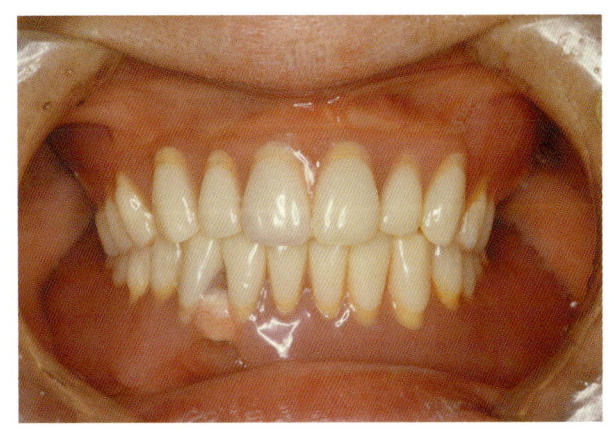

図II-10 上下義歯が装着されたところ.

と上・下それぞれが，次の金額（例示）となります．

> 土台となる冠の作成：18万円
> 義歯の金属構造：10万円
> 人工の歯（13本）：4,000円×13本＝5.2万円
> 以上合計：33.2万円＋消費税＝34.9万円

④**治療後の定期来院・保守点検の説明**

治療後に必要な対応についても，事前に説明する．

例：定期来院はほぼ半年に1回でよいと思います．もし，不調，痛い，調子が悪いといったことがあれば，いつでもご連絡のうえ，お越しください．

# Ⅲ章

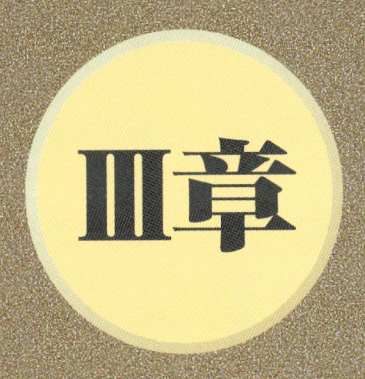

パーシャルデンチャーによる欠損補綴処置の基本的進め方

1. 治療方針の立案　（野首孝祠・五十嵐順正）——— 61
2. 欠損歯列の治療方針　（野首孝祠・五十嵐順正）——— 61
   1 失われた下顎位の回復　61
   2 咬合平面の回復　62
   3 歯列の乱れの回復　62
   4 歯の欠損の回復　63
3. 咬合支持の有無による症例の難易度　（野首孝祠・五十嵐順正）——— 64
4. 設計の具体化　（野首孝祠・五十嵐順正・長島　正）——— 65
   1 設計の三原則の実現　66
   2 パーシャルデンチャーの設計の一般的手順　79
   3 合理的な機能をもつクラスプを設計・製作する基本的手順　85
   4 特殊なクラスプシステム──回転軸を与えた Clasping System ──(Rotational path clasping system)　96
   5 設計の伝達　100
5. コーヌス・テレスコープ(Konus telescope)義歯装着　（李　惠娥・王　兆祥）——— 102
   1 コーヌスの支持理論──リジッドサポート　102
   2 コーヌス維持の基点　105
   3 コーヌス義歯の適応症および禁忌症　108
6. 欠損補綴のオプション　インプラント治療　（春日井昇平）——— 109
   1 検査，診断　110
   2 治療計画の立案と患者の承諾書　112
   3 インプラント埋入外科手術　113
   4 補綴治療　114
   5 最終補綴装置装着後のメインテナンス　117

III章

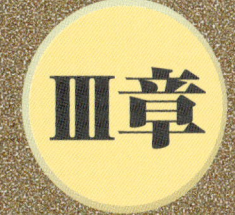

パーシャルデンチャーによる欠損補綴処置の基本的進め方

　欠損歯列を有する患者の現症と，その成り立ちが明らかになったら，どのような補綴装置で，どこまで，失われた形態と機能を回復するかを立案し，具体化する作業に入る．

1 治療方針の立案

　検査の進め方は，顎口腔系以外の一般的全身状態を含めて「マクロからミクロへ」という道筋が必要である．口腔領域については，先にみてきた「歯の欠損に伴う顎口腔系の諸変化」という藍（1981）がまとめた一次，二次，三次の障害の程度がより重度となっていくその崩壊過程で，対象とする患者がどの程度のところにいるのかを，いろいろな検査項目に従って見いだす．この崩壊過程は歯の喪失後の時間経過に従い，しだいに程度が悪化していくのが常である．適切なプロトコールに従い，口腔内・外の所見を記録し，この変化を図式にあてはめてみる［図Ⅰ-38参照］．

2 欠損歯列の治療方針

　藍の表に示す三次性の障害，すなわち顎機能障害を起こしている患者に対しては，対症療法を行い，完治後に補綴処置に移る．一般的な二次性障害の段階に病変が進行している患者に対しては，次の手順で，大きな障害からしだいに軽度な障害へと治療を行う．これは松元（1980）が提案した欠損歯列の処置方針の一部であり，パーシャルデンチャーの臨床からいえば，ちょうど図Ⅰ-38にいう顎口腔系の崩壊過程の逆コースをたどって治療方針が立案されていくのである［表Ⅲ-1］．

1 失われた下顎位の回復

　二次性障害のうち，病変の程度がもっとも進行しているものは，咬合位，つまり下顎位が変化したり失われている場合である．したがって，下顎位の回復をまず第一に図らなければならない．これには，下顎位のうち咬頭嵌合位における安定性を示す「支

61

III章　パーシャルデンチャーによる欠損補綴処置の基本的進め方

表III-1　欠損歯列の基本的な処置方針（松元, 1980）

1. 失われた顎位の回復
    ①嵌合位……支持域の回復（support）
    ②偏心位……運動要素の回復（guide）
    ③顔面高の回復……顔貌の回復（対社会的）
2. 咬合平面の回復
    機能的咬合平面の回復
3. 歯列の乱れの防止
    ①水平的な乱れの防止……歯列弓の完成
    ②上下的な乱れの防止……咬合接触の付与
4. 歯の欠損の回復
    ①骨の実質欠損の回復……義歯床
    ②咬合接触の回復……人工歯
    ③失われた歯根膜の mechanoception の代替
        ・残存歯による代替（periodontium）
        ・顎堤粘膜による代替（mucosa）

これはちょうど，図I-38 の経時的な顎口腔系の崩壊の過程を逆にさかのぼり，治療を進めていくものとなる．

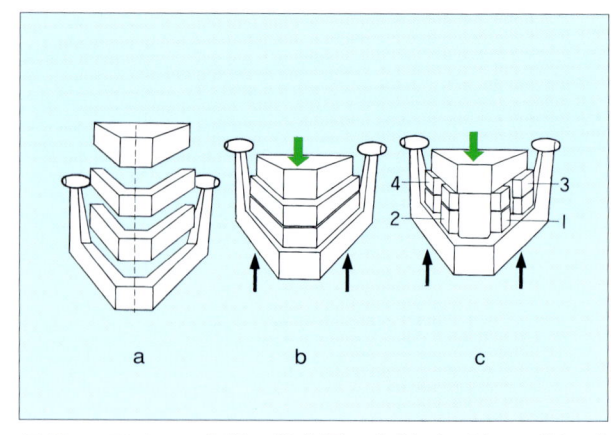

図III-1　Eichner 分類の概念図．上顎面に対し下顎の空間的位置を規定するのは歯列で咬合接触が営まれるからである（a, b）．咬合接触により下顎位が決定することを「咬合支持」と言い，その位置は小臼歯・大臼歯各群 4 部位で規定される（c）．

持域」の回復（Steinhardt, Eichner）を図ることが，まず重要である［図III-1］．またこれは，患者の顔面高の回復につながり，顔貌の回復も図られる．ついで，偏心咬合位における咬合接触を誘導する歯列を回復することを図る．支持域および偏心咬合位の接触を回復することは，とりも直さず修復処置，補綴処置によって人工歯列の正しい咬合接触を回復することにほかならず，ここでは正常天然歯列者における咬合様式が大いに参考となる［図I-28, 29参照］．

2 咬合平面の回復

咬合平面の乱れを是正するには，垂直的，水平的に乱れた咬合の診断を行う．これには，患者の上顎面と咬合の関係を明らかにするため，補綴学的平面（カンペル平面など）との比較，Broadrick の咬合平面診断法などが有効である．

これは，Monson 球面説（1920）に基づき，Wardsworth（1924）が提唱した補綴物の咬合平面を決定する方法の一つで，現在では咬合平面分析板（Broadrick）といわれる咬合器に付随した簡単な幾何学的分析によっている．なおこの際，咬合挙上を検討しなければならない症例が存在するが，これには念入りな技法（後述）で対処する必要がある．

咬合平面の修正にはクラウン・ブリッジとパーシャルデンチャーによる方法や，より効率的に行うには後述のテレスコープ義歯の応用が有効である［図III-2, 3］．

3 歯列の乱れの回復

歯列の乱れの回復は，欠損部に安定した人工歯列を設定することによって図られる［図III-4］．まず，水平的な乱れに対しては，人工歯列が残存歯補綴側隣接面から移動しないように安定を図る．より徹底させるには，この部位の支台歯にガイドプレーン，義歯側にガイドプレートを設定する．

ついで上下的な乱れに対しては，人工歯列による欠損部対合歯列との咬合接触を，残存歯部の咬合接触と時間的に同一になるように与えるとともに，この人工歯列が沈下，移動することのないように，残存歯，顎堤による確実な支持と把持を求める．さらに，人工歯列の咬合接触機能が永続するように，材質的な配慮も行う．

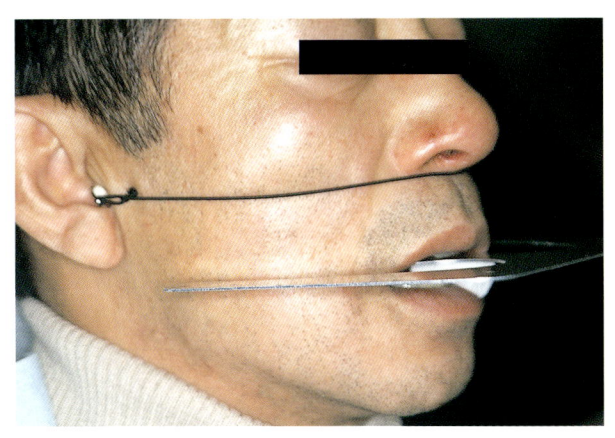

2. 欠損歯列の治療方針

図Ⅲ-2a 咬合平面の診断にはカンペル平面との平行性をまず検査する．

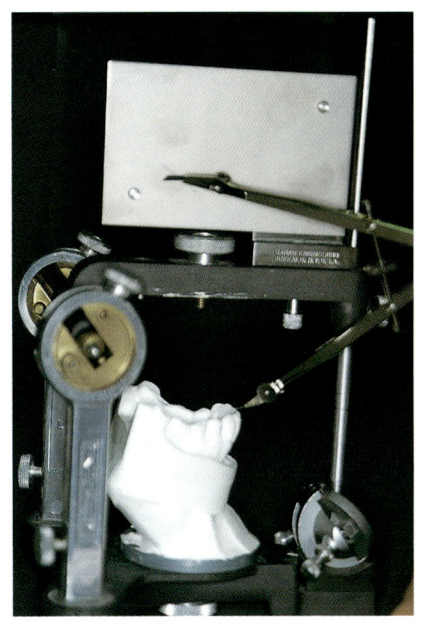

図Ⅲ-2b Hanau，Denar咬合器付属のBroadrickの咬合平面診断装置上で，半径約10cmの円弧を用いた．なお，最近日本製の装置も発表されている（松風）．

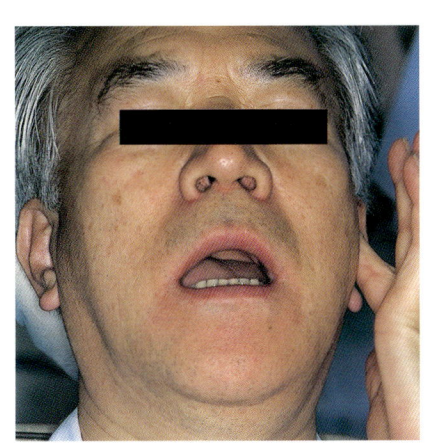

図Ⅲ-3a 咬合平面の設定が誤っていたために顎機能異常となった症例．開口障害，関節部の自発痛を主訴に来院した．

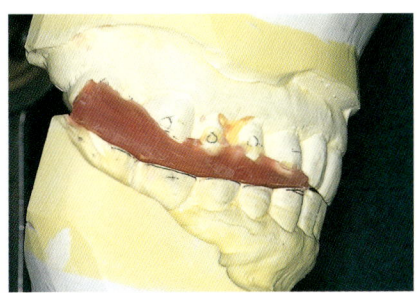

図Ⅲ-3b 咬合平面分析の結果，従来の咬合平面は誤りで，ワックスを添加し，より下方に本来の咬合平面が存在することがわかった．

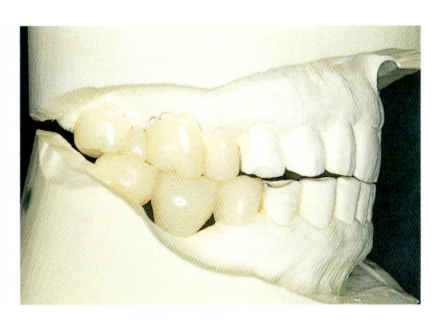

図Ⅲ-3c 分析に従い，テンポラリークラウンを調製した．

4 歯の欠損の回復

表Ⅲ-1にも示されているように，歯の欠損には三つの内容が含まれており，パーシャルデンチャーによってこれらを回復していくことになる．

1. 骨の実質欠損の回復：有床義歯の有床部によって骨の欠損を回復し形態を整えることで，たとえば前歯の1～2歯の欠損で，欠損歯数と支台歯の支持能

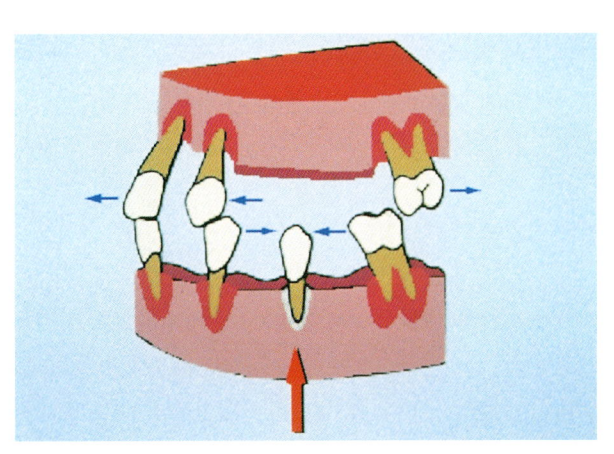

図Ⅲ-4 歯列の乱れは咬合力の作用によって残存歯の水平的な変位，移動，傾斜，回転となって現れる．

63

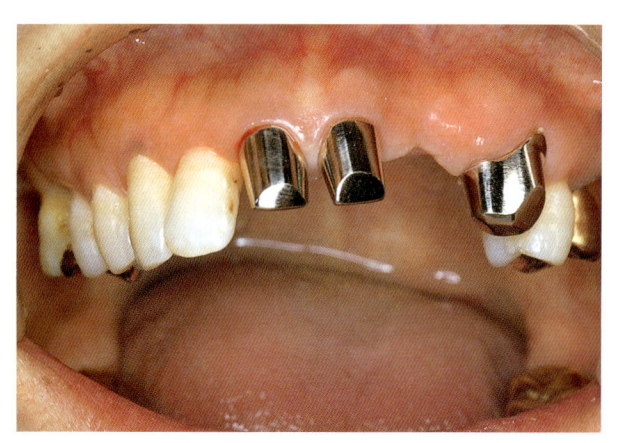

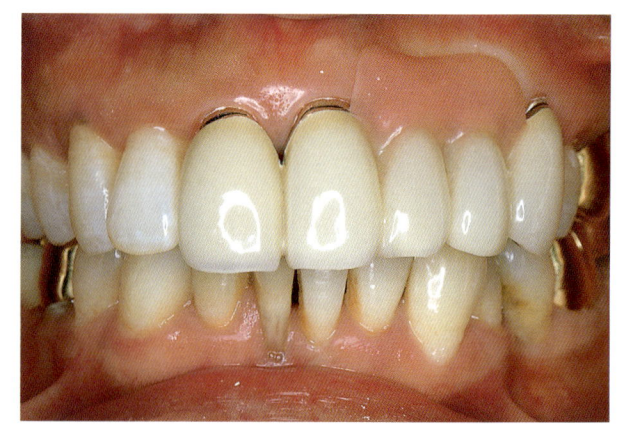

図Ⅲ-5a, b　少数歯欠損でもパーシャルデンチャーの適応となる場合がある．

力からみればブリッジの適応となりうる場合でも，パーシャルデンチャーの適応症となる例も少なくない[図Ⅲ-5]．

2．咬合接触の回復：残存歯と時間的にも同時で，力学的にも同じ接触強さの咬合接触の回復を人工歯列により図ることである．

3．失われた歯根膜の代替：歯根膜が失われたことによって消失する噛みしめ感覚，さらには開口反射のレセプターとしての歯根膜の消失を，補綴装置を装着することによって代償的に回復することであり，これには次の二つの代償機構が考えられる．

①残存歯の歯根膜による代替／支台歯となる残存歯には，可能なかぎり支持を期待すべきであり，種々のレストを設定しなければならない．これによって義歯の人工歯部へ加えられた咬合圧は，残存歯歯根膜へ確実に伝達され，圧覚が生じ，これによって代償活動が生じる．

②欠損部の顎堤粘膜による代替／顎堤粘膜中の自由神経終末などでは，有床部を介して人工歯部へ加わる咬合圧が感知される．

①と②の双方を比較してみると，残存歯歯根膜によるものは本来的に存在している機能でもあり，閾値も小さいことから，可能なかぎり残存歯に明確な連結，つまり支台装置，レストなどを求めることが望ましいと考えられる[図Ⅲ-6, 7]．

3　咬合支持の有無による症例の難易度

欠損型を，Elbrecht, Steinhardtにならい，咬合支持の有無によってまず2群に分ける．

1．咬合支持あり：中間欠損，遊離端欠損，複合欠損，多数歯欠損．

2．咬合支持なし：中間欠損，遊離端欠損，複合欠損，多数歯欠損．

上記のそれぞれに対し，藍(1981)の考えを参考に，症例の難易度をあてはめる．

①たんにいろいろな欠損が生じたにすぎない歯の喪失後のステージ．
②欠損歯を含む歯列の変化が生じたステージ．
③欠損歯を含む歯列，対合歯列を含む変化が生じたステージ．
④咬合接触に変化が現れ，歯列内の食片圧入，隣接面う蝕が生じたステージ．
⑤早期接触，咬合干渉が生じたステージ．
⑥咬合位の変化が生じたステージ．
⑦歯の欠損，咬合の欠陥によって咀嚼筋障害，顎機能異常の生じたステージ．

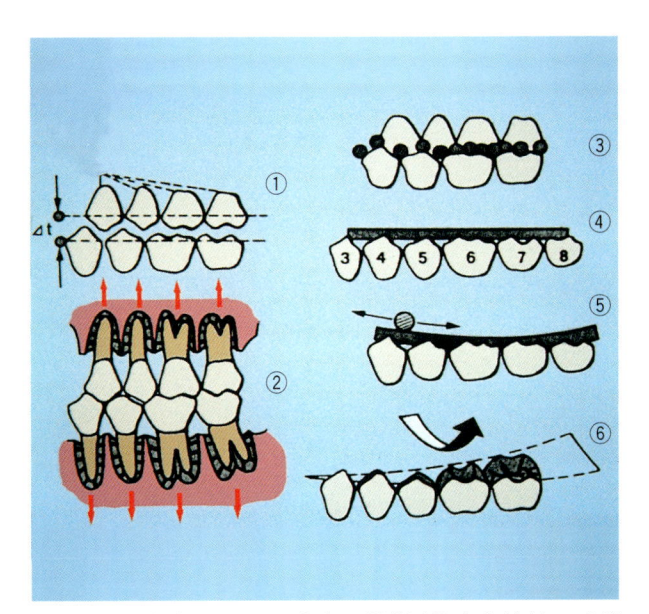

図Ⅲ-6 正常者における咬合の特徴（①咬合接触の時間的同時性，②各残存歯歯根膜への機能力の均等配分，③多点での咬合接触，④咬合平面の連続性，⑤滑走運動の円滑性，⑥咬合面の空間的連続性）.

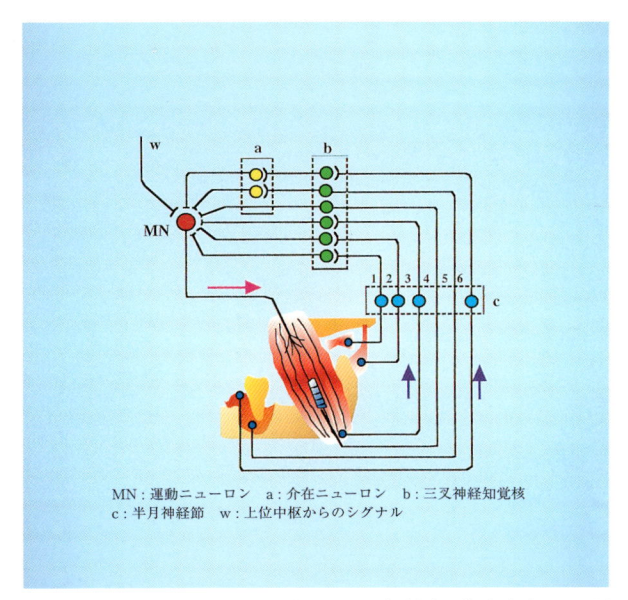

図Ⅲ-7 残存歯の歯根膜由来の上行性知覚路(5)は，顎堤粘膜由来のもの(6)や咀嚼筋中の筋紡錘(4)，関節円板(1)，関節包(2)，腱(3)などの受容器に比べ咬合接触に関して本来的な機能を有しているので，義歯は可及的に残存歯との連結を十分に行いたい．

4 設計の具体化

パーシャルデンチャーの設計を具体的に論じる前に，われわれの身近なところで一般に使われている設計（デザイン，青写真）について考えてみよう．

たとえば，高層ビル，地下街，マンション，一戸建て家屋，あるいは離れの増築や部屋の改築，タンスや本箱の家具類など，大小織り交ぜた構造だけでも無数の設計があり，宇宙ロケット，飛行機，電車，自動車，自転車，鉄道，橋，トンネル，高速道路，生活道路，地下道，高架橋などにも設計という言葉が用いられている．これらの構造物は，見た目では堅牢な構造を成しているが，高層ビルや橋の上では日常茶飯事よく揺れを感じるし，各種の交通機関の通過時，あるいは強風や地震などにおいても強烈な揺れを感じるが，耐震性が十分であれば壊れたりしない．それに加えて年々変化する気候や地盤沈下など，自然界のもつ諸々の外力に対する安全性を考慮に入れて設計が行われているはずである［*図Ⅲ-8*］．

言い換えると，ある構造を設計する場合，長持ちさせるための強度を高め，使用目的に合致し，かつ快適であり，それに加えて周囲の環境と調和し，すべての生き物との健全な共生を保ちつつ，形態のうえでも，機能のうえでも，さらに生態系としても自然環境のすべてにマッチさせなければならないという大きなテーマがある［*図Ⅲ-9*］．

パーシャルデンチャーの設計・製作においてもこれらと本質的に何ら変わるところはない．すなわち，全身および顎口腔系からの生体情報を，問診，視診，触診，エックス線検査，模型検査，機能検査などから求め，そのほか，治療を必要としている人からの生活情報を，いろいろな会話の中から収集し，パーシャルデンチャーの設計，製作に活用していくわけであり，形態的にも，機能的にも，また生物学的にも，口腔内環境や全身に対しても調和した装置でなければならない点では，全く同じ状況といえよう［*図Ⅲ-10*］．これまで生体からの種々の情報については触れているので，ここではそれをどのように活用するかについて述べることにする．

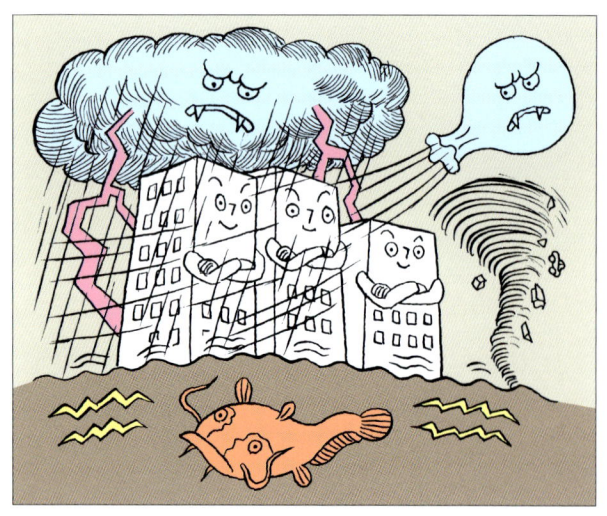

図Ⅲ-8 現代の建築；自然界のもつもろもろの外力に対して安全性が考慮された設計になっている．

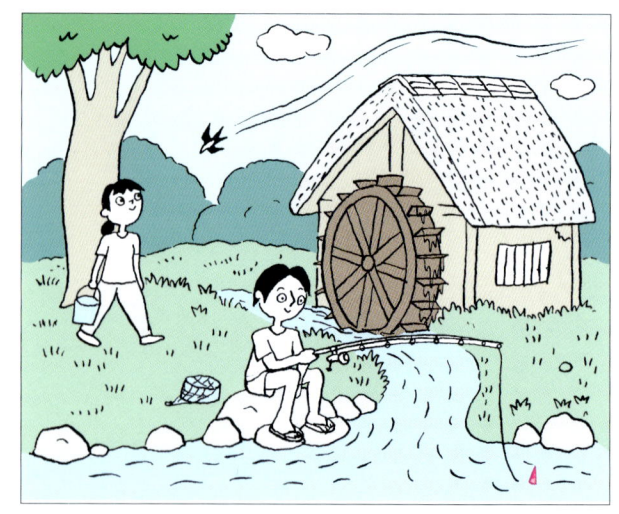

図Ⅲ-9 自然環境と調和した建築；形態や機能だけでなく自然環境にマッチさせている．

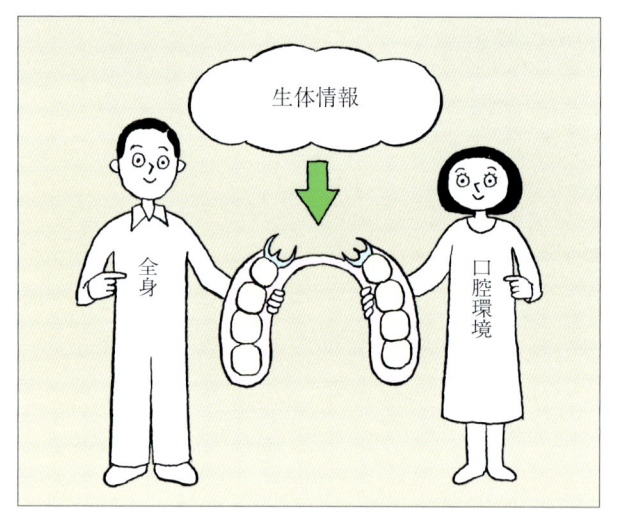

図Ⅲ-10 パーシャルデンチャーの設計・製作の指針；形態的，機能的，生物学的に調和した装置であることが望まれる．

1 設計の三原則の実現

Ⅰ章に示したパーシャルデンチャー設計の三原則が実現するように，治療計画に盛り込む．

1．義歯の動揺の最小化―義歯の安定を求めて

歯の欠損した歯列にパーシャルデンチャーが装着されたとすると，この義歯と口腔組織とがどのようにかかわり，力がどのように伝えられているのかを知る必要がある．

そこで，まず義歯の動きから分析してみると，図Ⅲ-11のようにTabetは6種類に分けている．すなわち，垂直移動，近遠心移動，頰舌移動の三つの移動(translation)と，垂直遠心回転(ピッチング：pitching)，頰舌回転(ローリング：rolling)，水平遠心回転(ヨーイング：yawing)の三つの回転(rotation)の計6種類の動きを提唱している．

実際の義歯におけるこれら6種類の動きは，「てこの原理」［図Ⅲ-12］が主役となり，また中心となっている「支点」の位置と，その支点から作用点や力点までの長さによって微妙に変化し，これら3種類の回転と移動がいろいろ組み合わされ，義歯はさまざまな方向へ動揺する．その結果として，支台歯や顎堤粘膜は垂直方向のみならず，水平方向，斜め方向，回転，捻転などあらゆる方向から力を受けることになる［図Ⅲ-13］．

一方，口腔組織においては，義歯に加わった咬合力や咀嚼力などの機能力を支台歯(歯根膜)と顎堤粘膜に分担させることになるが，これらは全く異なった組織であり，顎堤粘膜(約2.0 mm)のほうが歯根膜(約0.25 mm)より約10倍の被圧変位量をもっている［図Ⅲ-14］といわれている(RennerとBaucher, 1987)．そこで，この事実を考慮せずにパーシャルデンチャーを設計，製作したならば，粘膜の大きな可動性によって，前述したような6方向を含めたさ

4. 設計の具体化

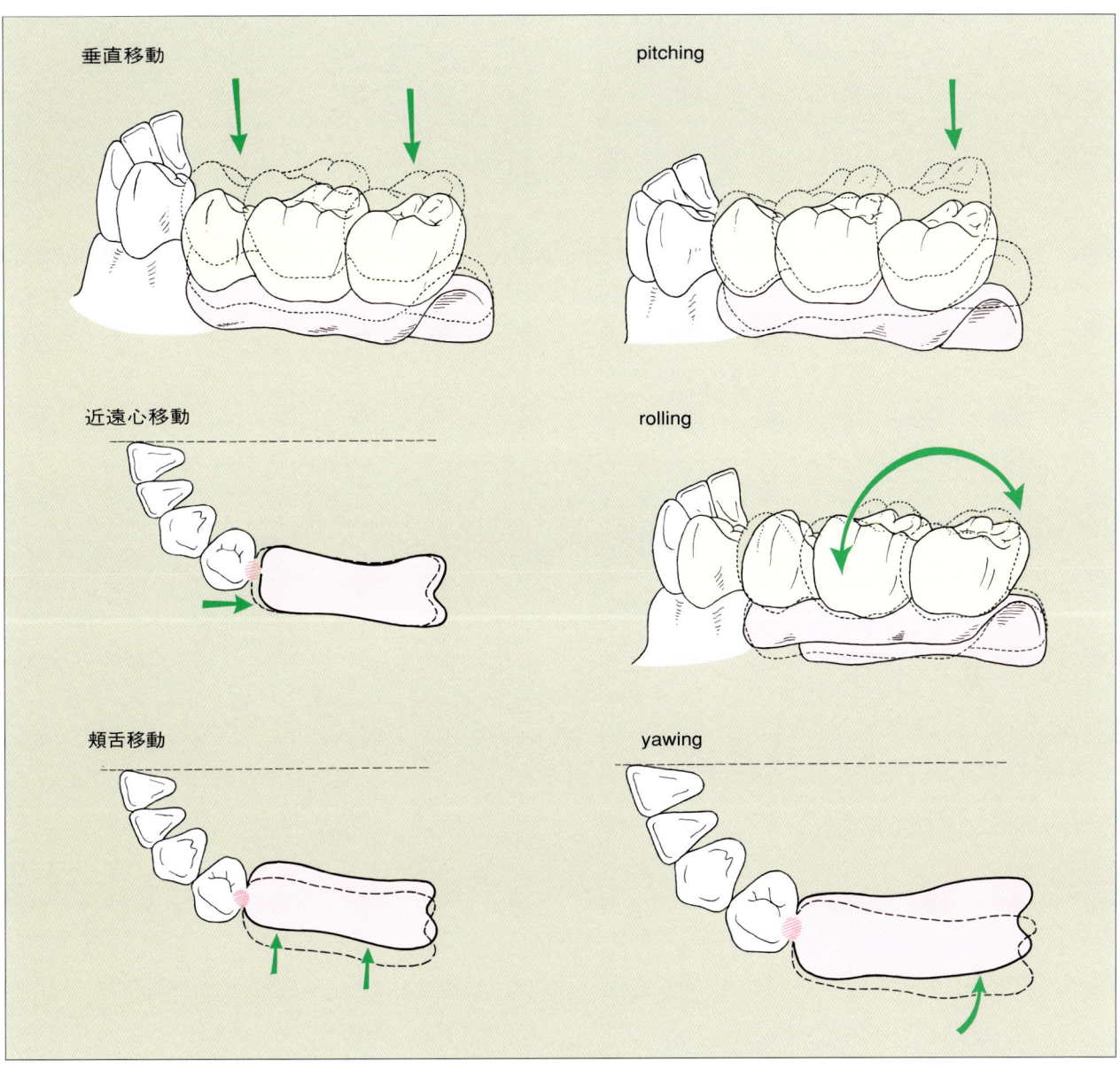

図Ⅲ-11 義歯の6種類の動き：垂直移動，近遠心移動，頬舌移動の三つの移動(translation)と，垂直遠心回転(pitching)，頬舌回転(rolling)，水平遠心回転(yawing)の三つの回転(rotation)がある．

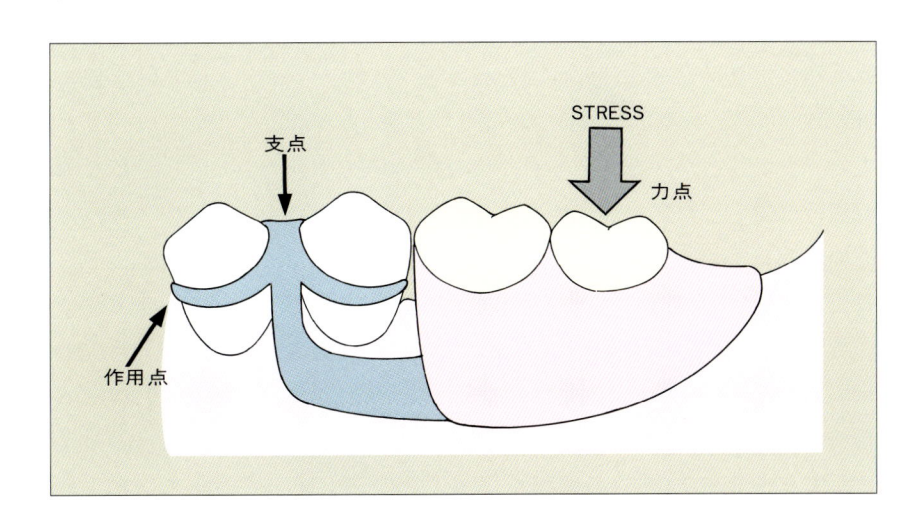

図Ⅲ-12 義歯におけるてこの原理．

III章　パーシャルデンチャーによる欠損補綴処置の基本的進め方

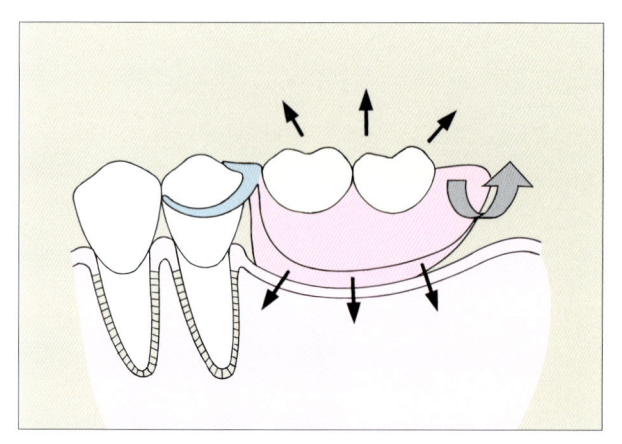

図III-13 義歯が受けるさまざまな力；義歯はさまざまな方向へ動揺し，支台歯と顎堤粘膜はあらゆる方向から力を受けることになる．

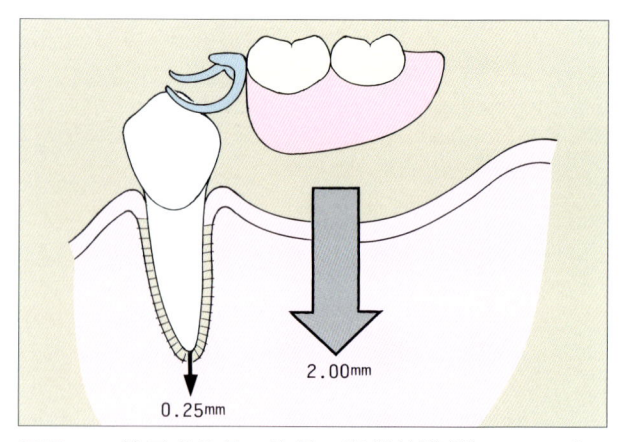

図III-14 被圧変位量の比較；顎堤粘膜（約2.0 mm）は歯根膜（0.25 mm）と比較して約10倍の被圧変位量をもつ．

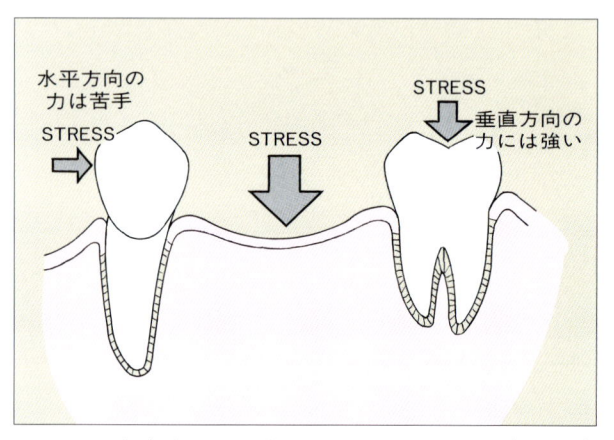

図III-15 支台歯と顎堤粘膜は，斜めや回転の力を極力受けないようにコントロールすることが大切である．

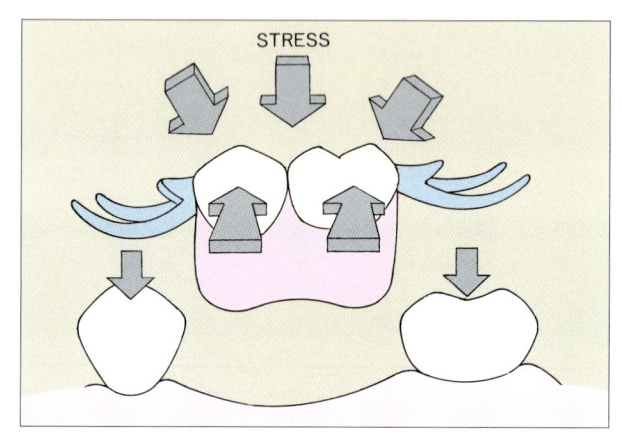

図III-16 設計を行う際には垂直圧と水平圧をコントロールする必要がある．

まざまな方向の義歯の動揺をきたし，その結果として支台歯に過大な負担が加わり，歯を傾斜させたり，回転させたり，さらには歯槽骨の吸収をきたしたりして，口腔内のさまざまな組織を破壊させ，形態的あるいは機能的な障害に陥ることになる．

一般に，歯（歯根膜）はその構造上，垂直力（歯軸方向）に対して十分抵抗するが，咬合圧の側方や回転成分に対しては逆に弱い性質をもっている．また，顎堤粘膜は義歯を介して伝わるいろいろな刺激に対して，その形が変化していく性質をもっているが，これらの組織に対して加わる圧力が生理的限界を越えると，粘膜の炎症，歯の動揺，骨吸収が起こり，慢性かつ重篤な病態に移行する．

したがって，口腔内の組織を保護し，長期にわたって十分に機能させるためには，支台歯や顎堤粘膜などが受ける傾斜力や回転力をコントロールすることがまず大切である．その力の方向は，支台歯や顎堤粘膜が十分抵抗できる方向，すなわち歯軸方向あるいは咬合平面に対して垂直方向を基本としてコントロールすることである［**図III-15**］．

しかし，水平方向の力にはあまり抵抗できないために，歯の頰側面や舌側面，さらには顎堤の斜面や垂直面などを利用し，歯や顎堤の一部分に力が集中しないようにパーシャルデンチャーを全体像として捉え，垂直圧と水平圧をコントロールしたパーシャルデンチャーを設計，製作することによって，はじめて義歯と支台歯や顎堤粘膜との正しい力関係が確立されることになる［**図III-16**］．

図Ⅲ-17 支台装置の連結強度は，遊離端義歯の動揺のキーファクターである．とくに，支台装置の垂直的な変位性が問題である．そこでクラスプを金属歯へ適合させ，遠心脚部に荷重を加えて，このときの遠心脚部，近心レスト部の変位量を測定した．これらの変位量によって支台装置の連結強度を推察，評価した（緒方，1999）．

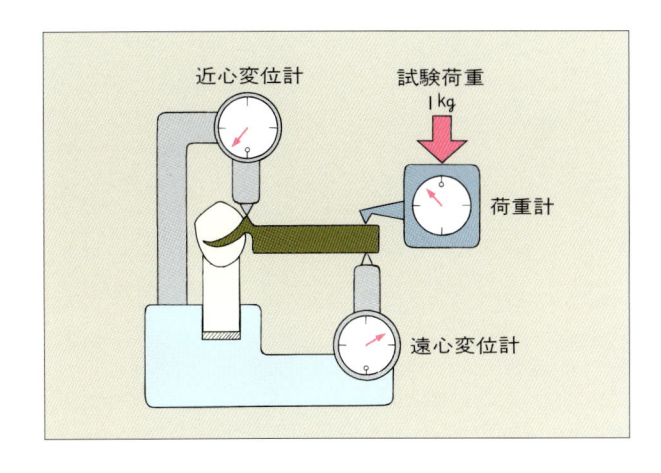

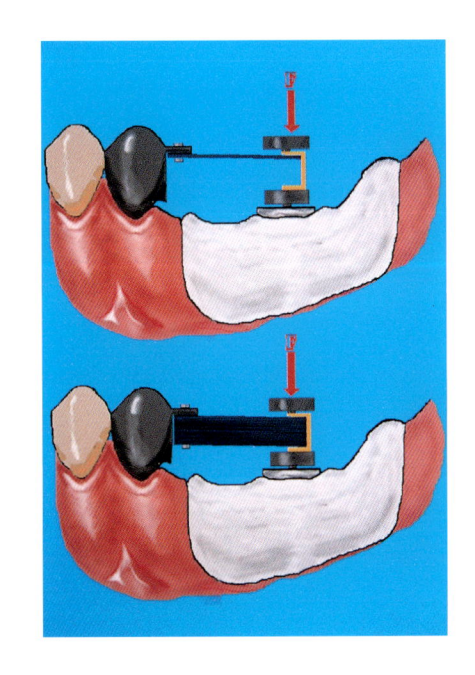

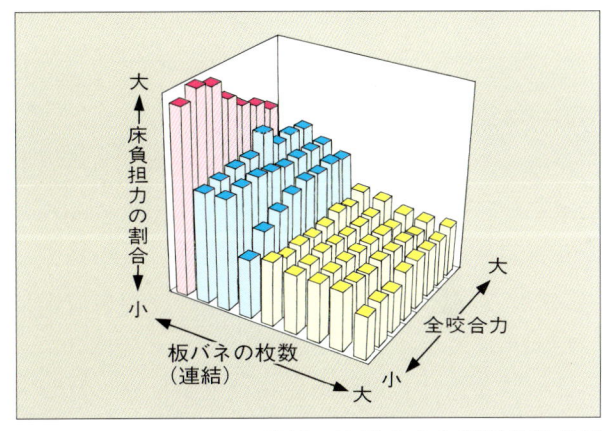

図Ⅲ-18a, b 図Ⅲ-17の結果，連結強度と顎堤粘膜負担割合は，連結が大きければ顎堤粘膜負担は小さく，連結が小さければ顎堤粘膜負担は大きくなる． 18a|18b

i）支台歯—支台装置の要件

機能時の義歯の動揺を抑制するためにもっとも効果的なのは，支台装置の連結強度がある程度以上備わっていることである．

支台装置の設計として，条件が許せば義歯床と支台歯間の連結の強固なものが望ましい．

パーシャルデンチャーには，咬合接触を行う人工歯の排列される義歯床を支台歯と連結するさまざまな機構がある．クラスプ義歯では，クラスプの各部分の作用によって連結が行われる．クラスプ以外のアタッチメントやテレスコープ支台装置などでも，それぞれの装置の各部分の作用によって連結が行われている．

いろいろな支台装置には特有の連結強度がある．これは支台装置が支台歯上でいかに変位しにくいかという性質を示し，義歯の動揺の方向性と同様，支台装置の垂直的，水平的な変位の大きさとして定義できる．とくに，義歯の動揺と関連して垂直的な変位性が重視される［*図Ⅲ-17*］．連結強度が大きくなると義歯床の動揺は小さくなることが，臨床的に知られている．これはとくに，遊離端義歯において重要な設計の要件となる．連結強度を実験的にきわめて小さい（緩い）状態からしだいに大きな（強い）状態に変換していくと，遊離端義歯床部へ加わる力，すなわち咬合力の支台歯，遊離端義歯床下粘膜への配分は変化し，しだいに顎堤粘膜の負担分が減少する［*図Ⅲ-18*］．

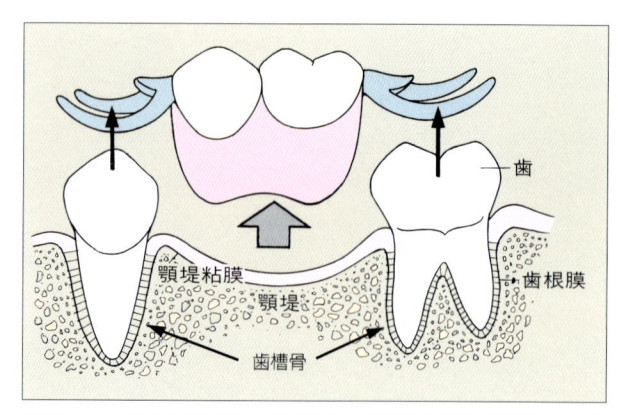

図Ⅲ-19 歯（歯根膜）と歯槽骨，顎堤粘膜と顎堤が咬合力を支持する．

図Ⅲ-20 支持組織である支台歯と顎堤粘膜を取り巻く機能的構成要素．

ⅱ）連結機構と支持，把持，維持

　義歯を介して支台歯と顎堤粘膜に加わるもっとも安定する力の方向は垂直方向であり，いわゆる咬合力が作用する方向である．それを支える組織が歯（歯根膜）と歯槽骨，それに顎堤粘膜と顎堤である［図Ⅲ-19］．すなわち，機能力を極力その方向にコントロールすれば自動的に義歯の安定は得られるといっても過言ではない．そこで，義歯の安定を得るために必要な義歯の機能として支持，把持，維持の3要素を取り上げ，それぞれの機能を発揮させるために全体構造の中に組み込まれるしくみのことを，支持機構，把持機構，維持機構といい，さらにこれらを結び付けるしくみを連結機構という［図Ⅲ-20］．

a．支持

　支持とは，義歯の沈下に抵抗する機能であり，支持を正しくかつ十分に確保するためには，歯に対してはレストが，顎堤粘膜に対しては義歯床粘膜面がもっとも重要な役割をもっている［図Ⅲ-21］．これら支台歯とレスト，顎堤粘膜と義歯床がともに緊密に適合し，同時に通常の機能力ではレストおよび義歯床がいずれも変位しないように，材料的にも力学的にも十分な条件が満足されてはじめて，歯根膜や顎堤粘膜において機能力の垂直成分に抵抗する力，すなわち支持力が発生し，それによって義歯の垂直的な安定性が得られる．

b．把持

　把持とは，義歯の横揺れに抵抗する機能であり，把持を十分に確保するためには，支台歯においてはその表面を走行している環状鉤の鉤腕全体，あるいは粘膜上を走行しているバークラスプの小連結子，それに隣接面板，大連結子，小連結子あるいは義歯床との緊密な接触状態，一方，顎堤粘膜においては咬合面に対して比較的垂直に近い形態をもつ義歯床と粘膜面との緊密な接触状態がその役割を担っている［図Ⅲ-22］．機能時に義歯の推進や動揺が生じないように，これら支台歯や顎堤粘膜の両者において，クラスプや義歯に加わった水平的な機能力に抵抗する力，すなわち把持力が発生し，義歯の水平的な安定性が得られる．

c．維持

　維持とは，義歯の離脱に抵抗する機能であり，維持を確保するためには，支台歯においてはとくにアンダーカット領域に位置するクラスプの鉤尖部，また顎堤部においては義歯床粘膜面全体がその役割を担っている［図Ⅲ-23］．

　すなわち，支持と把持に関与している支台歯や顎堤粘膜から義歯が離れようとする際の離脱力に対して，支台歯とクラスプ，それに顎堤粘膜と義歯床との間に生じる抵抗力，すなわち維持力が発生する．この場合，支台歯や顎堤に対して回転力や水平力が可能なかぎり加わらないよう，あくまで垂直方向の

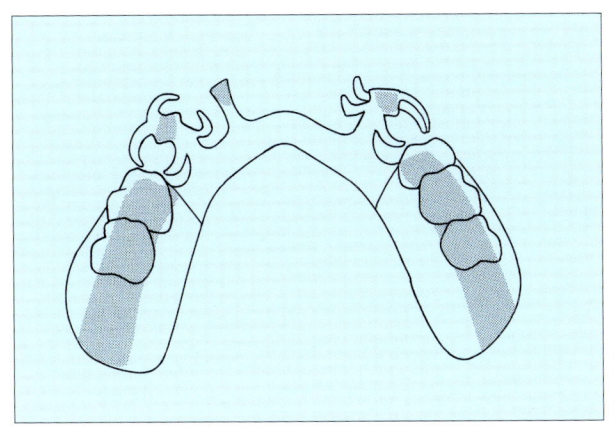

図Ⅲ-21　パーシャルデンチャーの支持機構（網かけ部分：レスト，比較的水平な義歯床粘膜面）．
図Ⅲ-22　パーシャルデンチャーの把持機構（網かけ部分：鉤腕，隣接面板，大連結子，小連結子，比較的垂直に近い義歯床粘膜面）．
図Ⅲ-23　パーシャルデンチャーの維持機構（網かけ部分：鉤尖部，義歯床粘膜面全体）．

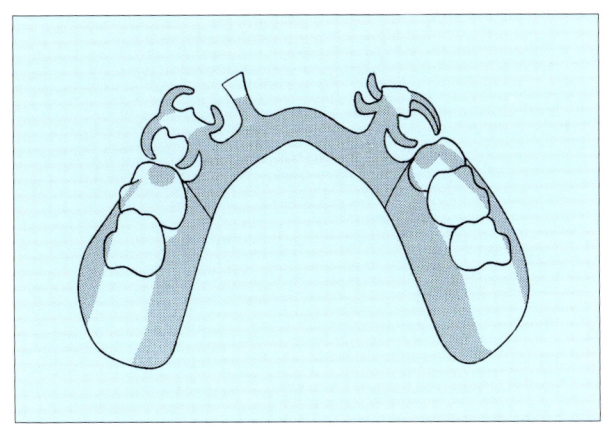

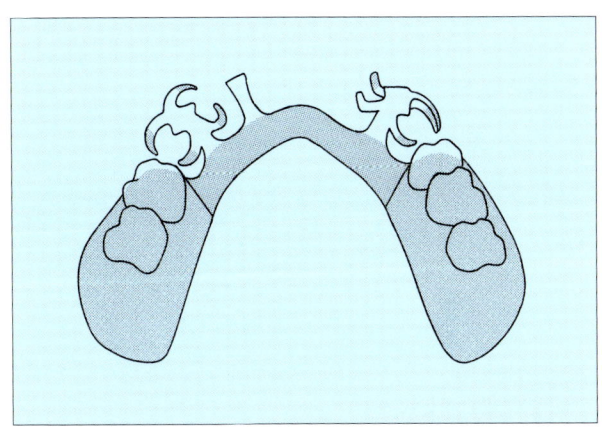

離脱に対する抵抗力とすべきである．

しかし，咀嚼，嚥下，会話などの機能時において生じるいろいろな離脱の状況によって，「てこ」の作用機序が異なることから，前述の二つの組み合わせだけでなく，その他の構成要素（レスト，隣接面板，大連結子，小連結子，義歯床）を積極的に活用し，義歯の移動を可及的に垂直方向へ誘導する必要がある．

以上からみて，パーシャルデンチャーとくに遊離端義歯の設計指針としては，支台歯由来の支持，把持能力を十分に引き出し，維持力は先の2要素で不足な分をいろいろな方法で補い，支台歯で不足となる支持，把持要素は欠損部顎堤上の有床部に求めるのがよいと考える．従来の維持力主体の設計からみると，いささか奇異な感をもつかもしれないが，維持力は，たとえばガイドプレーンとガイドプレート間の摩擦維持，辺縁封鎖による吸着維持，クラスプ，アタッチメント，テレスコープなどの機械的維持のうち，欠損型に応じて必要最小限とするのがよい．

d. 連結機構の条件

支持，把持，維持の3安定要素が効果的にその機能を発揮するには，支台歯と有床部との連結機構の条件が問題となる．先に，連結機構が咬合力の配分，義歯床の動揺に大きな影響を有することが示されたが，連結強度を規定する支台装置の性質とはいったい何によるのであろうか．義歯床部の安定性は先にも示したように，支持，把持，維持の3要素によって成立する．支持は咬合力の垂直的負担性を示し，維持は離脱力に抵抗する力の成分を示す．一方，支台装置の把持作用に着目し，その程度によって，個々の支台装置への負担が軽減できることが示された．この状態を実現するには，支台装置として支持はもちろんであるが，把持作用を十分に付与し，維

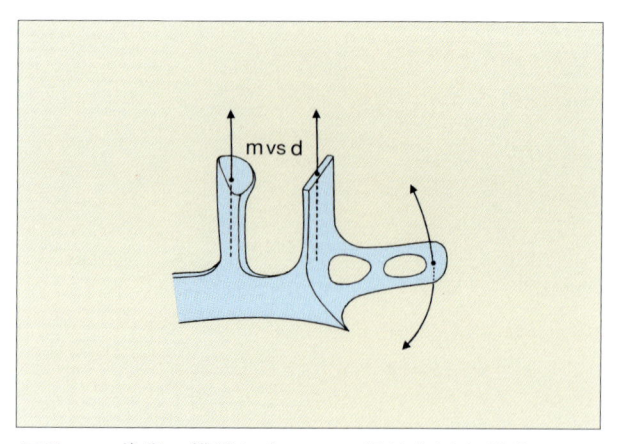

図Ⅲ-24 義歯の構造において，把持作用を増強させるには近遠心の相対抗する平行なガイドプレート(m vs d)が必要となる．義歯の回転沈下に対しこの部分で抵抗する．

持力を必要最小限に付与するのが望ましいと考えられている．

それでは，支台装置の支持，把持能力を向上させるにはどのような方策が必要であろうか．支持能力は，たとえばクラスプでは確実なレストシートとレストを設定すれば得られる．把持能力については，従来たとえばエーカースクラスプの上腕部，および連続的な床の接触などによって付与されてきたが，より積極的に把持能力を向上させるには，ガイドプレーンとガイドプレートの接触関係を複数箇所設定すれば把持作用が生じることが知られている．そして注目すべきことは，先にも示したように「平行面での接触」関係を設けるということが重要である．このようにして支台装置に可及的に遊びがないという性質を具備させ，これらの特徴を支台歯と支台装置に盛り込むには，義歯床の回転沈下，遊離端部の水平回転などに対抗できるような平行面の接触部位を，一つの支台歯について少なくとも2面以上設定すればよいこととなる．

このような考え方については，すでに多くの臨床家が提案しているが，従来は先に示した支台歯，欠損部顎堤，そして顎堤上の有床部の動態についてのデータが不足していたため，これらを総合し，義歯の設計に活用しきれなかったことに加えて，また一方では，支台歯へのトルク力の発生を懸念するあまり，支台装置の連結強度を意図的に小さくした緩圧的配慮を行った設計が良しとされてきたという経緯がある．しかし，現在までの臨床成績からみても，ほとんど遊びのない義歯の支台装置の設計は，現実のものとして容認できるものとなったといえる［図Ⅲ-24］．

iii) RPPI, RPPAの考え方

実験的に支台歯上にいろいろな支台装置を設置し，その支台装置に荷重が加わった際に支台歯上でのずれ，すなわち支台装置の変位性を測定してみると，一つの支台歯の近遠心両面にガイドプレーンを設定し，ここへガイドプレートを設定した設計がコーヌスクローネの変位性に近かった．このような支台歯上の変位性を連結強度 connecting rigidity（関根，岸）または Kopperungsgrad（Körber KH）というが，これを臨床の場でコーヌスクローネよりも簡易に，しかも的確に求める方法として，五十嵐は従来のKratochvilやKrolが提唱したRPI義歯の設計においてその変法を提案した．

五十嵐が提案するRPIの変法では，従来のRPIにおいて行われた緩圧的な配慮を全く行わず，まず，支台歯は全部冠などで修復を行い，このクラウンの近遠心面にあらかじめ設定した義歯装着方向に平行なガイドプレーンを設定する．義歯のメタルフレーム，またはクラスプ装置には近心レストを設け，近心レストと大連結子を結ぶ小連結子部のガイドプレートおよび遠心欠損側のガイドプレートをすべて平行とする．維持部は，Ｉバーまたはエーカースクラスプ頬側腕とする．さらに，外観が重視される部位では，Thompson dowel，松元の維持装置などの応用も考えられる．この設計で重要な点は，近遠心のガイドプレーン／ガイドプレートの接触関係であり，これらの存在によって義歯床の遠心および水平面内での回転変位（沈下およびヨーイング）が抑止できることにある．五十嵐は，このような非緩圧型RPI義歯をRPPI(Rest, bi-Proximal Plate, I-bar)義歯と呼び，維持鉤腕によってはRPPA(Rest, bi-Proximal Plate, Akers)の設計も可能であることを示した．

なお，このような支台装置は，他の臨床家からも

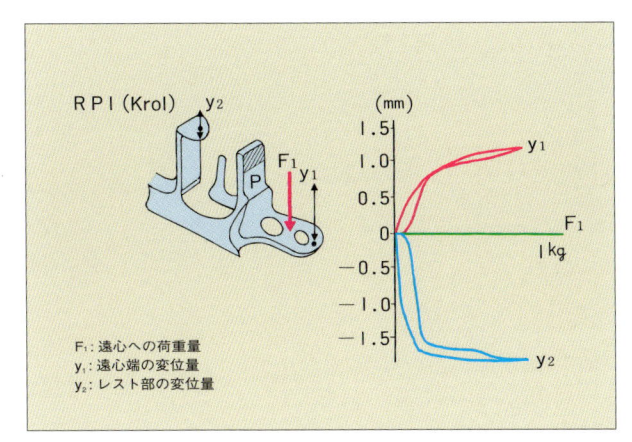

4. 設計の具体化

図Ⅲ-25 Krol AJによるRPI支台装置．

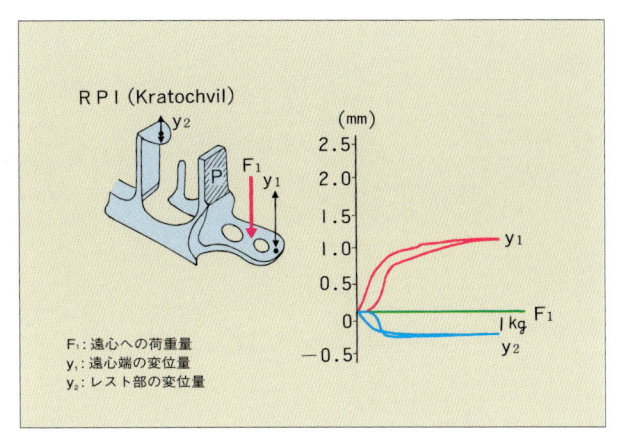

図Ⅲ-26 Kratochvil FJによるRPI支台装置．

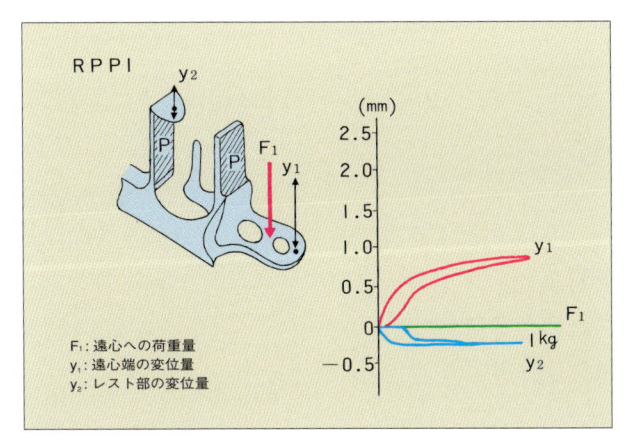

図Ⅲ-27 RPPI支台装置．

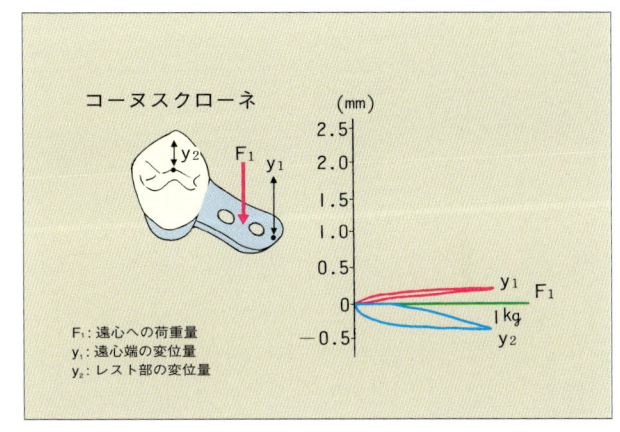

図Ⅲ-28 コーヌスクローネの支台装置．図Ⅲ-25〜28へと連結強度が大きくなるにつれて，支台歯上での支台装置の変位性は減少する．

これまで種々発表されている．

　先にも示したように，連結強度を小さくするとワイヤークラスプでみられたように，欠損部顎堤に加わる咬合力ストレスは増加する一方で，支台歯に加わる咬合力ストレスは減少する．これはたしかに支台歯に加わる負担が軽減されたといえるが，その一方で連結強度が小さくなると義歯床の動揺が増加してくるため，欠損部顎堤に加わる負荷は大きいうえに，さらに動揺も加わり，これが顎堤の吸収や支台歯の強制的な運動を引き起こすことになる．

　したがって，連結強度を小さくしたことによる支台歯の負担軽減は，直ちには支台歯の保全につながらず，むしろ，義歯床の過剰な動揺を生じさせる要因となり，結果的には支台歯の保全を危うくするようになることを十分理解しなければならない［図Ⅲ-25〜29］．

iv) 支台歯が弱体な場合

　支台歯が弱体な場合，支台歯と義歯床の連結強度を大きくすることはできない．義歯床に加わる咬合力のストレスは，いずれにしても支台歯と義歯床下顎堤粘膜で支持される．支台歯がいろいろな前処置にもかかわらず歯周ポケットは浅くなったが，骨植が不良で，単独歯でM2以上の動揺度が残る場合には，支台装置に全く遊びのないものは使えない．

　このようなときは，支台歯を根面レストとして用い，義歯床の外形を全部床義歯に近づけたオーバーデンチャーの形式とするほうがよい．ただし，オーバーデンチャーは，義歯床外形が全部床義歯に近似し，大きくなるほかに根面支台装置が清掃困難とな

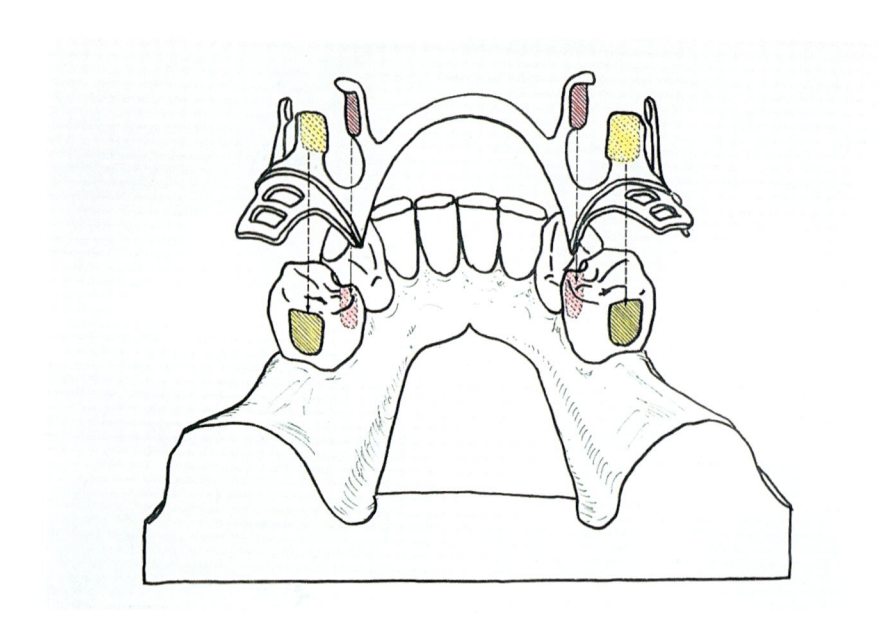

III章 パーシャルデンチャーによる欠損補綴処置の基本的進め方

図III-29 五十嵐の考案したRPPI支台装置．従来のRPIにみられた支台歯への「緩圧」をいっさい行わず，テレスコープ支台装置に準じたリジッドサポート様式が実現できる．

りやすく，十分なメインテナンスが行いにくいという欠点がある．したがって，根面支台装置もやや高さがあり，清掃性を考慮した形態がよいとされている．しかしあまり高くなると，把持作用が生じてくる結果，支台歯にトルクが生じる．清掃効果からみると，支台装置の高さは2〜3mm程度がよく，根面支台装置には要求に応じてさまざまな程度の維持力を与えることがある(緒方ら，1994)[図III-30, 31]．

v) リジッドサポートの意味するところ

RPPIなどの考え方は，コーヌスクローネなどの義歯におけるリジッドサポートの考え方(後藤，1975)に通じるものである．リジッドサポートの意味するところは，義歯の代償性の負担に役立つ支台歯，顎堤粘膜上の有床部から得られる支持をできるかぎり利用し，把持能力を以下に述べる連結強度によって与えるというものである．この考え方は，欠損型により，残存歯による支持が主体となるタイプから，顎堤粘膜による支持が主体となるタイプまでバリエーションが広く，コーヌスクローネ以外にも支台装置として平行壁のテレスコープや非緩圧性のアタッチメント，さらには把持能力の高いクラスプ義歯の設計においても，実現は可能である．

それでは，このような支台装置で何がリジッドサポートを実現する因子として重要なのだろうか．特殊な支台装置を用いないで，クラスプ義歯などでこの特質を具体化するにはどうしたらいいのかという疑問が生じてくる．

vi) 欠損部顎堤―有床部の要件

a. 有床部の設計

パーシャルデンチャーの最大の特徴は，歯根膜支持では不足となる支持については，顎堤粘膜上の有床部によって補足するという，支持様式の形態にある．これは言い換えれば，歯根膜支持と粘膜支持の相補性，「お互いにお互いの弱さを助け合う」特質にある．これについては，50年以上も前のSteffelの報告にも同様なことが述べられており，これは混合支持様式を有するパーシャルデンチャーの大きな特徴の一つである．

歯根膜支持型の義歯における有床部形態は，欠損部顎堤の実質欠損を補う範囲の小部分で十分であり，基本的には支持作用を期待しない．要するに，たんに欠損部を補塡しているという役割が与えられている．粘膜支持型の義歯における有床部形態は，欠損部の実質欠損を回復するほか，義歯の支持，把持，維持に関与する機能的な形態が必要とされる．これはちょうど，全部床義歯の義歯床の役割とほと

4. 設計の具体化

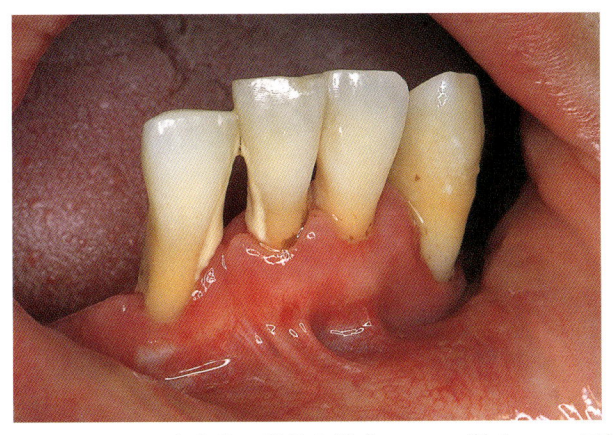

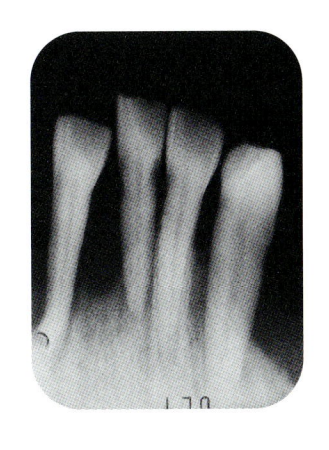

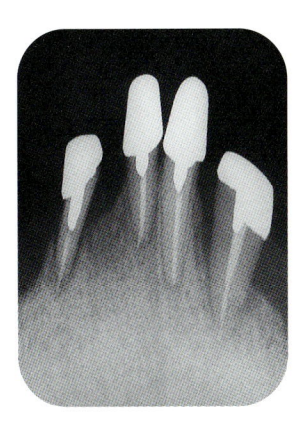

図Ⅲ-30 a～c 支台歯が弱体な場合. *a*：口腔内，*b*：同術前エックス線写真，*c*：術後エックス線写真. 30a|30b|30c

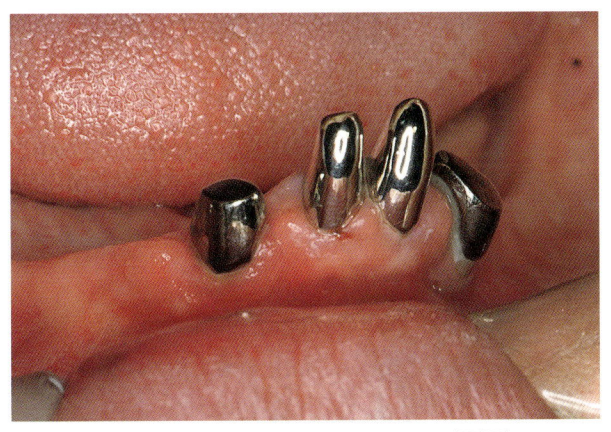

図Ⅲ-31a 最終義歯を受け入れる口腔内. 1|1 コーヌスクローネ，2|3 は根面板，2| のみ磁性アタッチメント設置.

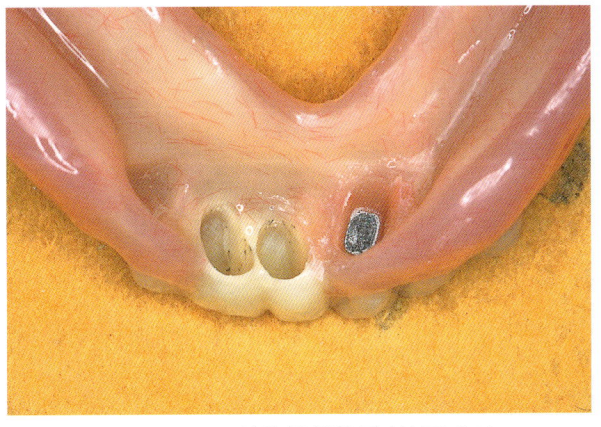

図Ⅲ-31b 図Ⅲ-31aの最終補綴装置（外冠はグラスファイバーで補強した硬質レジンで製作．義歯床も補強されている).

んど同様の要件である．歯根膜・粘膜混合支持型の義歯では，義歯全体の支持に関して支台装置と有床部の設計，これによって生じる支持分担能力の程度により，有床部の形態，設定範囲が変化する．

同一の遊離端欠損に対する有床部であっても，より粘膜支持を重視する設計の場合は，有床部は大きく全部床義歯に近くなる．支台装置の支持分担の大きな設計では，有床部は支台歯によって負担しきれない分の支持を負担すればよいのであって，遊離端義歯床は歯槽頂付近から頰舌側へ延長したサドル状となる場合もある．

通常のクラスプ義歯の場合は，有床部による咬合力の負担割合がほぼ50％程度であることからみて，安全率を留保する立場からも，有床部は非可動顎堤粘膜上にて最大としておくのがよい．そのためには印象採得時の床外形決定に際し，辺縁形成を熱可塑性材料などを用いることによって床外形を最大範囲に設定する．

遊離端欠損部顎堤を被圧変位性，顎堤粘膜の厚さ，組織血流量などを参考に観察してみると，顎堤頂部は被圧変位性は小さく，血流量も少ない，粘膜厚さは中程度で義歯床からの機能圧を負担するには適切な組織である．下顎欠損部でみられる頰棚域は，歯槽頂部に比較して粘膜厚さはほとんど同程度であるが，被圧変位量がやや増加し，血流量もやや増加している．一方，舌側斜面部は前二者とは異なり粘膜厚さは薄く，被圧変位量は小さく，血流量はかなり多くなる．

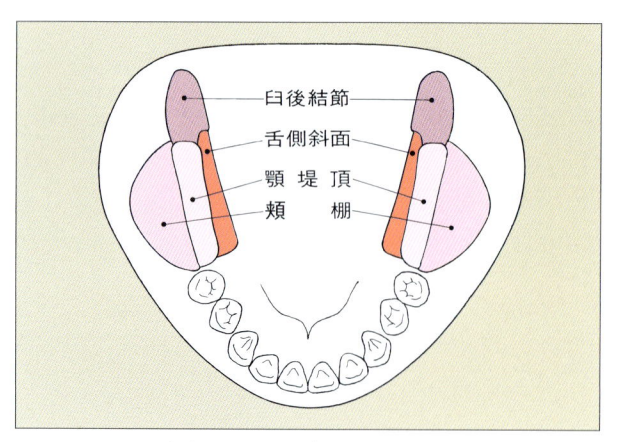

図Ⅲ-32 下顎欠損部顎堤を負担能力によってみると、4部位に分かれる（Steffel et al. 1970. による）．

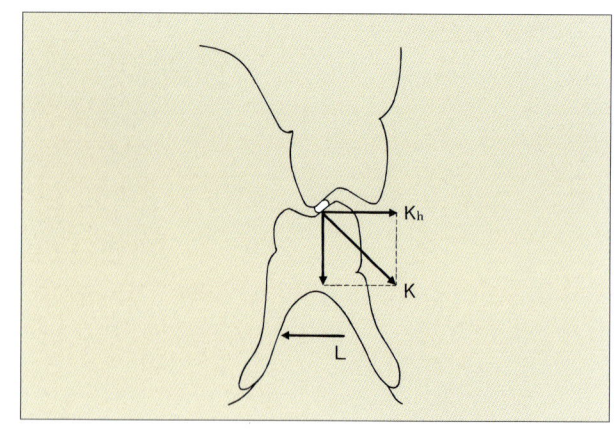

図Ⅲ-33 咬合圧の側方成分Kは，義歯床へ加わり水平分力Khとなる．これに抵抗する義歯床部の把持作用がLで主に下方の床部が作用する．

　以上からみて，支持を行う負担粘膜としては歯槽頂，頰棚部分が適していることがわかる．舌側斜面部は，咬合圧の負担よりも義歯の横揺れを防止する把持効果を求めて床外形を設定する［図Ⅲ-32, 33］．

vii) 義歯床と支台歯の連結強度―支台歯と顎堤への咬合力の配分

　連結強度と咬合力の配分については，とくに歯根膜・粘膜混合支持型の遊離端義歯の設計において問題とされる．本来，義歯は咬合接触を義歯床上の人工歯列でより的確に回復するという目標を有する．しかし，支台歯となる残存歯や有床部の設定される欠損部顎堤，そして咬合関係そのものが健全な状況であればよいが，そうでないことがしばしばみられる．そこで，義歯床下の顎堤と支台歯への咬合力の配分を規定する支台装置の連結強度を調節することによって，支台歯と，欠損部顎堤へ加わる咬合力を適正に保ち，両負担組織の保護を図ろうとするリジッドサポートの考え方が，最近臨床に導入されつつある．

viii) パーシャルデンチャーにおける咬合接触の与え方

a. 残存歯によるガイドが残っている症例

　ガイドが残っている場合は天然歯列の咬合様式を付与する．単純なケネディーⅠ級やⅡ級の症例がこれにあたる．ほとんどの場合，遊離端義歯部はディスクルージョンとし，中心咬合位以外の偏心位では滑走させない．これによって義歯床に加わる有害な側方力を生じさせにくくすることができる．

b. 残存歯によるガイドが残っていない症例

　義歯が安定していれば，前述の場合と同様に義歯に側方力を生じさせない意味から，犬歯を中心とした人工歯部でグループファンクション様式のガイドとする．残存歯の配置が偏在し，義歯の安定が得にくい場合は，義歯のガイドを平衡咬合として咬合接触による義歯の安定を図る．これは全部床義歯の咬合様式と同じ考え方である．先に示したように，遊離端欠損が生じ，第一大臼歯まで失われ，これにくいしばりなどのパラファンクションが加わった場合，顎機能異常が誘発されることが多い．上下顎とも遊離端欠損の場合，第一大臼歯，第二大臼歯すべての大臼歯を上下とも義歯床に排列すべきかは，義歯による咀嚼能力の回復，咬合支持の回復，そして遊離端義歯の支台歯の負荷などの点から，総合的に検討されるべきである．

　五十嵐（1990）は，上下とも遊離端欠損である場合には第二大臼歯を削減し，第一大臼歯までで義歯を構成させても，義歯による咬合支持にはほとんど変化なく，咀嚼能力はやや低下するものの，支台歯の負担軽減には役立つことを示した．これは遊離端部

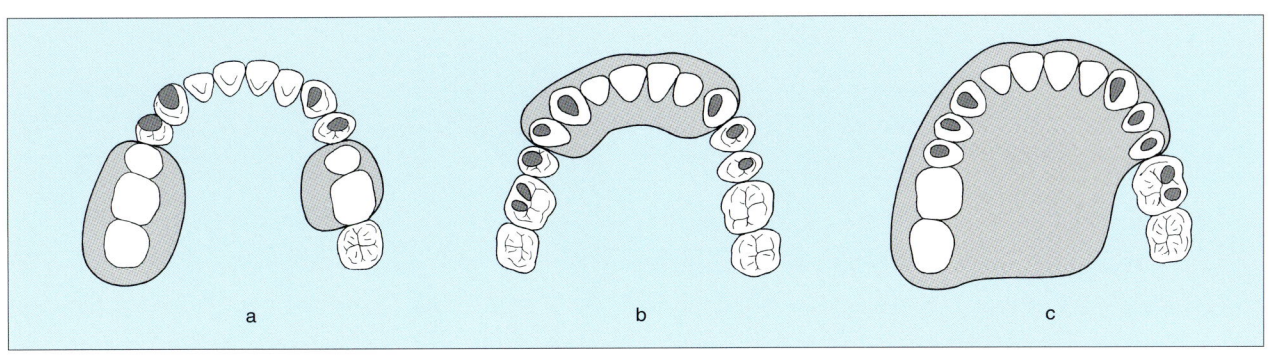

図Ⅲ-34 パーシャルデンチャーによる側方滑走運動の回復．義歯の安定を考慮し，犬歯誘導からバランスドオクルージョンまでバリエーションは大きい．基本は「犬歯を中心とした小部分」ということである（藍ほか：スタンダード部分床義歯補綴学，1997．より引用）．

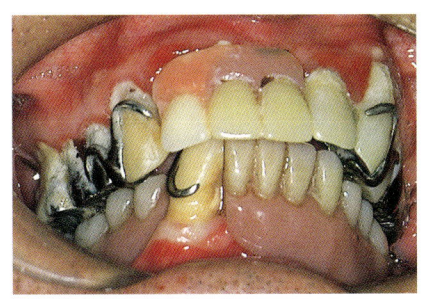

図Ⅲ-35 劣悪な清掃状態の口腔内． 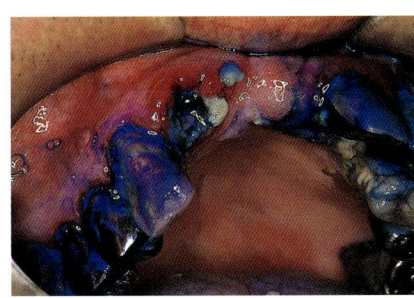　　図Ⅲ-36a 染め出し後の口腔内． 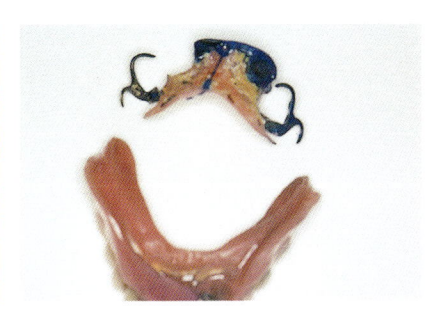　　図Ⅲ-36b 染め出し後の上下顎義歯．

人工歯に頬舌径の狭いものを排列することと同様に，義歯床による支台歯の保護に一定の役割をはたしているものといえる[図Ⅲ-34]．

2．予防歯科学的配慮—口腔組織と義歯のかかわり

i) 欠損歯列者の口腔内環境

　患者の欠損史を掘り起こす．これは患者の現症である欠損歯列の状態がどのような原因に由来するのかを明確にすることにつながる．欠損の原因が，う蝕主体であるのか，歯周病主体であるのかによって，患者の生活習慣や口腔内の環境も異なる．唾液の性状，口腔内のpHも異なる．概して言えることは，これまでう蝕が原因で歯を喪失してきた患者は，比較的対応が容易なことが多いのに対し，歯周病の末に欠損を生じた患者への対応は，困難なことが多い．いずれの場合にも欠損歯列患者に対し，まず口腔清掃のモチベーションと清掃指導を行うが，実利的なことを引き合いに出し，「いかに高価な，また有効な装置を入れたところで，手入れを行わなければ全く無駄になる」ということを理解させる．

　現状の確認には症例をみせて，健康な歯肉，歯周組織といかにかけ離れているか，「ひどい歯周組織のままでは義歯は入れられない」といった事態をフレームアップするとよい．こうして患者の動機づけが行われたのち，口腔清掃指導（TBI）を行うが，この際，話半分で真面目に実行しない者も多い．このような患者に対しては，「口腔メインテナンスの成果を上げてから最終義歯を入れることになります」と宣言するとよい．

　補綴処置を開始する段階で，う蝕の残存歯の処置，歯周病の残存歯の処置などが終了していなければならない[図Ⅲ-35, 36]．

ii) パーシャルデンチャーとプラーク

　義歯の設計，形態，構造は，可及的にシンプルであるにこしたことはない．設計との関係でみると，従来のパーシャルデンチャーが口腔内のあるがまま

III章　パーシャルデンチャーによる欠損補綴処置の基本的進め方

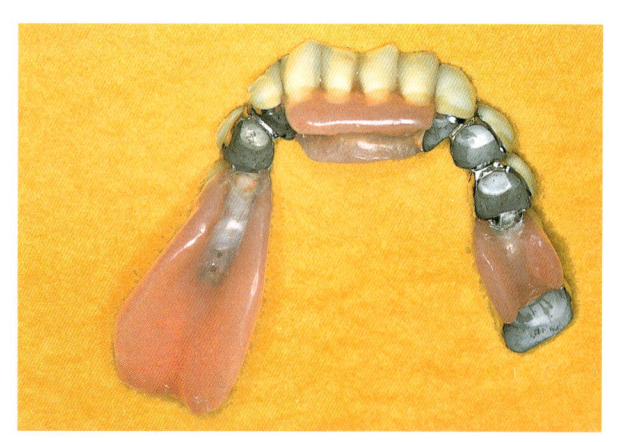

図III-37a　術直後のコーヌス義歯．注入型レジンを使用，製作した．

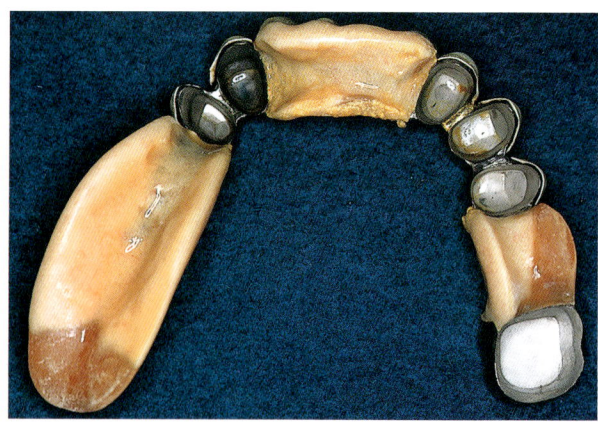

図III-37b　図III-37aの塩素系の義歯洗浄剤1年使用後の脱色した義歯．

の状態で，設計，製作されてきたのを改め，義歯の形態，構造を単純化するためにいろいろな内容の前処置を行うことによって，ほぼ常に一定の設計パターンにもってくることができる．とくに，支台歯の処置において，支台歯の歯冠形態を設計に応じて自在に変化させ，最終義歯の設計を結果的に単純化できることは重要である．

iii) 使用材料

使用材料との関係では，プラークの付着しにくい材料がより望ましい．しかし，メタルフレーム用の金属，床用レジン，人工歯材料など，とくにこの点を考慮して選択されるものは多くない．この中で，床用レジンについては義歯製作技法との関係で，注入型レジンを使用する場合には，重合を可及的に完結する様式や技法を選ぶよう技工担当者に指示する．

3．破損対策―壊れたときへの対応

i) 補綴装置の構造設計

構造設計には，個々の患者の咬合ストレスの大きさの推定ができれば，補綴装置の構造設計を検討するうえで望ましいが，現状では，まだまだ経験的な法則に頼っているのが実情である．咬合力の検査には，いわゆる通常の咬合力と最大咬合力が参考となる．最大咬合力の測定は研究者によって大きくバラつきがあるが，それらの値を平均化したほぼ250N（25 kgf）という値が，平均的な最大咬合力として知られている．また，200N（20 kgf）が補綴装置の構造設計を検討する際の基準値とすることが推奨されている（Körber KH, 1985）．食品を咀嚼するときの平均的な咬合力は，これらよりさらに小さく，およそ20N（2 kgf）であることも知られている．

そこで，義歯構造のうち，咬合力に耐え，構造強さを発揮するべき部分の設計は，先の200Nに耐えるような材質，寸法とすることが望まれる．義歯構造（義歯は複合構造）のうち，先の構造強さを発現する部分は金属構造が主体の金属床義歯であれば金属の寸法，機械的性質に関係してくる．レジンと金属材料を併用する場合，たとえばスケルトン型の金属床義歯では，やはり金属の強さに大きく左右される．接着性のモノマーを含むレジン床部の場合，金属構造を若干補強するような実験結果もみられているが，これはあまり過信してはならない．

ii) 使用材料，使用法の影響

レジンの強度そのものも，使用材料，重合方式，重合技術などによって大きく影響を受けるといわれる．つまり，義歯製作法の影響によって重合されたレジンの性状は異なる．しばしばみられる失敗では，注入型レジンに関して不適切な取り扱いをすることによって，人工歯の低位や長期的にはレジンの変色，

脱色を生じることもある［**図Ⅲ-37a, b**］．

使用合金の種類によっても構造強さは本来異なる．パーシャルデンチャーの製作では，古典的には金合金 Type Ⅳのような貴金属合金，または現在も使われているパラジウム合金が主流で，貴金属合金のほうが後述のコバルトクロム合金などよりもすぐれているといわれてきた．それは金属の使用部位によって，また使用目的によって大きく異なる．コバルトクロム合金と金合金とを比較すると，コバルトクロム合金は，金合金に対し比重は1/2，強さは4倍であるが，比例限内の弾性はほぼ1/2である．これらの機械的な性質の差異が設計に及ぼす問題として最大なものは，クラスプの鉤腕の設計，とくに鉤尖部のアンダーカット量に関する点である．

そのほか概していえば，構造上の強さを求めるにはコバルトクロム合金が望ましく，弾性の要求される部位には貴金属合金が望ましい．しかし，現代の金属床義歯は，そのほとんどがコバルトクロム合金で製作される．この場合には，合金の弾性変形能に見合うような設計のクラスプの形態，鉤腕の長さ，アンダーカットの付与などによって，十分に臨床で使用に耐える．さらに維持力重視の設計から，支持，把持など他の義歯安定要素を重視した設計にシフトすることによって，その方向性は確立されたものとなってきた．

2 パーシャルデンチャーの設計の一般的手順

パーシャルデンチャーの設計を合理的に行うためには，まず正確な印象採得，適切な咬合採得が必要であり，そのうえで前述の機能を満足させるために，クラスプと義歯床を支台歯と顎堤粘膜に対して正確に適合させることが重要である．これらの条件が満たされてはじめて生理的な種々の力が各組織に伝達され，その抵抗力としての支持力，把持力，維持力が発揮されることになる．つまり，「土台造りをしっかりとしなければはじまらない」，ということである．

さらに，大連結子や小連結子を組み込んだ連結機

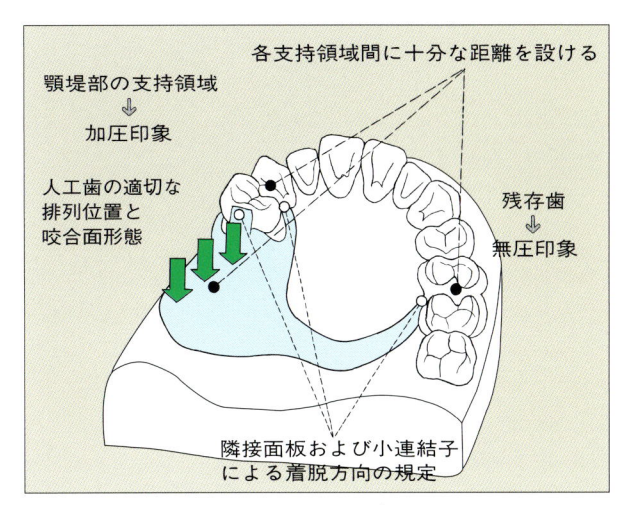

図Ⅲ-38 遊離端義歯において支持機構を効果的に設定するための重要な因子．

構によって，前述した「てこの原理」の重要な項目である支点の広がりと，その支点から作用点や力点までの長さが確保され，より安定した義歯が得られる．以下，クラスプデンチャーを主眼においてそれぞれの機構を組み入れる際の基本的な手順について述べることにする．

1．支持機構の設定

機能時において義歯を安定させるためには，①その機能力の垂直成分（垂直移動，垂直遠心回転，頬舌回転）を，直接あるいは間接的に支台歯に伝達させる支持装置（主にレスト），②その方向を規定し，歯の軸面に対し緊密に接触している隣接面板や義歯床辺縁などの構成要素が必要である．

この機構を考える場合，義歯全体を垂直方向への動きとしてとらえる必要があり，そのためには，欠損部に隣接した部位に加えて，遠く離れた部位に支点の役割としてレストを設けることによって，義歯全体の動きは，半径の大きな動き，すなわち垂直に近い動きに変化し，支台歯や顎堤粘膜にとって有利な現象となる［**図Ⅲ-38**］．

そのためには，①複数の支点を結ぶこと（この線を支点間線，支台間線，槓杆線と呼ぶ，**図Ⅲ-38**）によって囲まれる面積ができるだけ広くなるよう，その支点，すなわちレストの配置を考える．②正常な顎堤に支えられ，しかも歯の変位量に近似した被圧

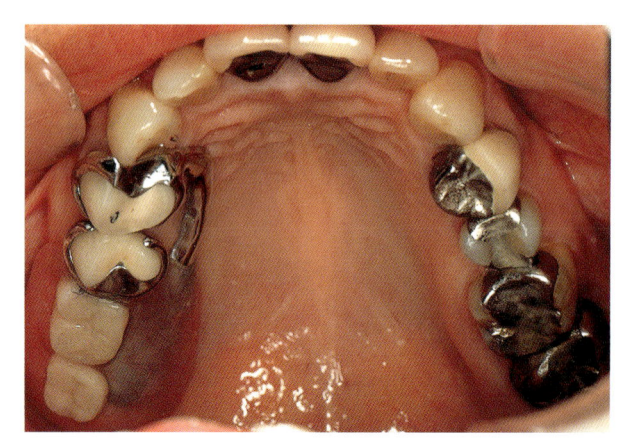

Ⅲ章 パーシャルデンチャーによる欠損補綴処置の基本的進め方

図Ⅲ-39 片側性の設計を行った症例.

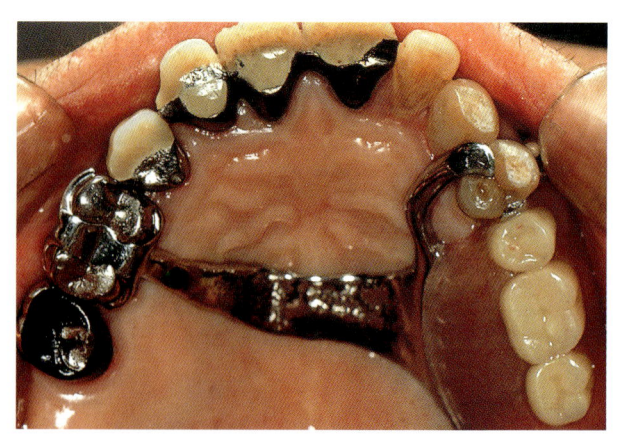

図Ⅲ-40 両側性の設計を行った症例.

変位量(約 0.25 mm)を備えた可動性の少ない顎堤粘膜領域を広く求める．このように，支台歯と顎堤粘膜によって囲まれた支持領域の面積を広げることによって，はじめて義歯の垂直的な安定が得られる．そこで，遊離端義歯において合理的な支持力を確立する対応としては，図Ⅲ-38に示したとおりである．
すなわち，

①支台歯の印象では，歯の移動を起こさないように無圧(最小圧)の状態で印象を行う．これは義歯が装着され機能圧の加わっていない安静時において，歯に対し何ら力が加わらず，機能時においてはじめて支持，把持，維持といった機能圧が加わるようにするためである．

②歯槽骨に支えられた顎堤粘膜の印象では，機能時における歯の動きに同調し，しかも支持力が同時に発揮されるよう，機能圧に対してわずかな被圧変位量を許容した加圧の状態(強い手指圧下，あるいは咬合圧下)で，歯槽骨に裏付けられた広い範囲の印象を行う．

③支台歯や顎堤粘膜に対する設計においては，機能力が可及的垂直方向に伝達されるよう，①と②の支持領域の間隔を離したり[図Ⅲ-38]，あるいは義歯のローリング運動(頬舌回転あるいは唇舌回転)を防ぐために，連結装置や義歯床を利用して両側性に支持機構を拡大したり，さらには義歯の着脱方向(歯や顎骨にとって有利な垂直方向)を規定するための隣接面板や小連結子を設けたり，それに，以上のように設けた支持機構の障害にならないような人工歯の排列位置や大きさ，咬合面形態を与えたりする．

などが重要な因子としてあげられる．

2．把持機構の設定

義歯の水平的な動揺(水平移動，近遠心移動，水平遠心回転)に抵抗する機構としては，①垂直に近い顎堤形態に相対する義歯床や連結装置の粘膜面，②歯の隣接面や舌側面など軸面に相対する義歯床や隣接面板，③クラスプの構成要素の中の鉤腕(連続鉤も含む)や小連結子があげられる[図Ⅲ-22参照]．

この把持機構は，水平的な動揺を抑制する目的で，欠損様式あるいは支台歯の生物学的条件によって，片側にとどめる場合と両側にまたがる場合に分けられる．このうち，片側性の設計としては，主に1〜2歯欠損にとどめ，欠損部に隣接する直接支台装置と，小連結子を利用して欠損部から離れた欠損側と同側の部位に設けた間接支台装置としてのクラスプやレストなどと連結し，さらに顎堤の形態的な条件を活用して，片側性義歯の最遠心端が水平方向に動揺する水平遠心回転に抵抗できる場合に限る[図Ⅲ-39]．

次に，欠損歯数が多い症例や，たとえ少数歯欠損の場合でも支台歯と顎堤の生物学的条件が不良な症例において，片側性の設計や欠損部周辺の支台装置のみでは，支台歯に対し過剰な負担が予測される．このような場合には，義歯の構成要素を反対側まで拡張して義歯全体の水平方向の動揺を防止する必要

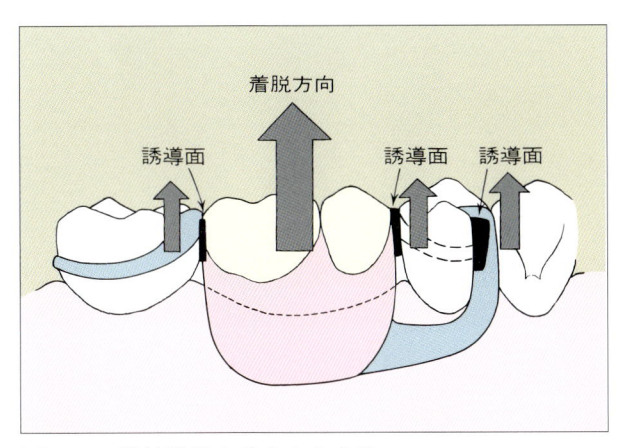

図Ⅲ-41 維持機構を確立する方法．

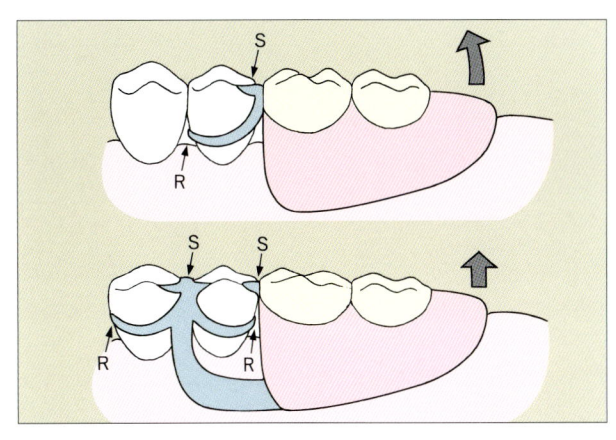

図Ⅲ-42 ピッチングに対する抵抗（S：支持，R：維持）．

がある．いわゆる，義歯床や大連結子を用い，反対側あるいは欠損側から遠く離れた位置に設けた支台装置と連結したり，顎堤粘膜の傾斜面を利用することによって，把持がより効果的となる［図Ⅲ-40］．

さらに，支台歯の軸面と義歯床辺縁との接触関係は，局所的に大きな側方力の発生を防止するためにきわめて重要であるが，これらを接触させる場合には，常にレストなどで床の沈下が起きないように配慮したうえで，かつ緊密でなければならない．また，金属を用いた隣接面板や小連結子を設けることによって，より強力な把持が得られることも忘れてはならない．

3．維持機構の設定

これまでは，義歯の垂直的ならびに水平的な動揺を抑制する支持機構と把持機構について述べてきたが，義歯において咬合時や咀嚼時以外の，会話，開口時などでは，支持力や把持力が消失してそのバランスのくずれによる反発力が生じたり，あるいは粘着性食品の咀嚼時に生じる粘着力による離脱力が起こることから，それらに抵抗させるための維持機構が必要となる．

その主たる抵抗源としては，①支台歯のアンダーカット領域に設けたクラスプの先端（鉤尖）と，②顎堤粘膜に対して適合のよい義歯床粘膜面などが，その役割を担っている［図Ⅲ-23参照］．しかし，十分な把持機構や義歯床粘膜面の維持領域を最大限利用することによって，クラスプの維持力はそれほど大きくする必要はない．

クラスプなど維持機構を設計する場合，まず考えなければならないことは，欠損歯の数やその位置，支台歯の健康状態やその数，さらには走行させる歯面のアンダーカットの分布状況，外観や患者の要望などによって，鉤腕の形態，鉤尖の位置，それに各鉤腕に与える維持力が当然異なってくることである．したがって，各支台歯に与える維持力の大きさは大きすぎることなく，また小さすぎることもなく，決定した維持力を正確に設定する必要がある．同時に，各クラスプに与えた維持力を有効に発揮させるためには，歯に接触している隣接面板や小連結子，その他の義歯構成要素を利用して義歯全体の動きを垂直方向に規定する必要がある［図Ⅲ-41］．すなわち，維持機構の設定に先立ち，支持機構と把持機構を正しく設計することが，パーシャルデンチャーを合理的に機能させるための大前提である．

レストを中心とした支持機構が，義歯の離脱時の支点として重要な役割をもっていることから，各支持装置を結んでできるさまざまな支点間線を軸として義歯は回転する．たとえば，ピッチング運動を起こした場合，主として粘膜から離れる垂直遠心回転がほとんどである．そのため，義歯床の離脱方向を可及的に垂直方向となるよう，この支点と離脱に抵抗する鉤尖との間をできるだけ離し［図Ⅲ-42］，いわゆる回転半径を大きく設けるための工夫をすること

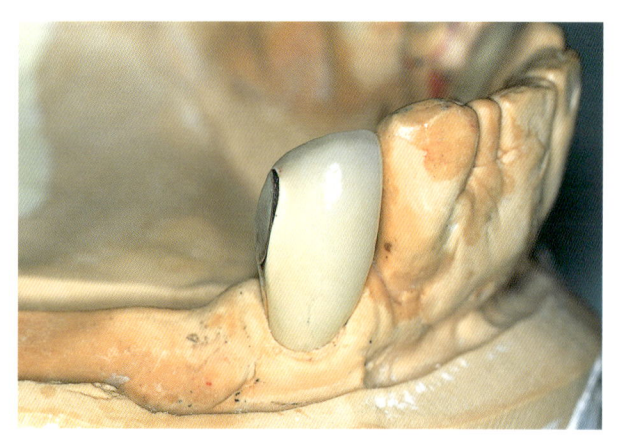

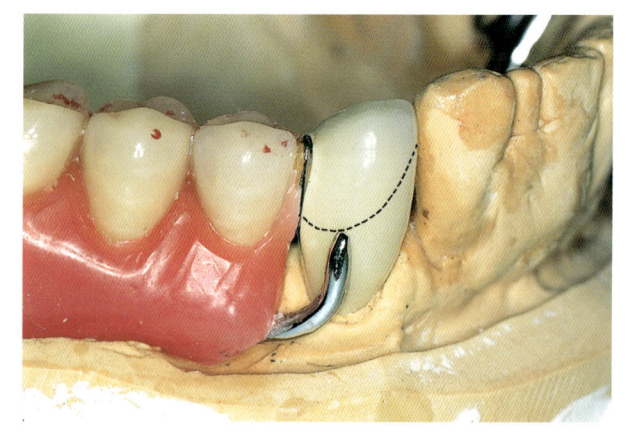

Ⅲ章　パーシャルデンチャーによる欠損補綴処置の基本的進め方

図Ⅲ-43a, b　クラスプによる維持．サベイライン下部のアンダーカット領域にIバークラスプの鉤尖が接している．点線はサベイラインを示す．

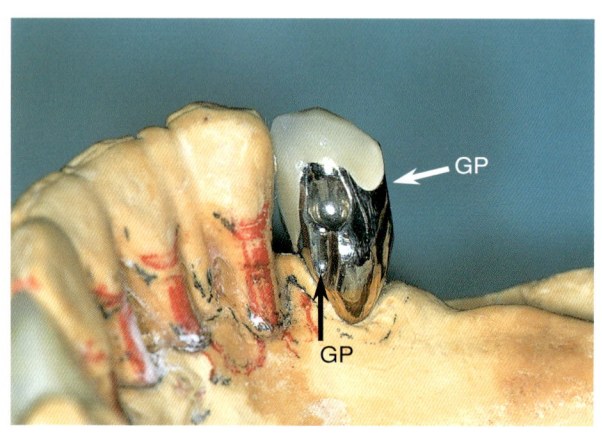

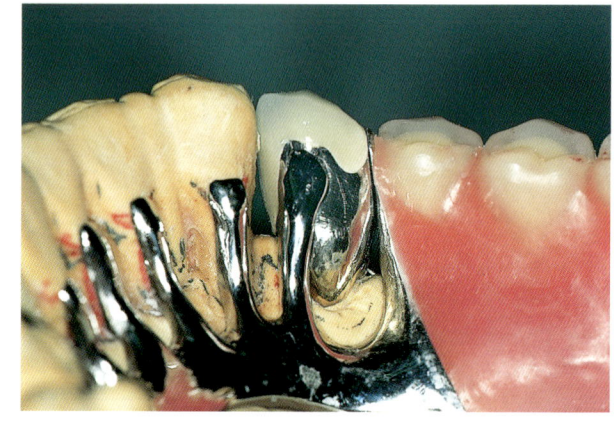

図Ⅲ-44a, b　摩擦力を維持に利用．a：クラウンの欠損側隣接面と近心レスト下部のガイドプレーン（GP）が平行に付与されている．b：ガイドプレーンには隣接面板と小連結子が接する．

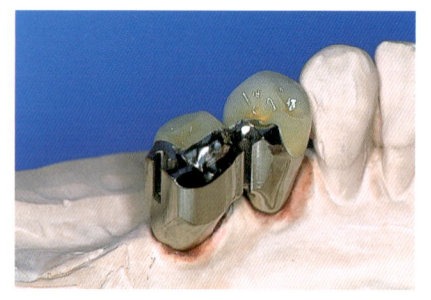

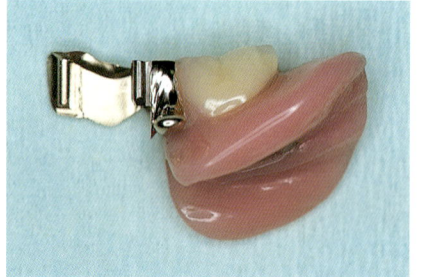

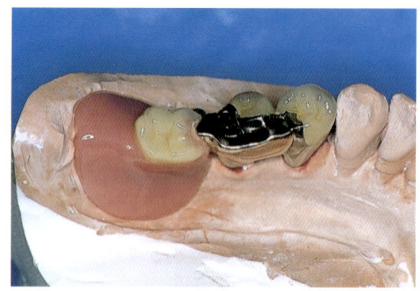

図Ⅲ-45a～c　アタッチメント義歯（バイロックアタッチメント）．a：支台歯に設けられた，アタッチメントのフィメイル部．b：義歯とアタッチメントのメイル部．c：義歯装着（模型上）．

である．これは，前述したように支持機構と把持機構が十分確立されてはじめて義歯の維持，安定が得られることになる．

一般に，義歯が離脱する際に，はたらく維持力を確保するためには，

①クラスプによって歯面に設けたアンダーカット領域を利用する場合［図Ⅲ-43a, b］，

②義歯の構成要素すべてをその着脱方向に対して可及的平行に歯面や顎堤粘膜に接触させ，その際に発生する摩擦を利用する場合［図Ⅲ-44a, b］，

③アタッチメントを利用する場合［図Ⅲ-45a～c］，

④コーヌスクローネのように歯冠部を内冠と外冠で構成し，その間に生じる摩擦を利用する場合［図Ⅲ-46a～c］，

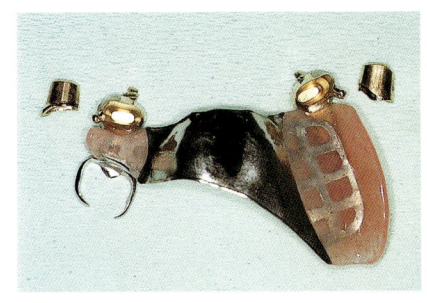

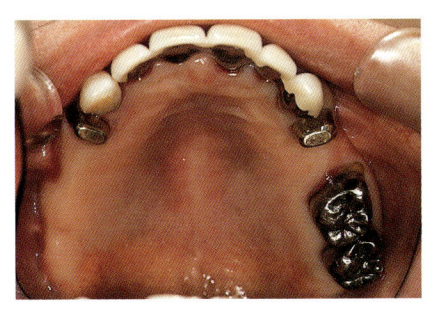

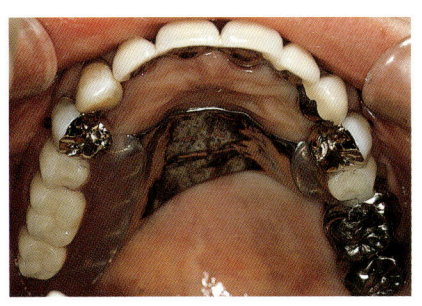

図Ⅲ-46a〜c　コーヌスクローネ義歯．a：義歯と内冠．b：内冠の口腔内装着．c：義歯の口腔内装着．　46a|46b|46c

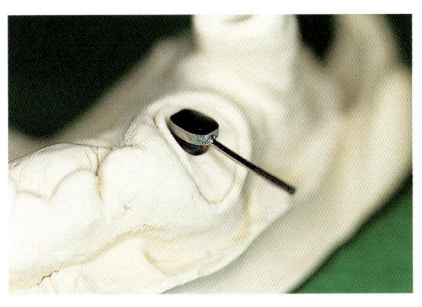

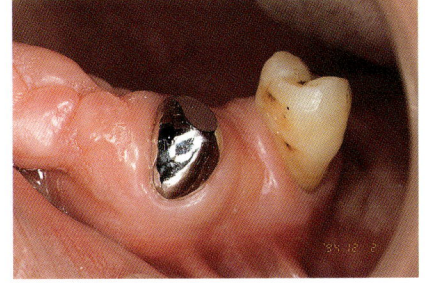

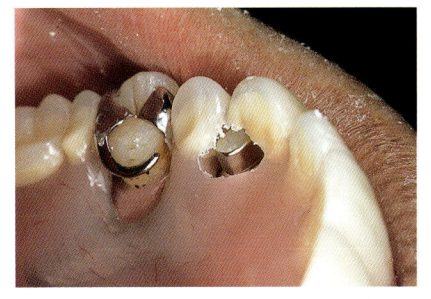

図Ⅲ-47a〜c　磁性アタッチメント義歯．a：作業用模型とキーパー．b：キーパーの埋め込まれた根面板．c：義歯と磁石（磁石を床に埋め込む前）．　47a|47b|47c

⑤根面板や歯冠修復装置の内部にキーパーを埋め込み，一方の磁石を義歯の中に埋め込んで，その間に生じる磁力を利用する場合［図Ⅲ-47a〜c］，などがあげられる．

4．連結機構の設定

連結機構の最大の目的は，これまで述べてきた支持機構，把持機構，維持機構をそれぞれ設定する場合に，そのつど大連結子や小連結子，あるいは義歯床によって連結し，支台歯や顎堤粘膜に対して共に過剰な力が加わらないように，しかも機能力をできるだけ垂直方向に規定できるようにコントロールして，義歯の維持，安定をより確実なものにすることである．

この連結機構を設計する場合には，その構造に関して強度的な問題のほかに，歯周組織との関係，舌などの感覚的な問題，咀嚼や構音機能に対する問題などを考えながら，その位置，形態，大きさ，厚さなどを決定する．

連結機構として一般に使用する材料は，義歯に加わった力を広く伝達し，力の分散を図る目的からも金属が主流であるが，レジンを用いる場合もある．その場合には，レジン床の中に金属線（補強線，図Ⅲ-48a, b）を埋入したり，金属プレート（補強構造，図Ⅲ-49a, b）を埋め込んだりして，機能時の変形を極力抑える必要がある．

次に，残存歯や歯周組織の為害性を少なくするためには，舌側歯肉縁を可能なかぎり開放させ，歯肉縁周辺から上顎では6 mm以上［図Ⅲ-50］，下顎では3 mm以上［図Ⅲ-51］離して義歯床辺縁を設定する．これによって歯肉縁周辺の自浄性や衛生的環境が確保されることになる．逆に，開放量がそれ以下とあまり広く設けられない場合には，かえって歯肉縁が汚染され，プラークの沈着が増悪化したり，床下粘膜に対する義歯床の加圧によって歯肉の肥厚や発赤など炎症症状を呈して［図Ⅲ-52a, b］，残存歯の周辺歯肉に為害性を与えることになる．

したがって，十分に歯肉縁が開放できないような症例の場合，義歯の動きが前述の支持，把持，維持の各機構によって垂直方向のみの動きに規定し，かつ義歯床の沈下が起きないように確立したうえで，前歯部では基底結節を十分被覆させたり［図Ⅲ-53］，

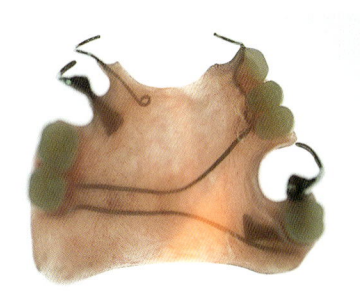

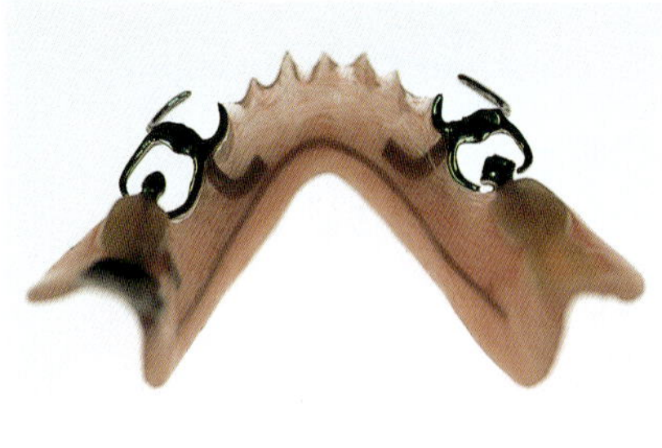

III章 パーシャルデンチャーによる欠損補綴処置の基本的進め方

図III-48a, b 補強線．*a*：上顎．*b*：下顎．

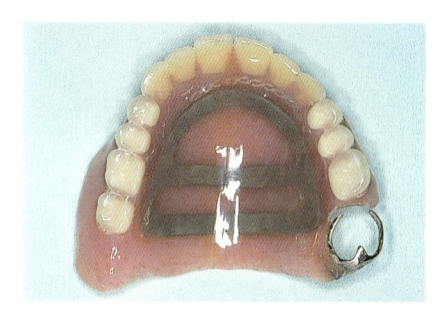

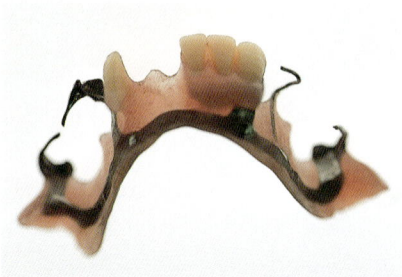

図III-49a, b 補強構造．*a*：上顎．*b*：下顎．

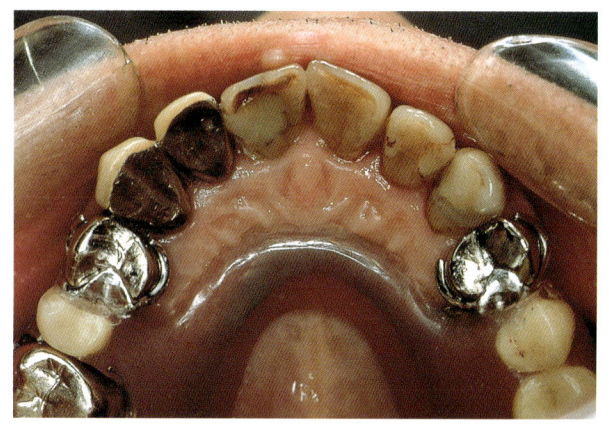

図III-50 上顎における義歯床辺縁と舌側歯肉縁との関係．

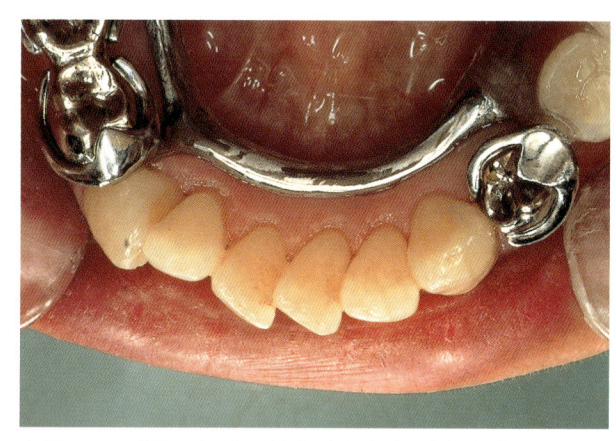

図III-51 下顎における義歯床辺縁と舌側歯肉縁との関係．

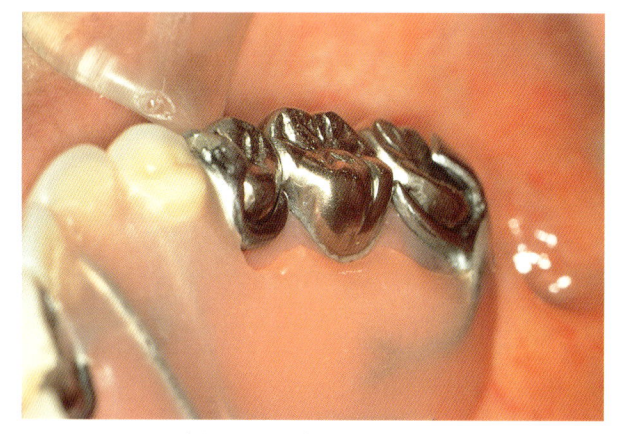

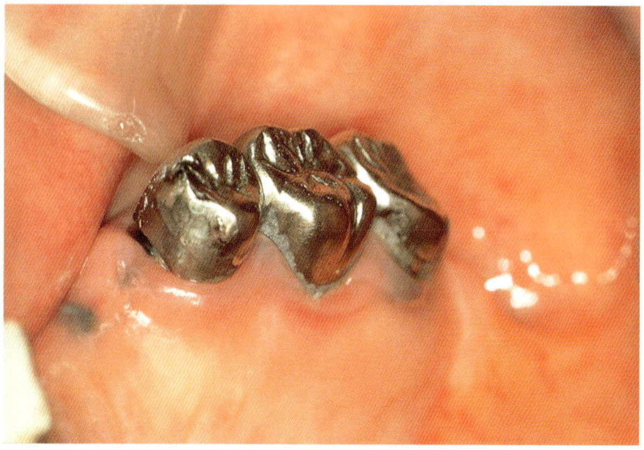

図III-52a, b 不適切な上顎義歯床辺縁と舌側歯肉縁との関係．*a*：開放量が不足している．*b*：開放部位と一致して歯肉に炎症がみられる．

4. 設計の具体化

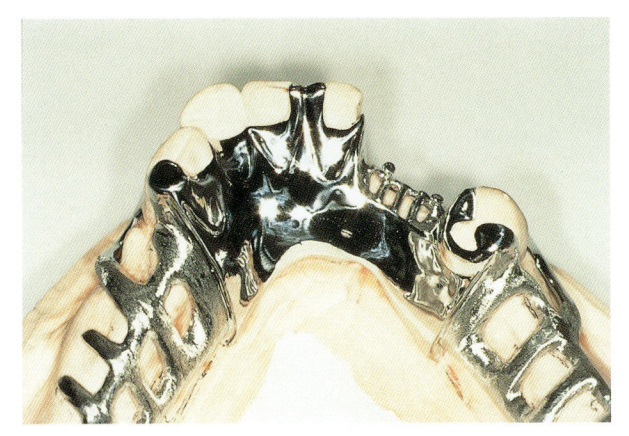

図Ⅲ-53 義歯床(メタルフレームワーク)による基底結節の被覆.

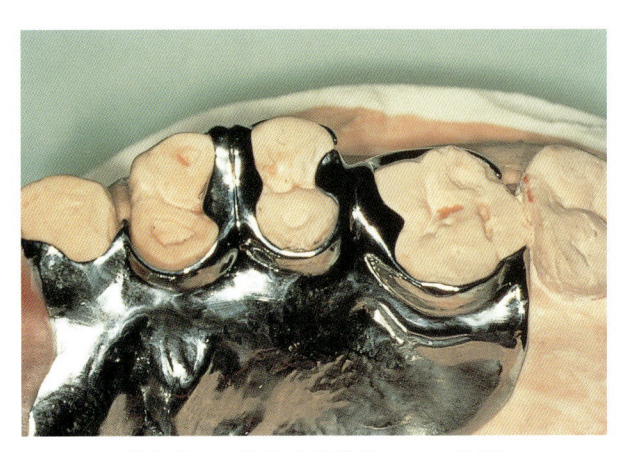

図Ⅲ-54 義歯床による最大豊隆部までの被覆.

臼歯部では少なくとも軸面の最大豊隆部まで義歯床を延長させたりして，残存歯に密着させる形態とする［**図Ⅲ-54**］．

3 合理的な機能をもつクラスプを設計・製作する基本的手順

これまでは，パーシャルデンチャーに関する一般的な設計の手順について，とくに各機構の重要性とそれを組み立てていく際の留意事項について述べてきた．ここでは，クラスプを用いる場合のパーシャルデンチャーの構成要素のうち，とくにメタルフレームワークを中心とした基本的な設計の手順について触れることにする．

1. クラスプの把持力と維持力を求める方法

パーシャルデンチャーの設計において，欠くことのできないクラスプの機能の中で，とくに長期間使用に耐えるために変形を起こさないクラスプの形態的条件とはどのようなものか，また，クラスプの維持力にはどのような因子が関与しているか，その維持力をどのように求めればよいかなどについて，野首らによるコンピュータ・システムを用いた方法ならびに，数値表を用いた簡便法について解説する．

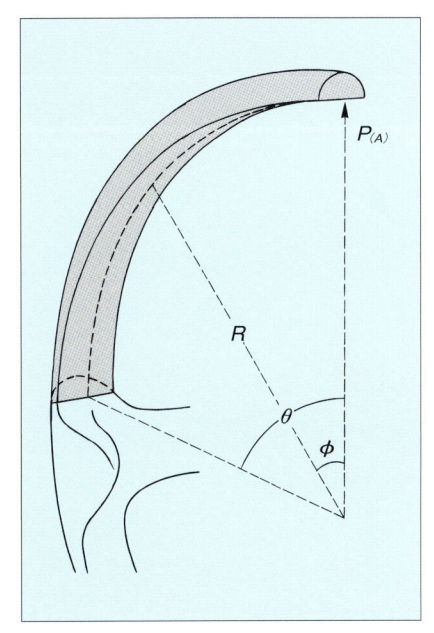

図Ⅲ-55 円弧型鉤腕の模式図．$P_{(A)}$：鉤尖部内面における放線方向の荷重．R：円弧型鉤腕の曲率半径(近似値)．θ，ϕ：鉤腕全体と任意の円弧の中心角．

i) クラスプに関する基本的知識―鉤腕の曲げ剛性とクラスプの維持力に影響を及ぼす因子

クラスプの維持力を考えるうえで基本的な力学的性質は，鉤腕をたわませるために必要な力の大きさである．とくに，鉤尖部を0.1 mm単位でたわませるのに必要な力を，その鉤腕の曲げ剛性($P_{0.1}$)として定義する．次に，一般的に用いられるエーカースクラスプを想定し，これを単純化すると円弧形となり［**図Ⅲ-55**］，この円弧形の鉤腕を鉤尖内面に放線方向の荷重($P_{(A)}$)を加えた場合のたわみ(δ)を求める

III章　パーシャルデンチャーによる欠損補綴処置の基本的進め方

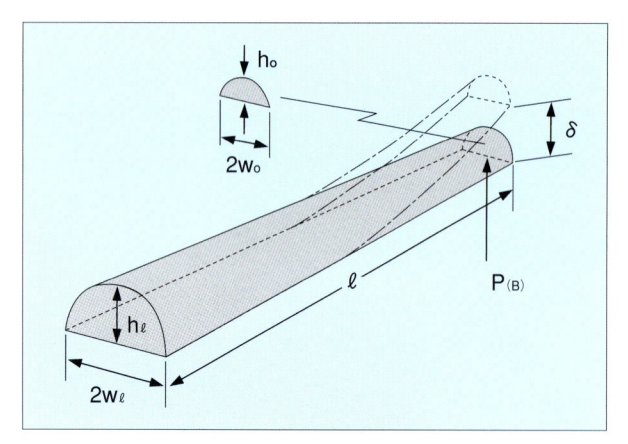

図III-56 直線型鉤腕の模式図．P$_{(B)}$：鉤尖部内面における垂直方向の荷重．h$_0$, w$_0$：鉤尖部の断面厚さ，断面幅の半分．h$_\ell$, w$_\ell$：鉤腕基部の断面厚さ，断面幅の半分．γ：鉤腕のテーパー度（$\frac{h_0}{h_\ell}=\frac{w_0}{w_\ell}=\gamma$）．$\ell$：鉤腕長．

表III-2 曲げ剛性から維持力を求めるための係数K

アンダーカット量(mm)	エーカースタイプ	バータイプ
0.05	0.08	0.09
0.10	0.18	0.19
0.15	0.29	0.30
0.20	0.40	0.42
0.25	0.53	0.56
0.30	0.66	0.70
0.35	0.80	0.85
0.40	0.94	1.00
0.45	1.09	1.17
0.50	1.25	1.34

式は以下のようになる．

$$\delta = \frac{P_{(A)} \cdot R^3}{E \cdot I_0} \int_0^\theta \frac{\sin^2 \phi}{(\ell + v \cdot \phi)^4} d\phi$$

ただし　$v = \frac{h_\ell - h_0}{\theta \cdot h_0}$

この式からも明らかなように，鉤腕の力学的性質に影響を及ぼす重要な因子は，次のとおりである．
①鉤腕の曲率半径(R)：支台歯の形態や鉤腕の走行によって変化し，鉤腕の湾曲を表す．
②使用金属の弾性係数(E)：ヤング率が適用される．
③断面二次モーメント(I$_0$)：鉤腕の断面形態によって規定される．
④鉤腕基部と鉤尖部の断面厚さ(h$_\ell$, h$_0$)：鉤腕のテーパー度(γ)によって影響を受け，これらのうち二つの因子が規定されると，残りの一つは自動的に求められることになるが，これは既製のワックスパターンを使用した場合にのみ成り立つことである．
⑤円弧の中心角(θ)：鉤腕の曲率半径(R)と鉤腕長(L)によって決まる因子である．

このように，鉤腕の設計・製作上の因子と支台歯形態に基づく因子が求められれば，前記の式に，

$\delta = 0.1$ mm を代入することによって，円弧型鉤腕の P$_{0.1(A)}$（鉤尖部を 0.1 mm たわませるのに必要な荷重）を得ることができる．

しかし，上の式によって値を求めるためには近似積分を行う必要があり，各因子のデータを入力する際の簡便さも考慮して，まずコンピュータ・システムの利用が合理的と考えられる．

一方，バークラスプの場合には，鉤腕の形態がエーカースクラスプのように鉤歯形態の影響を受けることはほとんどなく，直線型鉤腕（長さ：ℓ）を想定した場合の力学的性質とほぼ近似することが実験的に立証されていることから（**図III-56**），バークラスプの場合の曲げ剛性(P$_{0.1(B)}$)は，次式に δ = 0.1 を代入することによって求められる．

$$P_{(B)} = \frac{\delta \cdot E \cdot h_0^3 \cdot w_0}{3.037 \cdot \ell^3 \cdot \gamma^3}$$

$\gamma = \frac{h_0}{h_\ell} = \frac{w_0}{w_\ell}$（鉤腕のテーパー度）

このようにして得られた鉤腕の曲げ剛性(P$_{0.1}$)とクラスプの維持力(F)との間には比例関係が存在することはすでに明らかにされており，またその中には，鉤尖のアンダーカット量や支台歯形態（歯軸方向の湾曲）などの影響も含まれていて，

表Ⅲ-3 クラスプの維持力に影響を及ぼす因子

設計・製作上の因子	クラスプの種類
	鉤腕長
	鉤腕断面の寸法および形態
	鉤腕のテーパー度
	使用金属の弾性係数
	鉤尖部のアンダーカット量
支台歯形態に基づく因子	鉤腕の曲率半径（環状鉤）
	鉤歯側面の湾曲度

$$F = K \times P_{0.1}$$

と簡単に表すことができる．ここで，Kは，鉤尖のアンダーカット量や支台歯形態に基づく因子である歯軸方向の湾曲などの影響を係数化したものであり，クラスプの種類（エーカースタイプとバータイプ）によって異なった数値を設定している［**表Ⅲ-2**］．

ii) コンピュータ・システムの概要とその構成機器

　以上のように，クラスプの設計・製作上の因子と支台歯形態に基づく因子［**表Ⅲ-3**］を規定し，前述の理論式を利用することによって，鉤腕の$P_{0.1}$やクラスプの維持力を簡単に求めることができる．実際の臨床に応用するためには，各因子を正確に測定する必要があり，本システムは以下の機器から構成されている．
①アンダーカット量が正確に測定でき，所定の鉤尖部が容易に明示できるデジタルサベイヤー［**図Ⅲ-57a, b**，松風製］．
②パーソナルコンピュータと理論式を組み込んだソフトウエア．
③形態的かつ寸法的にも安定した既製ワックスパターン［**図Ⅲ-58**，デグサ製 RAPID-FLEX］．
④鉤腕の曲率半径測定装置［**図Ⅲ-59**］．
　本システムのフローチャートは，**図Ⅲ-60**に示したとおりである．

a. デジタルサベイヤー

　設計上の一つの因子である鉤尖のアンダーカット量を測定するために，サベイヤーは必要であり，さらに模型分析，義歯の着脱方向の決定にも欠かせない重要な機器である．しかし，従来の機種においては，アンダーカット量の測定に際して一定のゲージ

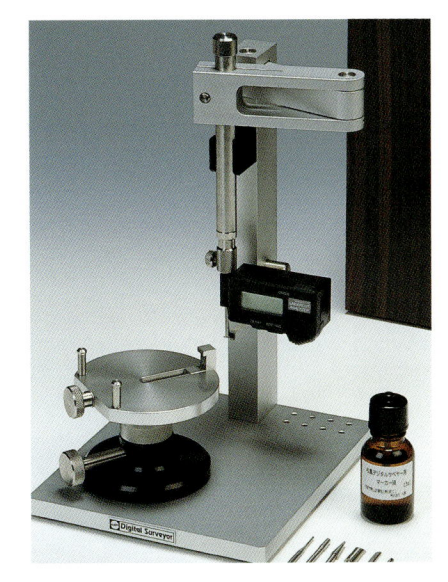

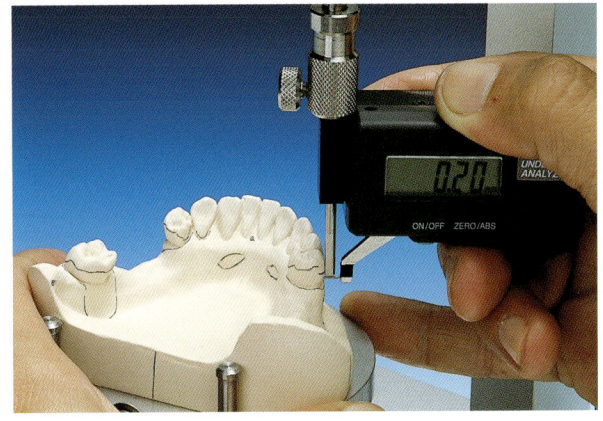

図Ⅲ-57a, b　a：デジタルサベイヤー（松風製，サベイヤー本体，アンダーカットアナライザー，マーカー液，ほか）．b：アンダーカット量の計測．

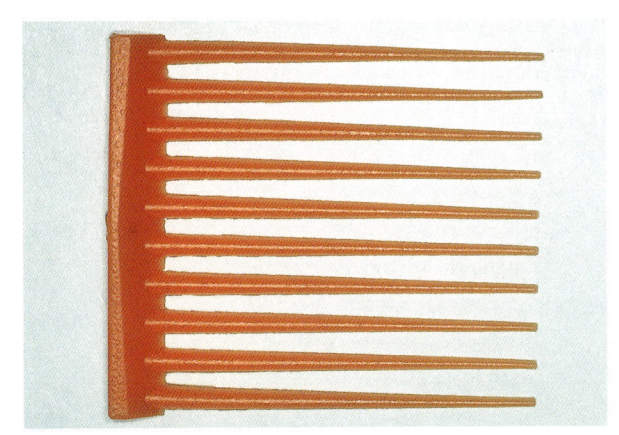

図Ⅲ-58　既製ワックスパターン（デグサ製，RAPID-FLEX）．

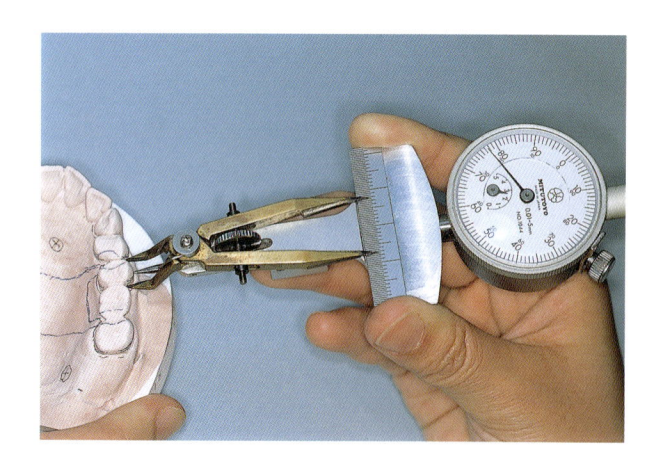

III章　パーシャルデンチャーによる欠損補綴処置の基本的進め方

図III-59　曲率半径計測装置.

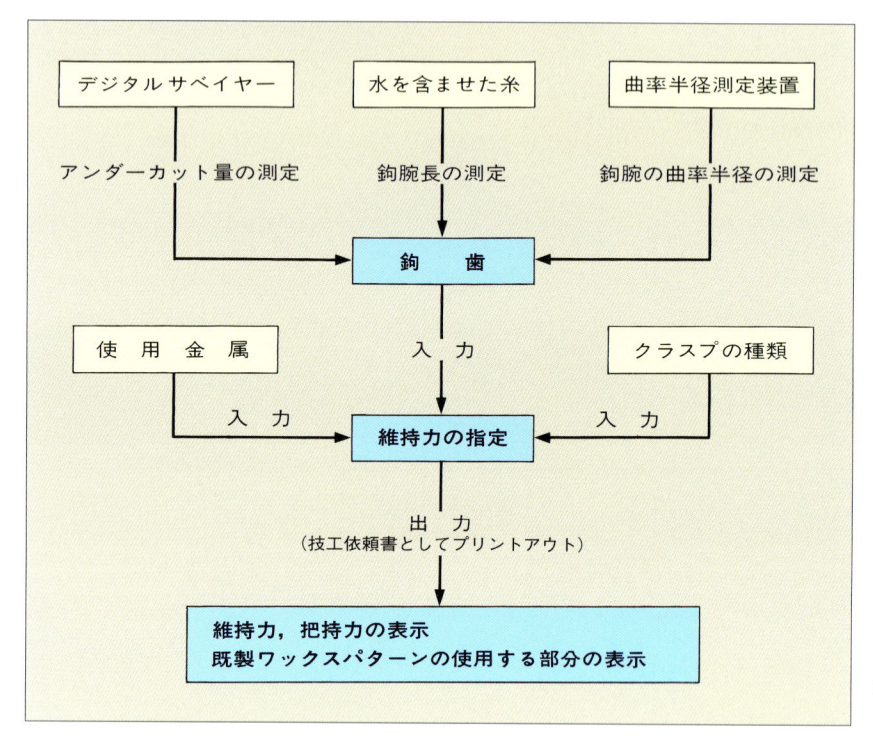

図III-60　コンピュータ・システムのフローチャート.

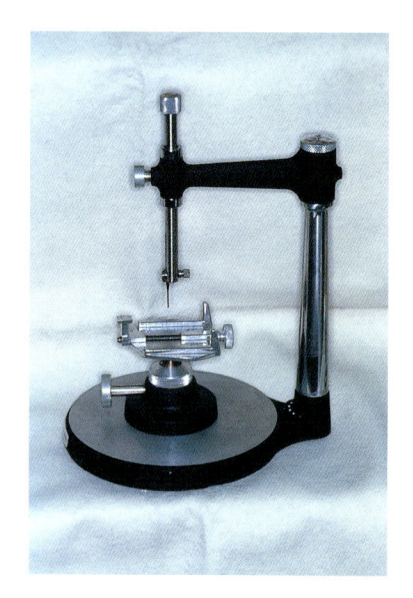

図III-61a　Neyのサベイヤー.

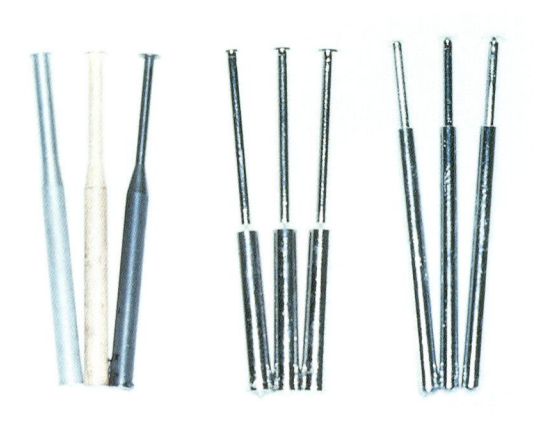

図III-61b　各社のアンダーカットゲージ.

(0.25, 0.50, 0.75 mm)を用いて行われているシステムがほとんどであり，その代表的なものが今から約80年前に提唱された Ney のサベイングシステムである［**図Ⅲ-61a, b**］．

このサベイングシステムの最大の欠点は，前述したように 3 種類のアンダーカットゲージしか備えていないことである．しかも，いまだに多くの成書に掲載されている．しかし，実際の臨床においてクラスプの維持や把持などの機能性，あるいは外観，支台歯の保護，使用金属の弾性係数などを考慮しながら鉤尖の位置を決定するためには，このような 3 種類のアンダーカットゲージ方式ではきわめて不合理であり，クラスプを取り囲む環境がほぼ力学的に解明された現在では，このようなシステムはもはや通用しないものといえる．

ここで，科学的な考えに基づいてクラスプの設計・製作，さらにはパーシャルデンチャーの設計・製作を行うべきであり，また行える状況にもなってきた．そこで，維持力や把持力のわかったクラスプを合理的に設計し，製作するためには，アンダーカット量を連続的に測定できるアナログ機構あるいはデジタル機構を備えたサベイヤーが必要である．

現在市販されているサベイヤーの中で，本システムにもっとも適したサベイヤーは，0～1.4 mm までのアンダーカット量を 0.01 mm 単位で測定でき，求めようとする鉤尖の位置を点として正確に表示できるデジタルサベイヤー(松風製)である．

b. コンピュータ・システムと既製ワックスパターン

本システムは，各支台歯の健康状態に応じた維持力や把持力をもつクラスプを製作することを目的とすることから，術者が各因子や必要な維持力を入力することによって，既製ワックスパターンのどの部分を利用すべきか(ワックスパターンの先端から所定の長さをカットし，残りの部分の先端を鉤尖としてそこから必要な長さだけ鉤腕として用いる部分)を情報として出力する機能が付与されている．

そのためには，良好な寸法安定性を備えた既製ワックスパターンを用いることが必要不可欠であ

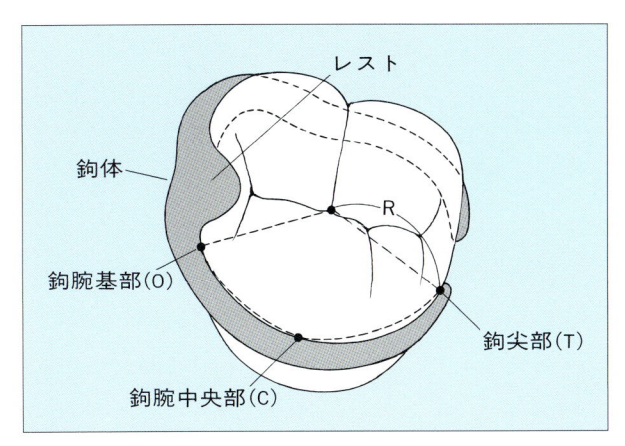

図Ⅲ-62 鉤腕の曲率半径．

り，すでにその確認がなされている RAPID-FLEX (デグサ製)などが適している．

c. 鉤腕の曲率半径測定装置

エーカースクラスプの場合，支台歯形態に基づく因子の一つである鉤腕の湾曲について，鉤尖部(T)，鉤腕基部(O)ならびに両者を結んだ線分の垂直 2 等分線と鉤腕内面との交点(C)の 3 点，すなわち鉤腕全体の湾曲から円弧の曲率半径(R)が求められる［**図Ⅲ-62**］．得られた値を用いて曲げ剛性の理論値と実際に製作した鉤腕の実験値とがよく近似していることは，すでに明らかにされている．

したがって，これら 3 点によって作られる円弧の曲率半径(R)が，鉤腕の湾曲のパラメータとして有効であることから，野首により専用の測定装置［**図Ⅲ-59 参照**］が開発された．本測定装置は，鉤尖部と鉤腕基部(鉤肩部)の 2 点をマークし，2 点間の仮想の直線距離を測定するキャリパス部(0.5 mm 精度)と，鉤腕の中点をマークし，その部分の歯面の突出量を測定するダイヤルゲージ部(0.01 mm 精度)より構成されている．この両者の読取値をコンピュータに入力することによって，3 点からなる円弧の曲率半径(R)を容易に求めることができる．

なお，この測定装置を用いない場合では，簡易法(後述)の項に示した表を参照し，歯種によって与えられた値を用いる．

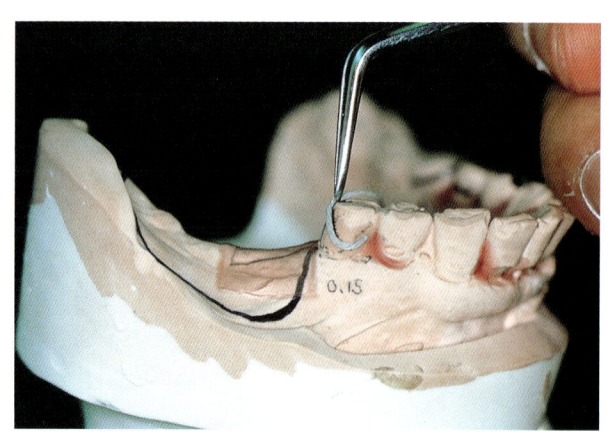

III章　パーシャルデンチャーによる欠損補綴処置の基本的進め方

図III-63a, b　ぬれた糸による鉤腕長の測定.

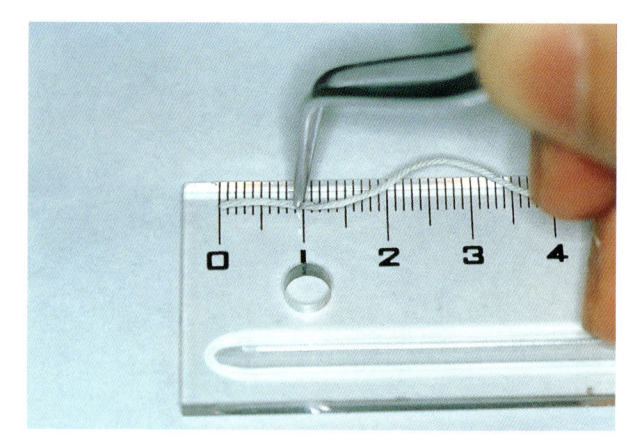

63a｜63b

d. 鉤腕長の測定

　鉤腕長の曲げ剛性に対する影響も大きく，正確に測定する必要がある．一般に，地図上を目盛りのついた装置を滑らせて距離を測定する方法が行われている．以前，その原理を応用して類似の装置を滑らせ，模型の上に記入されている鉤腕に沿ってその長さを測定する方法が導入されたことがある．しかし，精度的にも問題があり，しかも模型表面を傷つけることからほとんど利用されないまま消えていった．

　そこで，もっとも簡単で合理的な測定方法としては，水を含ませた縫い糸の先端を模型上の鉤尖に合わせ，鉤腕の走行に添わせながら貼り合わせたのち，鉤肩部をピンセットでつまんで模型から離し，その先端からピンセットまでの長さを定規で測定する方法がある［*図III-63a, b*］．

iii) コンピュータ・システムによるクラスプの設計・製作

　ここでは，支台歯の数や位置，あるいは健康状態，さらには使用金属の弾性係数などの生物学的ならびに力学的な条件から，歯科医師が設定する維持力の大きさをコンピュータ・システムに入力して，既製ワックスパターンの利用する部分を求める方法について概説する．

　まず，初期画面［*図III-64a*］において「新規作成」ボタンを押し，症例登録画面において患者名，歯科医師名，歯科技工士名，設計記録日を入力する［*図III-64b*］．これらの事項と得られた設計結果は，技工依頼書とともに出力され，同時に設計記録簿としてデータベースに保存される．

　次に，設計に必要な項目を順次入力する．欠損歯を指定したのち［*図III-65a*］，支台歯となる歯を選択し，それぞれの歯について金属の種類，頬側腕と舌側腕のクラスプの種類（エーカースタイプ，バータイプ）を入力する［*図III-65b*］．本システムでは，主な金属（コバルトクロム合金，金合金，金銀パラジウム合金，チタンなど）に対して標準的な弾性係数をあらかじめ登録してある．

　次に，鉤尖部のアンダーカット量と鉤腕長を入力する［*図III-65c*］．アンダーカット量は，0.05〜0.50 mmの範囲に設定されており，デジタルサベイヤーによって得られた値をそのまま入力する．エーカースクラスプの場合，鉤腕の曲率半径は，クラスプの維持力を左右する重要な因子となる．そこで，筆者が製作した曲率半径測定装置を用いて測定したキャリパス値とダイヤルゲージ値を入力する［*図III-65d*］と，鉤腕の曲率半径が自動的に計算され，表示される［*図III-65e*］．一方，曲率半径測定装置を使用しない場合は，前画面［*図III-65d*］の「平均値を使用」のボタンをクリックする（曲率半径の平均値については表III-4参照）．なお，バークラスプではこの項目は影響しないことから省略される．

　以上の手順によって，1鉤腕に対する入力が終了する［*図III-66a*］．すべての鉤腕に対する入力が終了

4. 設計の具体化

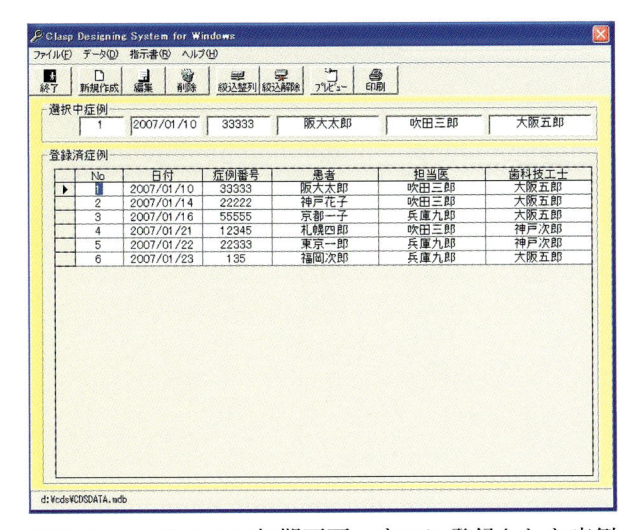

図Ⅲ-64a システムの初期画面．すでに登録された症例が一覧表示される．

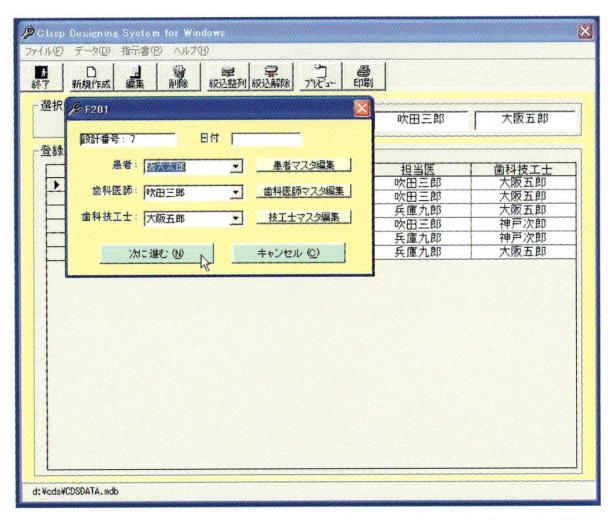

図Ⅲ-64b 症例登録画面．患者名，歯科医師名，歯科技工士名，設計記録日を入力する．

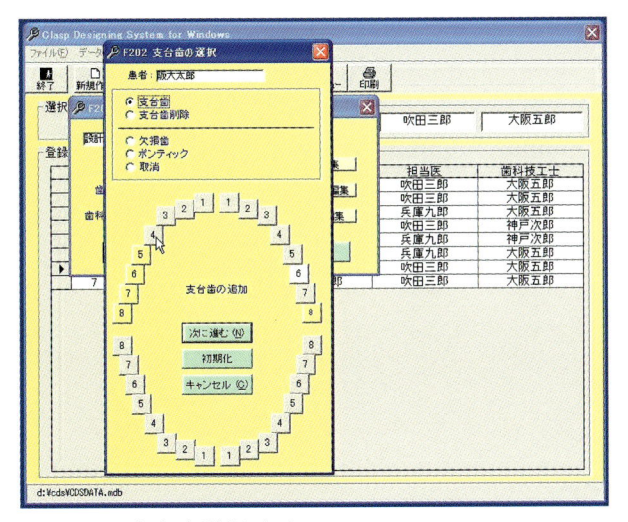

図Ⅲ-65a 支台歯選択画面．

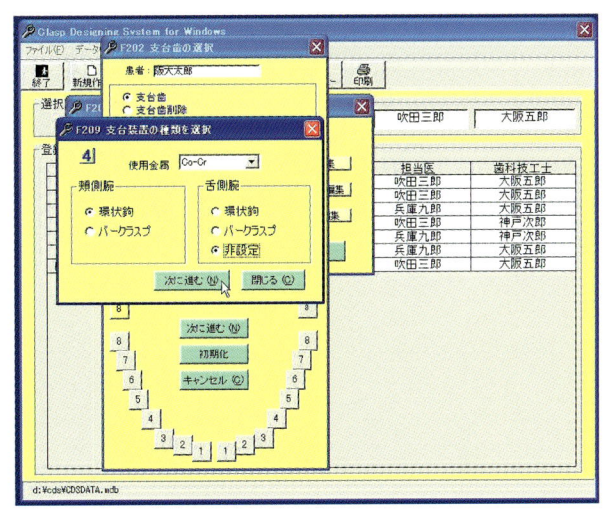

図Ⅲ-65b 使用金属およびクラスプ種類の選択画面．

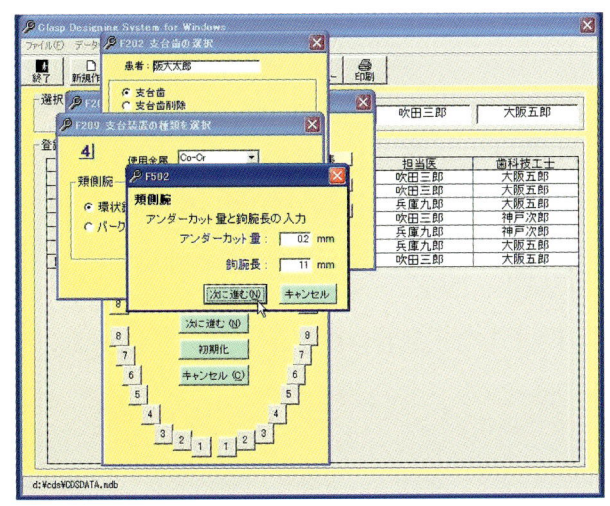

図Ⅲ-65c アンダーカット量および鉤腕長の入力画面．

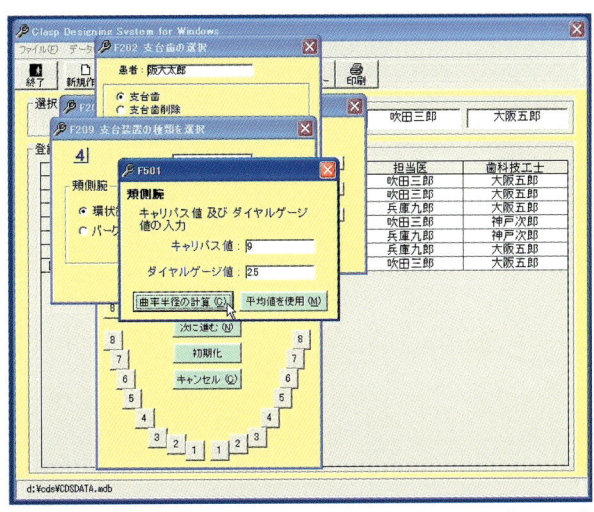

図Ⅲ-65d キャリパス値およびダイヤルゲージ値の入力画面．

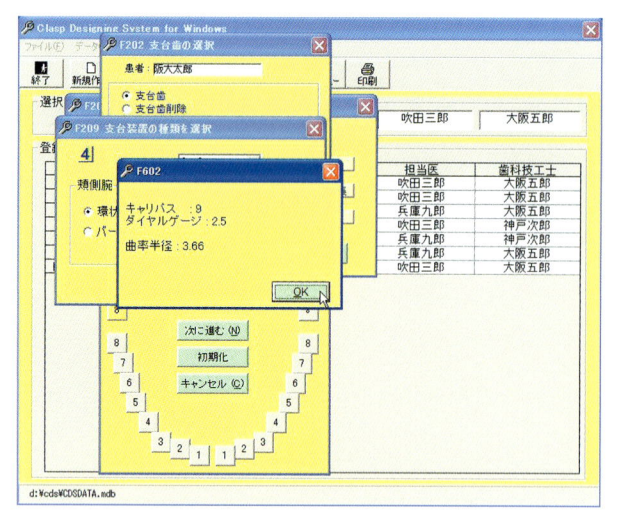

III章　パーシャルデンチャーによる欠損補綴処置の基本的進め方

図III-65e　計算された曲率半径を確認する画面．

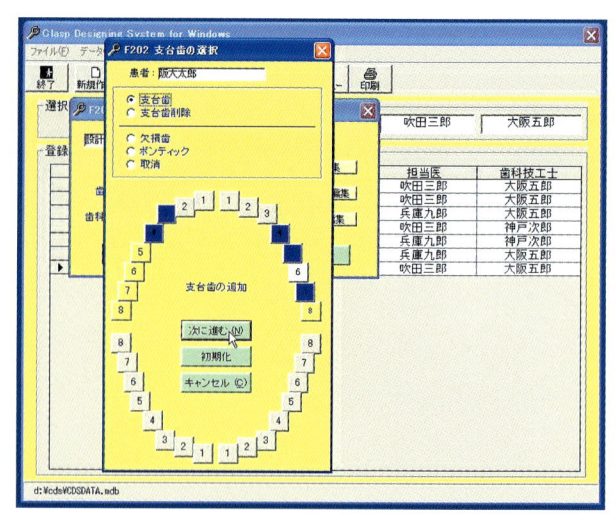

図III-66a　入力完了画面．入力の完了した歯は青色で表示される．

図III-66b　既製ワックスパターンの先端からのカット量の決定画面．希望する維持力あるいは曲げ剛性が得られるようにカット量を決定する．「パターンのカット量」の右端の目盛をカーソルで左右に移動する，あるいは直接カット量を入力すると，それに応じて維持力と曲げ剛性が直に変化する．

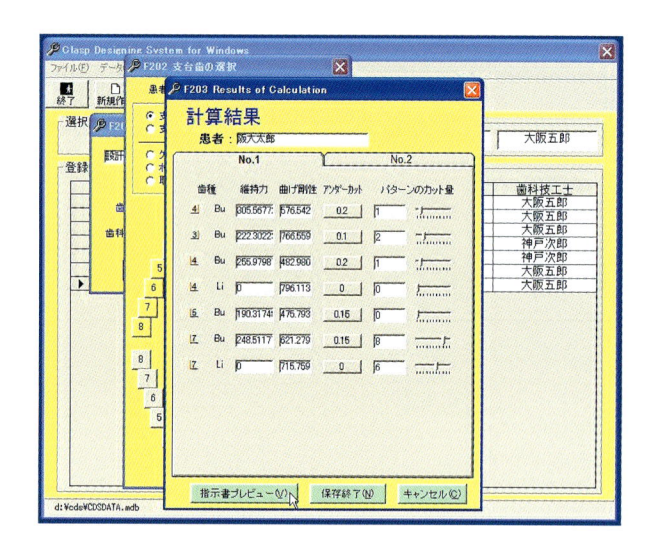

表III-4　歯種ごとの曲率半径平均値　　　　(mm)

	第一小臼歯		第二小臼歯		第一大臼歯		第二大臼歯	
	頬側	舌側	頬側	舌側	頬側	舌側	頬側	舌側
上顎	4	3	4	3	6	6	6	5
下顎	4	4	4	4	7	7	7	7

した後で，まとめて既製ワックスパターン（RAPID FIEX）の先端からカットする長さ（カット量）を決定する．鉤腕ごとにワックスパターンのカット量を入力すると，それに連動して維持力と曲げ剛性が表示されるので，希望する維持力が得られるカット量を選択する［図III-66b］．

　臨床経験から，健康な支台歯1歯あたりの維持力は200〜300 gfぐらいが適当と考えており，仮に歯槽骨吸収など歯周組織の状態が思わしくなければ，1歯あたりの維持力を100〜150 gfへと低くし，それにあった鉤腕の寸法を求める必要があるが，この作業も本システムを用いれば容易に行える．

　一方，把持腕については，義歯全体によって横揺れに抵抗するために曲げ剛性をより強くする必要があることから，通常は維持腕の計算時に得られた曲げ剛性よりも大きく設定する．

　入力された全データは設計記録簿としてデータベースに保存される．各症例の設計記録は，必要に応じて画面でのプレビューあるいはプリントアウトすることが可能であり，プリントしたものは全体の

設計番号	日付	患者ID	患者名
7	2007/06/13	33333	阪大太郎
			歯科医師名
			吹田三郎
			歯科技工士名
			大阪五郎

歯種	鉤腕側	クラスプの種類	鉤腕長 (mm)	維持力 (kgf)	曲げ剛性	アンダーカット量 (mm)	カット量 (mm)	金属の種類	曲率半径
⌊4	頬側	環状鉤	10.00	255.98	482.98	0.20	1+1	Co-Cr	4.00
	舌側	環状鉤	8.00	0.00	796.11	0.00	0+1	Co-Cr	3.00
			小計	255.98 (kgf)					
⌊5	頬側	環状鉤	8.00	190.32	475.79	0.15	0+1	Co-Cr	4.00
			小計	190.32 (kgf)					
⌊7	頬側	環状鉤	11.00	248.51	621.28	0.15	8+1	Co-Cr	6.00
	舌側	環状鉤	9.50	0.00	715.76	0.00	6+1	Co-Cr	5.00
			小計	248.51 (kgf)					
3⌋	頬側	環状鉤	7.00	222.30	766.56	0.10	2+1	Co-Cr	4.00
			小計	222.30 (kgf)					
4⌋	頬側	環状鉤	11.00	305.57	576.54	0.20	1+1	Co-Cr	3.66
			小計	305.57 (kgf)					

図Ⅲ-67 設計記録のプリントアウトの一例.

設計図とともに歯科技工所への重要な依頼書にも活用できる[***図Ⅲ-67***].

なお，このコンピュータ・システムは，フリーソフトウェアとして，以下のアドレス(大阪大学 大学院歯学研究科 顎口腔機能再建学講座 歯科補綴学第二教室ホームページ内)よりダウンロードできる.

http://www.dent.osaka-u.ac.jp/~prost2/cds/

iv)クラスプの設計，製作に関する簡便法

ここでは，コンピュータや特殊な器具を使用せず，新たに制作したチャート(数値表)によって維持力を設定したクラスプを設計・製作する簡便法について少し触れておく.

原則的には前項のコンピュータによる設計・製作法と変わるところはないが，鉤腕の曲率半径に対しては，天然歯の歯冠形態の計測結果を基にして，歯種ごとに曲率半径の標準値[***表Ⅲ-4***]を設けており，この数値を代用することで，前述のキャリパスとダイヤルゲージによる測定と，コンピュータによる曲率半径の計算を省略することができる.

次に，所定の維持力をもつクラスプを得るためには，最終的に既製のワックスパターンのカット量を求める必要がある．その一連の手順について表に従って詳述する.

まず，前述の $F = K \times P_{0.1}$ を利用する．すなわち，この式の中の維持力(F)としては健康な支台歯では200 ～ 300 gf を設定し，歯周組織の状態が思わしくなければ，約 150 gf などと低く設定する.

ついで，86 ページに示した***表Ⅲ-2***からデジタルサベイヤーを用いて測定したアンダーカット量に対する係数(K)を求め，これらを先の式に代入することによって，曲げ剛性($P_{0.1}$)を計算する.

III章 パーシャルデンチャーによる欠損補綴処置の基本的進め方

表III-5 鉤腕の曲げ剛性（曲率半径3mm） (gf)

鉤腕長(mm) \ カット量(mm)	0	1	2	3	4	5	6	7	8	9	10
5	1801	2131	2505	2926	3397	3924	4509	5157	5872	6659	7523
6	1444	1704	1997	2327	2696	3107	3563	4067	4622	5233	5902
7	1282	1511	1758	2056	2378	2736	3134	3572	4055	4586	5166
8	1220	1436	1678	1950	2254	2591	2965	3378	3832	4331	4876
9	1206	1418	1658	1926	2225	2558	2927	3333	3781	4272	4808

表III-6 鉤腕の曲げ剛性（曲率半径4mm） (gf)

鉤腕長(mm) \ カット量(mm)	0	1	2	3	4	5	6	7	8	9	10
6	1057	1245	1457	1696	1962	2258	2586	2949	3348	3738	4267
7	855	1004	1172	1359	1569	1801	2059	2343	2655	2997	3372
8	742	870	1013	1173	1351	1549	1767	2008	2272	2561	2877
9	681	796	926	1070	1231	1409	1606	1822	2060	2319	2603
10	649	759	881	1018	1170	1338	1523	1727	1950	2195	2461
11	636	743	862	996	1141	1307	1488	1686	1904	2141	2400
12	633	739	857	990	1137	1299	1478	1675	1891	2127	2384

表III-7 鉤腕の曲げ剛性（曲率半径5mm） (gf)

鉤腕長(mm) \ カット量(mm)	0	1	2	3	4	5	6	7	8	9	10
7	703	825	962	1115	1286	1475	1685	1916	2170	2448	2752
8	580	679	789	913	1050	1201	1369	1554	1756	1978	2219
9	505	589	683	788	904	1033	1175	1331	1503	1690	1893
10	457	532	616	710	814	928	1054	1192	1344	1509	1689
11	428	498	575	662	757	863	979	1106	1245	1397	1562
12	411	477	551	633	724	824	934	1055	1186	1330	1486
13	401	466	538	618	706	803	910	1027	1154	1294	1445
14	397	461	532	611	698	794	899	1014	1140	1277	1426
15	396	460	530	609	695	791	896	1010	1136	1272	1421

表III-8 鉤腕の曲げ剛性（曲率半径6mm） (gf)

鉤腕長(mm) \ カット量(mm)	0	1	2	3	4	5	6	7	8	9	10
9	427	497	576	664	761	869	987	1117	1260	1416	1585
10	374	435	502	578	661	753	855	966	1087	1219	1364
11	338	393	453	520	594	676	765	864	971	1088	1215
12	315	364	420	481	549	623	705	794	892	998	1114
13	299	345	397	455	518	588	664	748	839	938	1046
14	288	333	383	438	498	565	638	718	805	899	1001
15	282	325	374	427	486	551	622	699	783	875	974
16	278	321	369	421	479	543	613	689	771	861	959
17	277	319	367	419	476	539	608	684	766	855	951
18	276	319	366	418	475	538	607	682	764	853	949

表Ⅲ-9 鉤腕の曲げ剛性(曲率半径7 mm)　　　　　　　　　　　　　　　　　　　　　　　　　　　　　　　　　　　　(gf)

鉤腕長(mm) ＼ カット量(mm)	0	1	2	3	4	5	6	7	8	9	10
10	330	384	443	509	582	663	751	848	955	1070	1196
11	293	339	391	448	511	581	657	741	832	932	1040
12	266	307	353	405	461	523	591	665	746	834	929
13	247	285	327	374	425	481	543	611	684	764	851
14	233	269	308	352	399	452	509	572	640	714	794
15	223	257	295	336	381	431	485	544	609	679	754
16	217	249	285	325	369	416	468	525	587	654	726
17	212	244	279	318	360	407	457	512	572	637	708
18	210	241	275	313	355	400	450	504	563	627	696
19	208	239	273	311	352	397	446	500	558	621	689
20	207	238	272	309	350	395	444	498	555	618	686
21	207	238	272	309	350	395	444	497	554	617	684

注：**表Ⅲ-4～8**の各チャートにおける鉤腕長は，鉤腕の中心角が90～180°の範囲のみ表示した

　Ｉバークラスプの場合，鉤腕の曲げ剛性の表[**表V-1**]より，該当する鉤腕長で計算した曲げ剛性にもっとも近い値が得られる既製ワックスパターンのカット量を選択する．

　一方，エーカースクラスプの場合には，曲率半径の違いによって曲げ剛性が異なってくるため，利用する支台歯の曲率半径の標準値を先の**表Ⅲ-4**から求め，各曲率半径と曲げ剛性との関係を表した**表Ⅲ-5～9**から当該の曲率半径の表を利用する．ついで，設計した鉤腕長を測定し，それを先に計算して得られた曲げ剛性の近似値をその表から求めると，クラスプとして利用するために必要な既製ワックスパターンのカット量が得られることになる．

　このようにすれば，コンピュータも鉤腕の曲率半径を測定する装置もとくに必要とせず，デジタルサベイヤーだけを用いた，きわめて簡便な方法でクラスプの設計・製作が行えることになる．

【例題】　上顎第二大臼歯頬側腕(コバルトクロム合金)に250 gfの維持力を得ようとする場合，鉤尖のアンダーカット量が0.25 mmとすると，係数Kは**表Ⅲ-2**により＜ⓐ＞であり，曲げ剛性は＜ⓑ＞ gfと計算される．この鉤腕の曲率半径は**表Ⅲ-4**により＜ⓒ＞ mmであり，鉤腕長が14 mmの場合，計算した曲げ剛性にもっとも近い曲げ剛性は**表Ⅲ-8**により＜ⓓ＞ gfであり，このときのパターンのカット量は＜ⓔ＞ mmとなる(回答は102ページに)．

2．クラスプの製作方法

①作業用模型のブロックアウトとリリーフ[**図Ⅲ-68**]

　ワックスでアンダーカット領域のブロックアウトと顎堤部のリリーフを行う．

②耐火模型の製作[**図Ⅲ-69**]

　前処置が完了した作業用模型を技工用寒天やシリコーン印象材で複印象し，リン酸塩系埋没材にて耐火模型を作る．

③ワックスパターンの活用部位の算出[**図Ⅲ-70**]

　既製ワックスパターン(デグサ製 RAPID-FLEX)の先端からコンピュータ法あるいは簡便法によって算出されたカット量を切り取り，残った先端を鉤尖として計測した鉤腕長より少し長めに切り取る．

④ワックスパターンの圧接[**図Ⅲ-71**]

　鉤腕の外形線に沿ってパターンを圧接し，少量の瞬間接着剤で固定する．

⑤ワックスパターンの完成とスプルーイング[**図Ⅲ-72**]

　レスト，小連結子，連結装置，レジン維持格子をワックスアップし，スプルーイングを行い埋没する．

⑥金属床の完成[**図Ⅲ-73**]

　コバルトクロム合金を用いて鋳造し，研磨を行う．

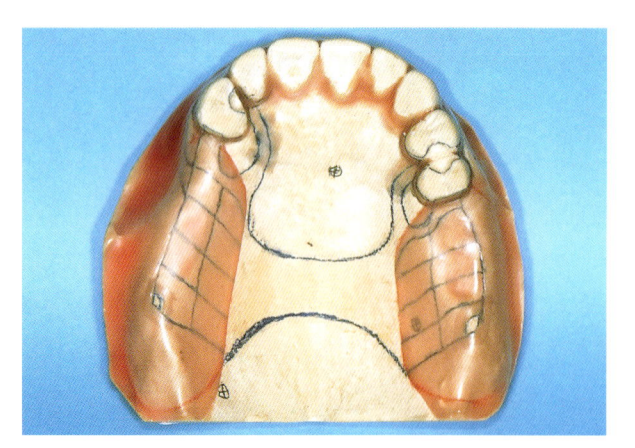

Ⅲ章 パーシャルデンチャーによる欠損補綴処置の基本的進め方

図Ⅲ-68 作業用模型のブロックアウトとリリーフ．

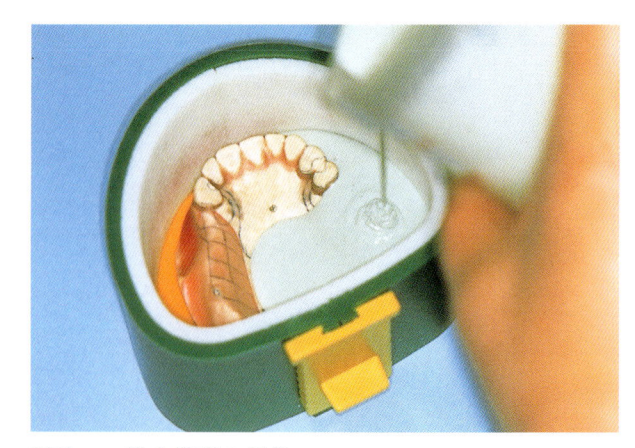

図Ⅲ-69 耐火模型の製作．

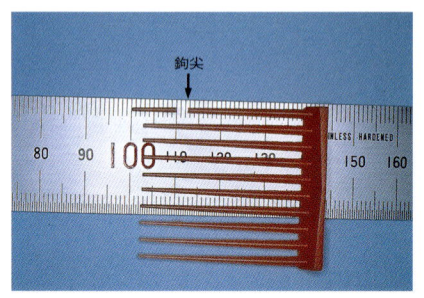

図Ⅲ-70 ワックスパターンの先端部を切り取り，残った先端を鉤尖とする．

図Ⅲ-71 ワックスパターンの圧接と瞬間接着剤による固定．

図Ⅲ-72 ワックスパターンの完成とスプルーイング．

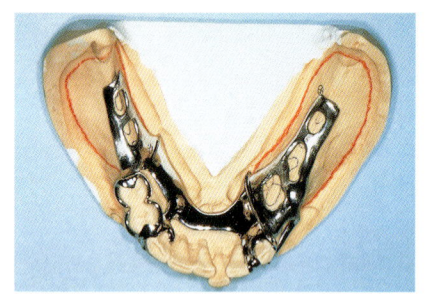

図Ⅲ-73 金属床の完成．

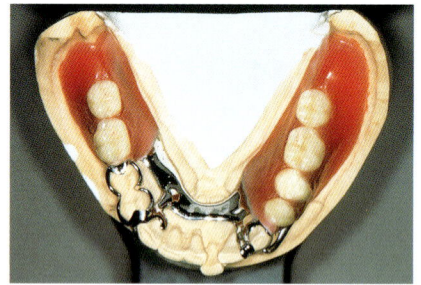

図Ⅲ-74 蝋義歯の完成．

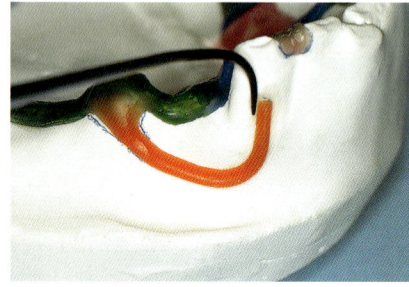

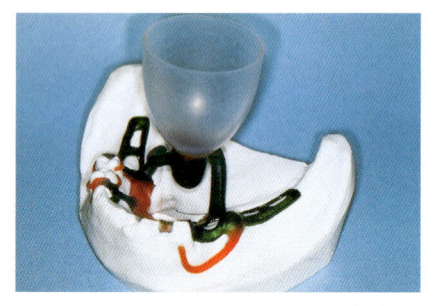

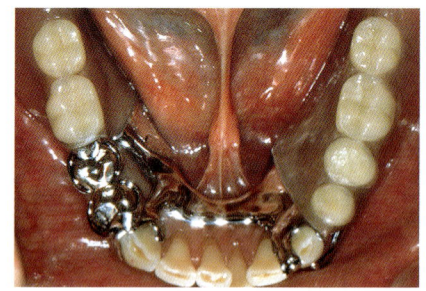

図Ⅲ-75 義歯の口腔内装着．

⑦蝋義歯の完成［図Ⅲ-74］

人工歯を排列し，ワックスアップを完成する．

⑧義歯の口腔内装着［図Ⅲ-75］

蝋義歯を埋没し，レジン重合ののち，研磨し，完成した義歯を口腔内に装着する．本システムを用いて設計したクラスプは，口腔内の条件を基に設計したとおりの適切な維持力と把持力を備えている．

4 特殊なクラスプシステム―回転軸を与えた Clasping System ―（Rotational path clasping system）

義歯を設計，製作する際の一つの重要な操作には，サベイヤーを用いて模型分析を行い，義歯の着脱方向を決定することがある．その着脱方向は，咬合平面や咬合湾曲などを参考にして，さらに支台歯のアンダーカットの分布状態を考慮しながら，各支台歯の歯軸の等分の方向に近似させて決定することが多く，基本的には，咬合平面に垂直な方向を義歯の着

4. 設計の具体化

図Ⅲ-76 Hart-Dunnアタッチメントを用いた義歯の装着方法（Mann，1958．より改変）．まずHart-Dunnアタッチメントを，やや斜めから水平方向に挿入し，Rを回転中心として咬合面方向から歯肉側の方向に回転しながら義歯床を装着する．図中A, B, C, Dは義歯の各部の挿入経路．

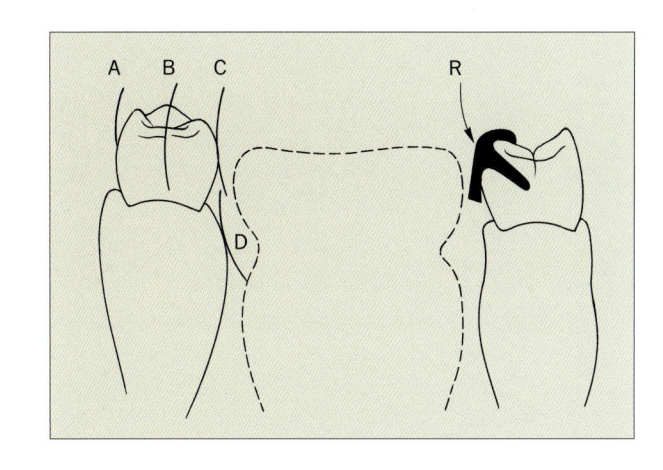

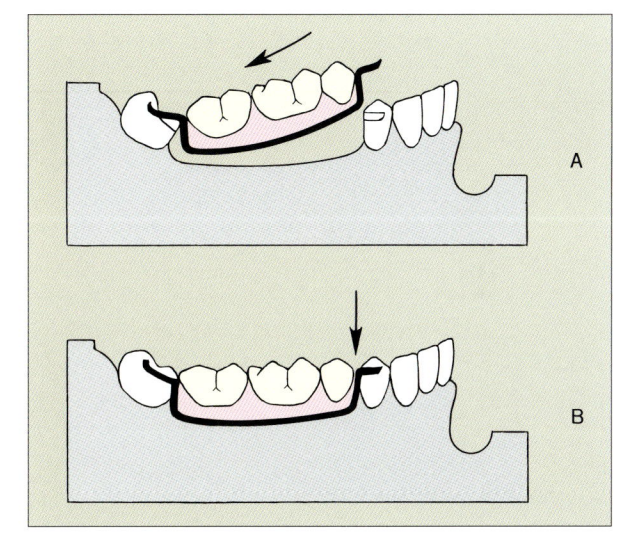

図Ⅲ-77 Dual-path design（二重挿入経路）による義歯の装着方法（King，1978．より改変）　A：第1の挿入経路；義歯を後方（矢印方向）に移動させながら，単一方向の挿入経路では到達できない一側の支台歯をアンダーカット部に義歯の一部を挿入する．B：第2の挿入経路；義歯の他の部分を矢印方向に回転させながら装着する．

脱方向として採用している．したがって，義歯を装着する際には，義歯の各構成要素はその方向に沿って挿入され，同時に所定の位置におさまることになる．

　一方，このように義歯の着脱を一方向に設定する方法のほかに，義歯の一部を一側の支台歯に接触させ，ついでその部位を軸として他方の義歯部分を回転させながら装着する方法が，1950年代から報告されはじめた．その後1980年代にはRotational path（回転経路）を利用したclasping systemが確立されてきた．

1．歴史的背景

　変則性着脱経路の考え方は，1930年代に支台歯の隣接面にワイヤーを挿入することにより，パーシャルデンチャーの安定を図ったHart-Dunnアタッチメントにはじまる．この考え方を利用してMann(1958)は片側遊離端義歯の症例に対し，回転させながら装着するパーシャルデンチャーを提案した．すなわち，義歯の一端の維持部をやや斜め方向から水平に挿入し，ついで他側の義歯床を咬合面方向から歯肉側方向に挿入するシステムを発表した［***図Ⅲ-76***］．

　一方，King(1978)は，パーシャルデンチャーの審美性，清掃性，そして維持を主目的としたDual-path design（二重挿入経路）という概念を提唱した．これは，第1の挿入路によって（単一方向の挿入路では到達できない）一側の支台歯のアンダーカット部に義歯の一部を挿入し，所定の位置に到達させたのちに，第2の挿入路によって回転させながら義歯全体を装着する［***図Ⅲ-77***］．この場合，大きなアン

III章　パーシャルデンチャーによる欠損補綴処置の基本的進め方

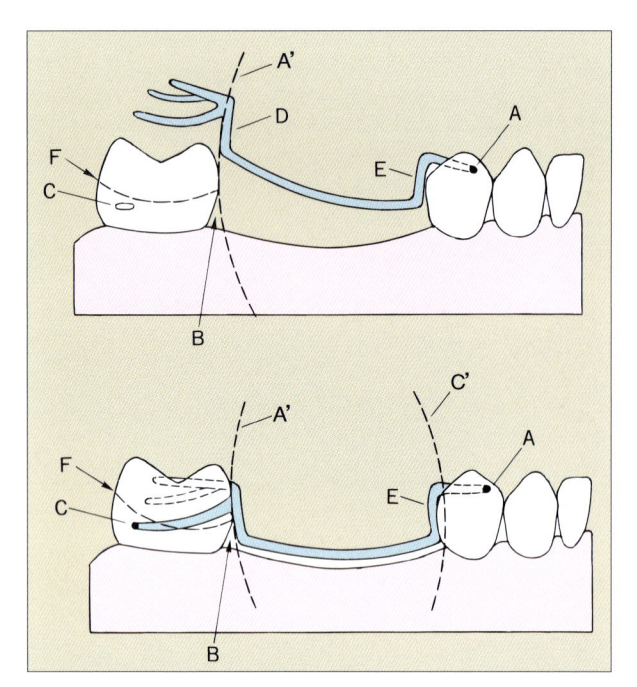

図III-78 Rotational path clasping system による義歯の装着方法（Krol，1981．より改変）．装着を前方から後方の順で行う場合，小臼歯部の近遠心的に長い咬合面レストの近心部を所定の位置に置き，ついでそのレストの近心部 A を回転中心として経路 A' に沿って回転させながら義歯の後方部を装着する．
B：このスペースが，大臼歯部に設けられたクラスプのアップライト（D）が挿入されるのに必要なブロックアウト量を示している．
C：装着後，E が離脱しようとするときにたどる回転経路 C' の回転中心となり，この状態では離脱できない．
F：サベイライン．

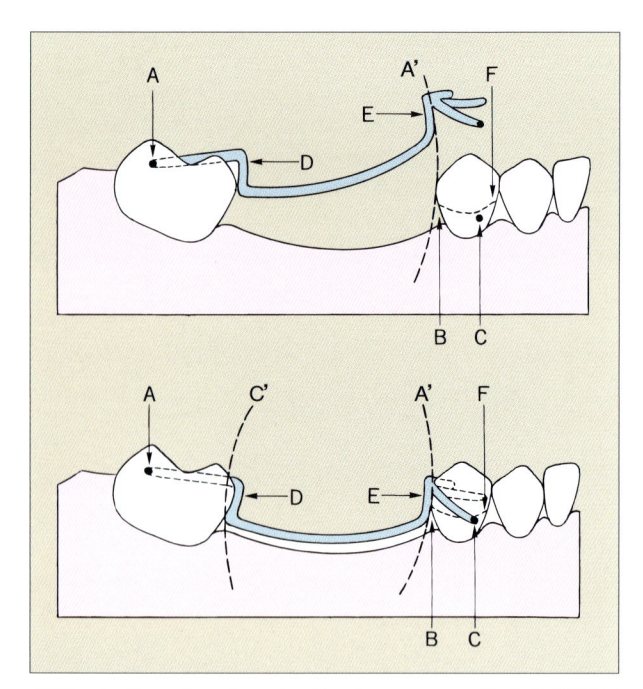

図III-79 Rotational path clasping system による義歯の装着方法（Krol，1981．より改変）．装着を後方から前方の順で行う場合，大臼歯部の近遠心的に長い咬合面レストの遠心部を所定の位置に置き，ついでそのレストの遠心部 A を回転中心として経路 A' に沿って回転しながら義歯の後方部を装着する．
B：このスペースが，小臼歯部に設けられたクラスプのアップライト（E）が挿入されるのに必要なブロックアウト量を示している．
C：装着後，D が脱離しようとするときにたどる回転経路 C' の回転中心となり，この状態では離脱できない．
F：サベイライン．

ダーカットを利用することによって，大きな維持力が得られ，設定するクラスプの数を減らすことができることから，パーシャルデンチャーの審美性や清掃性が改善されるといわれている．とくに，本システムは，通常のクラスプではその維持力の点で問題になることが多い近心傾斜した下顎大臼歯への適用がきわめて有効である．

2．Rotational path clasping system

1980年代のはじめに，Krol と Jacobson らによって報告されたパーシャルデンチャーにおける Rotational path clasping system は，回転経路を利用することによって，これまでのシステムをより科学的に確立したものである．

この回転経路には，義歯の装着順序を前方から後方［図III-78］，あるいは後方から前方［図III-79］の順に挿入する方法，および左右側方の3種の基本的な Rotational path が存在するが，このうち前方から後方に挿入する方法を採用している前歯部欠損の場合や，左右側方の挿入方法については，前述の Dual-path design と基本的に同種のものと考えられる．

一方，後方から前方の順に挿入する方法については，臼歯部の中間欠損症例を例にとると，後方の支台歯には，近遠心的に長い咬合面レストと隣接面のアンダーカット領域の歯面に接する維持部を設け，また前方の支台歯には，通常のクラスプを設計する

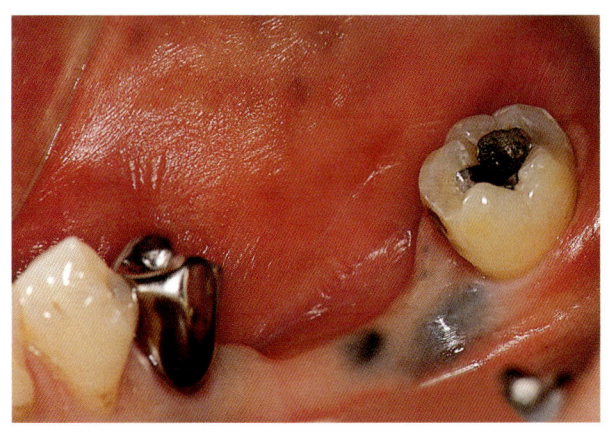

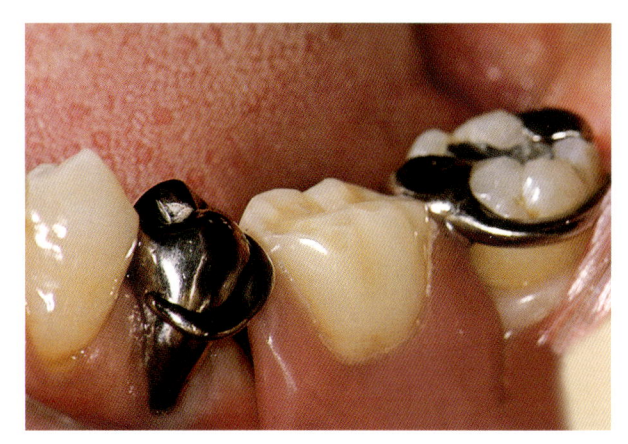

図Ⅲ-80a, b　臼歯部欠損にRotational path clasping systemを応用した症例．*a*：義歯未装着状態；最後方臼歯が近心傾斜している．*b*：義歯装着状態；最後方臼歯の遠心レストが回転中心となっている．最後方臼歯には把持効果を高めるため把持腕を設けている．

80a│80b

場合が一般的である．すなわち，装着時にはまず後方の長いレストを所定の位置におさめ，ついでこのレストの最遠心端を回転中心として，前方の支台装置や義歯床部を回転させて挿入する，いわゆるRotational path（回転経路）を採用している．

　このclasping systemにおける最大の特長は，通常，後方支台歯の近心側隣接面に大きなアンダーカットが存在し，一般的なクラスプによる維持が得られにくい症例に対して有効な点である．

　Rotational path clasping systemは，Dual-path designと比較して，回転中心の位置や回転経路が確立しており，ブロックアウトの範囲や本システムの維持力に影響を及ぼす因子が，明らかにされつつある．

　この点について，FirtelとJacobson（1983）は，Rotational path clasping systemを臨床応用するにあたって，レストの近遠心的長さが支台歯の近遠心径の半分以上の長さで，平行に近い窩壁が必要であると述べている．これが支持と把持のはたらきとなり，隣接面のアンダーカット領域に入ったアップライト部が義歯の離脱に抵抗するはたらきとなる．

　しかし，実際の臨床においてこのような窩壁を有するレストの設定は，歯冠修復を行う予定の支台歯に対しては可能であるが，健全な天然歯に対してはう蝕や知覚過敏などを起こす可能性があり，大きな問題点といえる．そこで，天然歯に対しては，近遠心的に長いレストの代わりに，近心と遠心にレストを設けることも臨床的に有効となる．

　その他，Schwartzら（1987）も，前歯部欠損症例にRotational path clasping systemを用い，審美性を考慮した設計として報告している．

3．Rotational path clasping systemの特長

　Rotational path clasping systemの主な利点として，以下のことがあげられる．

① 近心傾斜した第二あるいは第三大臼歯に対して，通常のクラスプでは鉤腕の正しい設計も困難で，維持力が十分に発揮できない場合が多いが，本システムでは，その近心側隣接面の大きなアンダーカットを有効に利用することによって，十分な維持力が得られる［*図Ⅲ-80a, b*］．

② 義歯の離脱力に対するコントロールは，前方支台歯の鉤腕条件（断面寸法，長さ，アンダーカット量など）と同時に，後方歯の近遠心側隣接面におけるアンダーカット量によっても可能である．

③ 後方歯の支台装置において，咬合面レストと隣接面維持部を設計する際，近心レストと遠心レストとの併用によって義歯の安定性が高められる．

④ 前歯部欠損の症例では，ブリッジやアタッチメントに比べて歯の削除量がはるかに少なく，良好な審美性が得られる［*図Ⅲ-81a, b*］．

III章 パーシャルデンチャーによる欠損補綴処置の基本的進め方

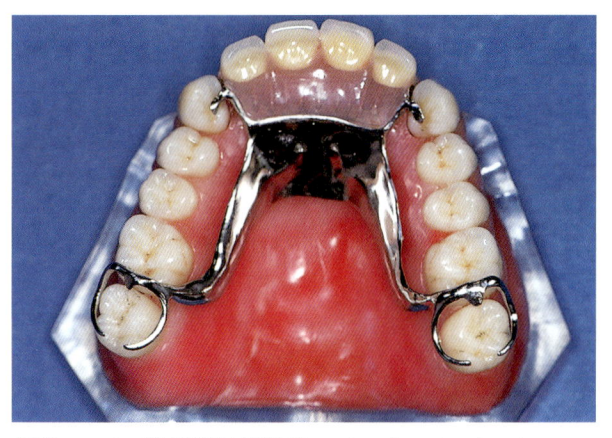

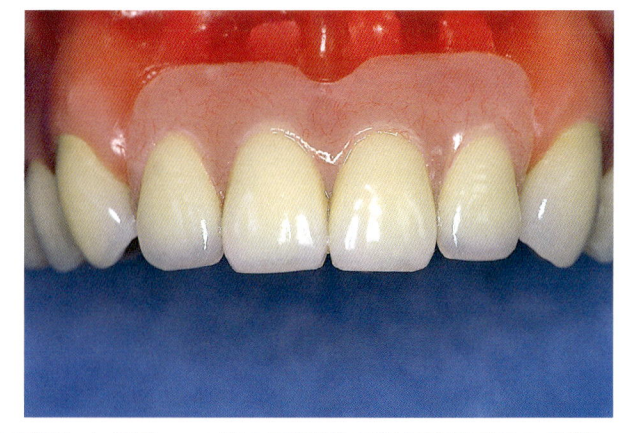

図III-81a, b 前歯部欠損にRotational path clasping systemを応用した症例. **a**：咬合面観（後方部が装着直前の状態）. **b**：正面観.

5 設計の伝達

1．技工依頼書

歯科医師にとっては，パーシャルデンチャーの製作にかかわる研究用模型や作業用模型，顎間関係記録，それに技工上の指示を，図や文章で書き込んだ技工依頼書が必要である．これは，薬剤師に対する薬の処方箋と同じ法的文書の役割をもち，歯科医師と歯科技工士との間の重要な契約書でもある．

この技工依頼書は，はっきりとわかりやすく作成しなければならない．同時にその内容の確認などに関して，歯科技工士と電話，あるいは直接話し合うことが常に要求される．

義歯製作にあたっての全責任は，最終的に歯科医師にあるため，有能な歯科技工士や歯科技工所を選択することも歯科医師自身の責任となり，お互いに尊敬しあうことが大切である．

技工依頼書の用紙にたとえ記載されていない項目でも，症例に応じて指示項目を補足することができる．たとえば，前処置の歯冠形態についてワックスパターンのときにチェックを受けること，模型などの資料はすべて返却すること，口蓋中央のリリーフや義歯後縁に設けるポストダムは別に指示を出すことなど，もれなく記載し，かつ口頭でもはっきりと指示あるいは補足する［図III-82］．

2．コンピュータの利用

最近，コンピュータの活用がますます盛んになり，臨床的な経験則と科学的な根拠を基にパーシャルデンチャーを製作するための検査，診断から，治療計画の立案を支援するシステム，あるいはCAD/CAMシステムを利用したパーシャルデンチャーの設計・製作，義歯調整支援システムや症例管理システムによるメインテナンス，さらには動画を組み込んだマルチメディアによる臨床教育システムなどにも応用されている．とくに，これらの課題に関する事柄については，ボーダーレスの状態で目まぐるしく展開していることから，常に最新の情報を基に取り組む必要があり，その詳細については専門書や学術雑誌に委ねることにする．

近未来的にみて，石膏模型を用いることなく，CCDカメラなどを利用して三次元的に取り込んだ口腔内のデータをそのままパソコンネットワークを介して歯科技工所に電送し，CAD/CAMシステムによって各種の補綴装置が製作できるものと期待される．そのためには，環境の整備とともにパーシャルデンチャーに関する科学的データがこれまで以上

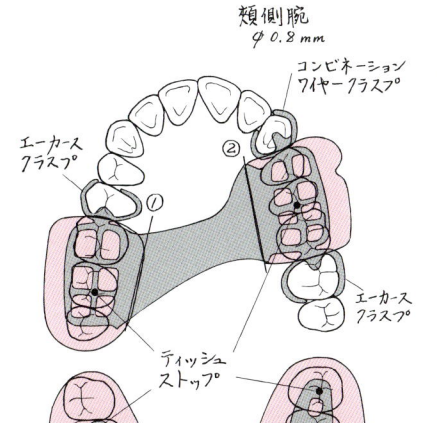

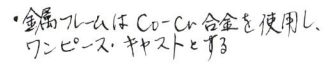

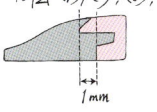

図Ⅲ-82 本書の設計指針に基づき適切に記載された技工依頼書の一例.

III章　パーシャルデンチャーによる欠損補綴処置の基本的進め方

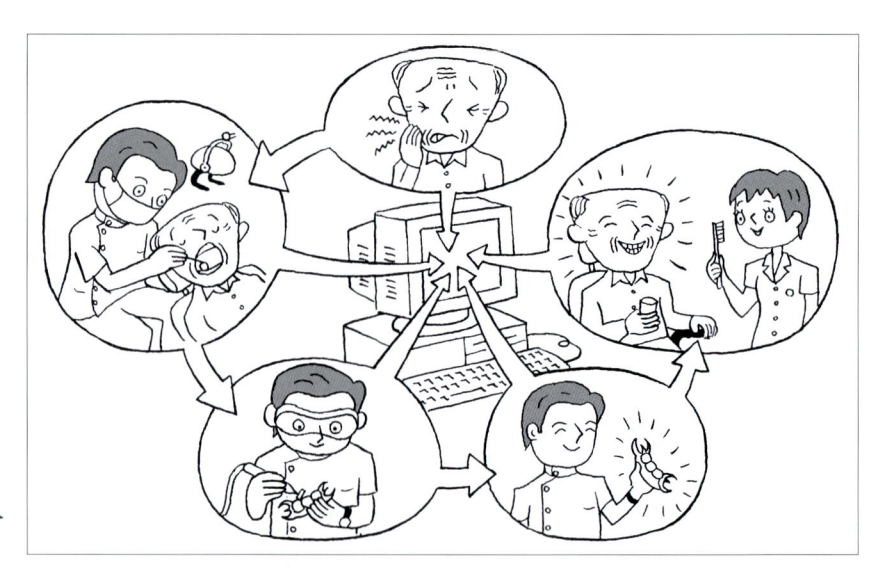

図III-83　コンピュータの活用と，人と人とのつながり．

に必要となり，歯科医師や歯科技工士にとって，前述のような多くの支援システムを活用するためのコンピュータに関する知識が欠かせないことも当然である．このようなコンピュータ多用の時代が到来した現在，これまでの歯科界における仕組み，とくに臨床形態も教育形態においても大いに変革することが求められる．

このように，歯科医療においてコンピュータが活躍すればするほど，患者を取り巻くすべての人と人とのつながりの大切さを，より強く認識しておかなければならない[図III-83]．

【例題（95ページ）の答】
ⓐ＝0.53，ⓑ＝250/0.53≒472，ⓒ＝6，ⓓ＝498，ⓔ＝4

5 コーヌス・テレスコープ（Konus telescope）義歯装着

コーヌスクローネ（Konuskrone）という言葉は，ドイツ語の"Konus"と"Krone"の二つの言葉から成り立っている．ドイツ語で"Konus"とは，英語の"cone"に相当し，円錐形を意味している．また，"Krone"とは，英語の"crown"に相当し，冠を意味している．つまり，このコーヌスクローネ（Konuskrone）という言葉は，一種の円錐形で冠状の義歯（ダブルクラウン義歯）を意味している．

テレスコープ（telescope）と言えば，遠くを見るときによく手にする望遠鏡や，カメラの望遠レンズのように，「一層一層重なる」，または「被さる」という意味を思い浮かべるだろう．"Konuskronen Teleskope"，この言葉を英語では，"conical crown telescope denture"あるいは，"conical crown-retained denture"（略称CCRD）と訳すことができる．現在，多くの人が直接，コーヌスクローネ（konuskrone），あるいはコーヌス（konus）と言う略称で呼んでいる．コーヌスクローネ・テレスコープシステムは，1968年にドイツのKörber KHにより提案された．円錐状のテレスコープに属する．リジッドサポート形式における代表的な設計の一つである．遊離端義歯製作時によく見られる設計である[図III-84, 85]．

1 コーヌスの支持理論－リジッドサポート

口腔粘膜および支台歯の支持能力に関して理解したうえで，義歯設計においてコーヌスをどのように活用すれば両者の間でバランスがとれるであろう

5. コーヌス・テレスコープ(Konus telescope)義歯装着

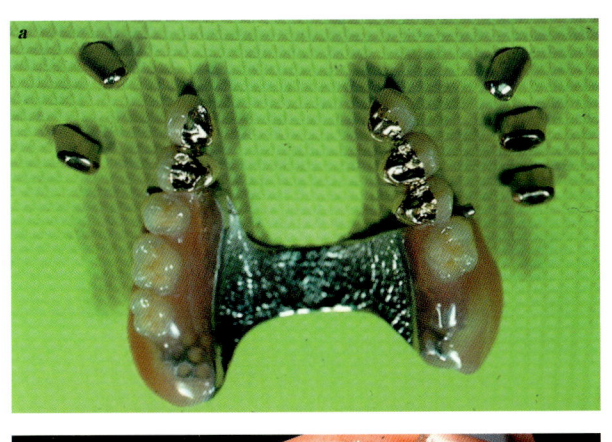

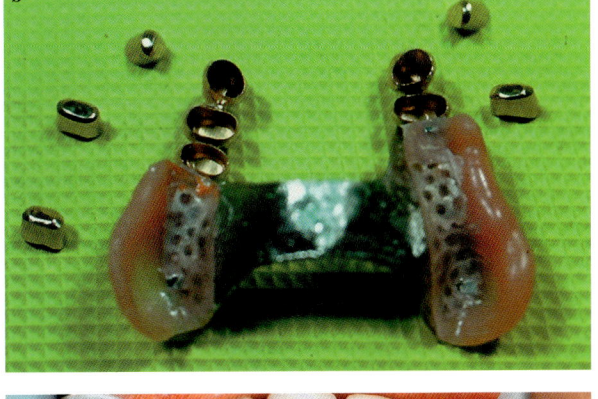

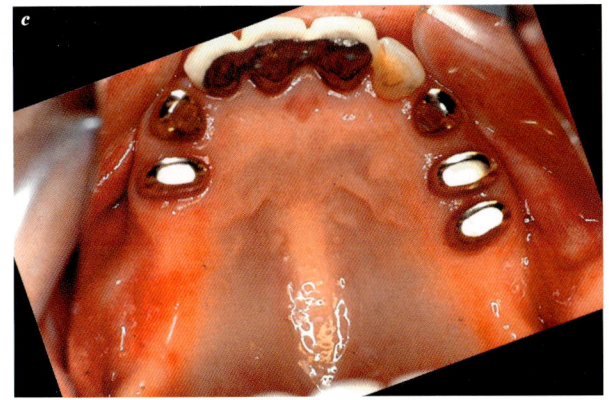

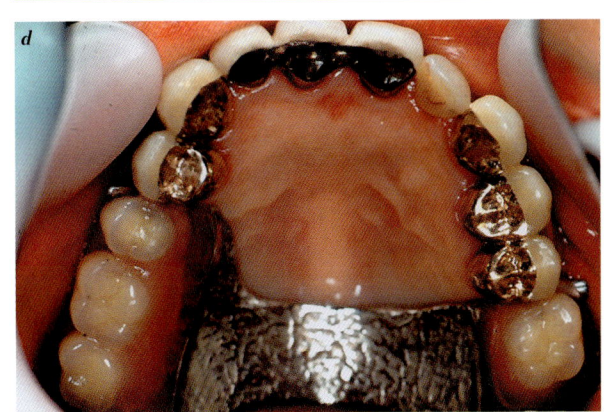

図Ⅲ-84a-d 上顎両側遊離端欠損に対しコーヌス・テレスコープを用いて補綴した症例.

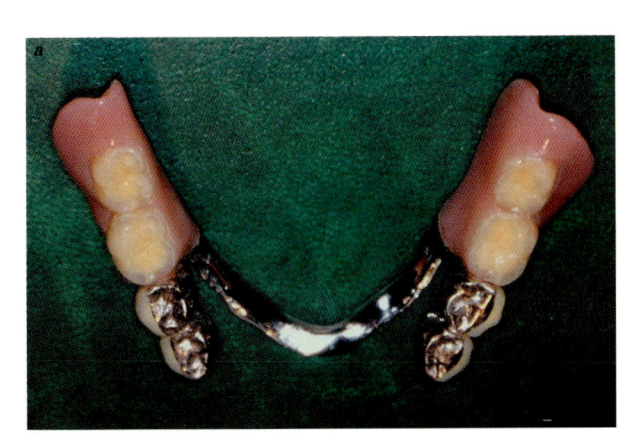

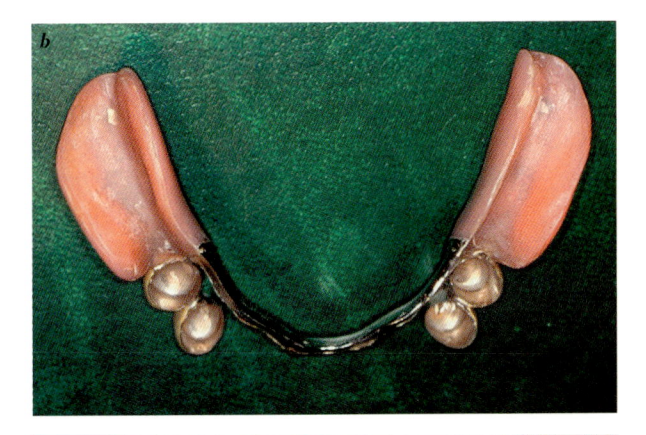

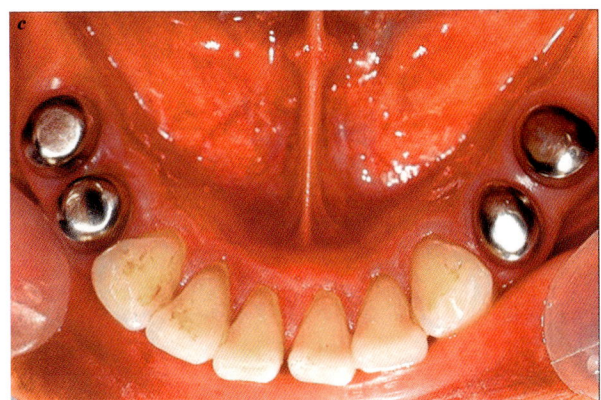

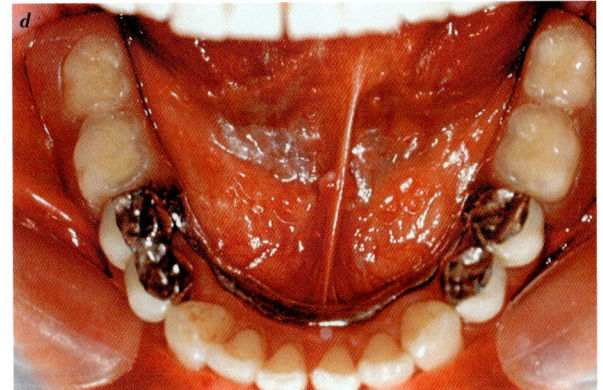

図Ⅲ-85a-d 下顎両側遊離端欠損に対しコーヌス・テレスコープを用いて補綴した症例.

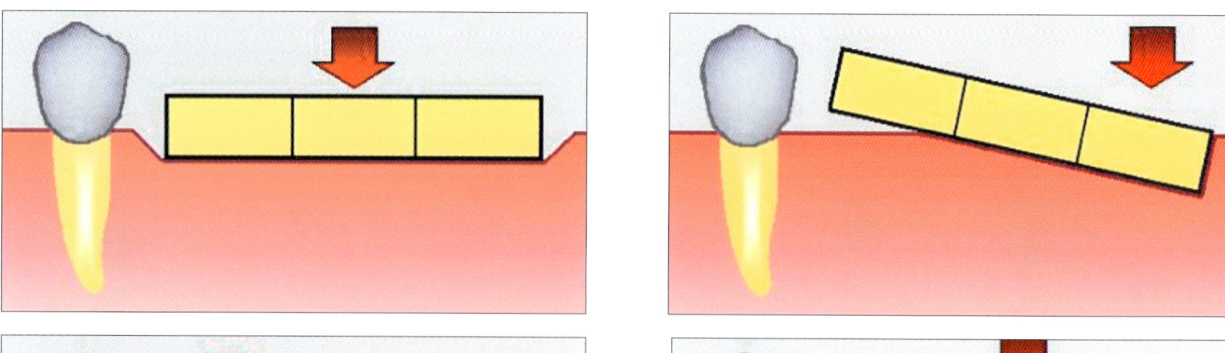

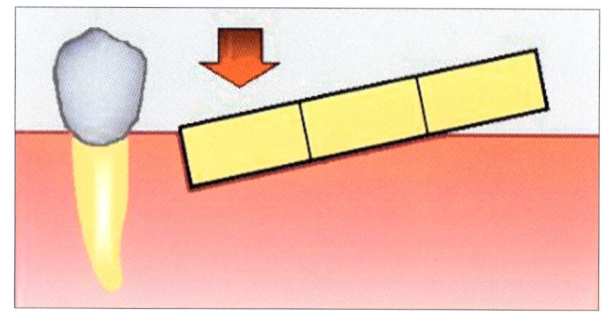

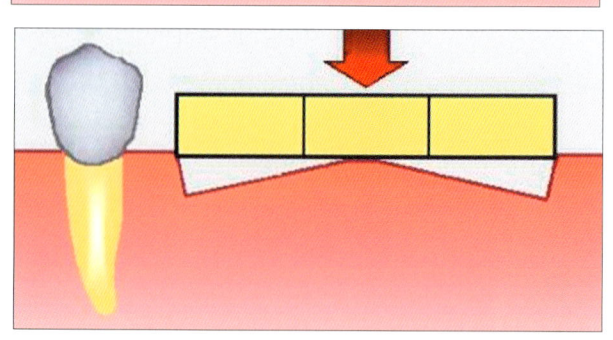

III章 パーシャルデンチャーによる欠損補綴処置の基本的進め方

図III-86a-d 遊離端欠損の図．長方形の塊は一つの大きな義歯床を表す．支台装置を設計しない場合，どうなるであろうか？

86a|86b
86c|86d

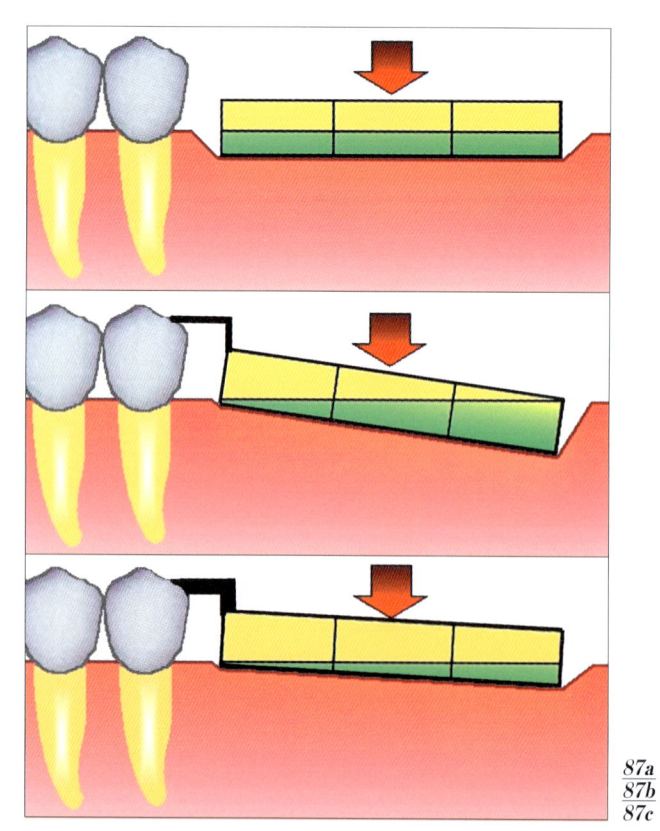

図III-87a-c 支台歯と義歯床の間の支台装置で，義歯床の沈み込む方向が制御できる（b）．支台装置が支台歯にしっかりと固定できれば，義歯床の沈み込みは支台装置との連結強度と関係し，連結強度が強ければ強いほど義歯床の沈み込みが小さくなる（c）．

87a
87b
87c

か．まず，**図III-86**は遊離端義歯の図で，長方形の塊は大きな義歯床を表している．もしこのとき，支台装置を設計しなければどうなるであろうか．もちろん，**図III-86a**のように，咬合力が義歯床の中央にかかっていれば，義歯床下粘膜にかかる負担は均等になり，良好な支持が期待できる．しかし，このような状態が期待できない患者については，咀嚼時や咬合時に，**図III-86b**や**図III-86c**のように，前方や後方，あるいはどこか一方で噛むことにより義歯床が傾いて，ある一部の領域で支持することになり，瞬間的に小さな領域で支持するために深く沈み込み，ゆっくりと歯槽骨の吸収を誘発する．これを繰り返すことによって徐々に破壊され，全体的な歯槽骨の吸収や損傷へとつながっていく．

これを防ぐためには，支台歯と義歯床の間に支台装置を置くことにより，義歯床が沈み込む方向を制御することができる．仮に，支台装置を支台歯にしっかりと固定できたとすれば，義歯床の沈み込みは支台装置との連結強度と関係し，連結強度がリジッドであればあるほど，義歯床の沈み込みは小さくなる［**図III-87**］．義歯床と支台装置間のいわゆる「連結強度：connecting rigidity」という概念は，

104

5. コーヌス・テレスコープ(Konus telescope)義歯装着

図Ⅲ-88 Rehm の推理図. 第一小臼歯以降の欠損部分が長さ 40 mm で, 仮に遠心端の沈み込みが 0.3 mm で, リテーナーが完全に変形のないリジッド(rigid)である場合, 支台歯はどのくらい動くであろうか？支台歯は傾斜する前に沈み込むので, 先にこの沈み込み(intrusion)を計算すると, 0.115 mm (115μm)という値が出てくる. また, 歯が傾斜するときに支点となる所が歯根の根尖側約 1/3 の点だとすると, 理論的には 77μm という値が得られる.

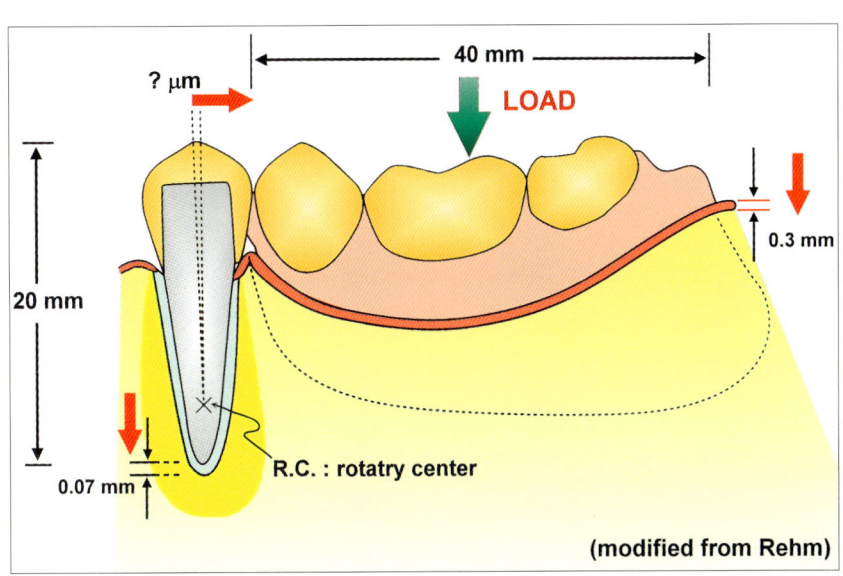

Körber KH(1973), 関根ら(1981)により提唱された概念で, Hofmann(1988)の言う「連結の自由度」とも類似した考え方である. また, 連結強度がリジッドであればあるほど, 接する義歯床に分散される咬合力のパーセンテージが小さくなることが知られている. これは, Körber KH(1983)や緒方(1999)による研究からも実証されている.

では, 連結強度が強ければ強いほど, 義歯床にかかる咬合力のパーセンテージが小さくなるとすると, この咬合力は一体どこへ行くのであろうか. 粘膜までに至らない咬合力は, 支台歯が引き受けているということになる. もしそうならば, 支台歯に過重負担が生じるのではないだろうか. 支台歯がそうなるかならないかは, これらの力による動揺が, 支台歯となる歯の生理的動揺度(Physiologic Tooth Mobility；PTM)を越えるかどうかによる. もし越えてしまったならば, 支台歯は外傷を受ける可能性が高く, 過重負担が生じてしまう. しかしながら, 多くの場合, 咬合力が支台歯のもつ動揺度を越えることはない. Rehm(1962)の推理図［*図Ⅲ-88*］から説明しよう. *図Ⅲ-88* のように, 一般的に第一小臼歯以降の欠損部は約 40 mm あるが, 前に述べたように大きな義歯床の沈み込みが 0.2 mm の場合, リテーナーにより抑制できるのは遠心端への沈み込みだけであり, 仮に遠心端の沈み込みが 0.3 mm で, さらに, リテーナーが変形のない完全なリジッドである場合, 支台歯はどのくらい動くであろうか. 一般的に第一小臼歯の長さは 20 mm, ということは, 三角形の数式を解くのと同じように考えることができる. 支台歯は傾斜する前に沈み込むことから, 先にこの沈み込み(intrusion)を計算すると, その値は 0.115 mm(115μm)となる. また, 歯が傾斜するとき, 中心となる点を, 歯根の根尖側約 1/3 だと考えると, 理論的には 77μm という値が得られる. したがって, 第一小臼歯がもつ動揺度 PTM 値 100μm の範囲内であるから, 安全なはずである. これは, コーヌスを用いてリテーナーを作ったときの推定であるが, コーヌスの支持理論がリジッドサポートに基づいているため, 逆にリジッドサポートについても説明することができる. これは, Körber KH(1983)による臨床研究や五十嵐(1982)による患者口腔内における研究からも実証されている.

2 コーヌス維持の基点

コーヌスの内冠は, 円錐形(cone type)であるため, 少しテーパー角度があり, この角度により楔の力と維持力が生まれる. 楔の角度が小さくなればな

III章　パーシャルデンチャーによる欠損補綴処置の基本的進め方

$F_R = F_O - F_V > 0$
$= F_N \cdot \mu_0 - F_N \cdot \tan \alpha/2$
$= F_N \cdot (\mu_0 - \tan \alpha/2)$
$= F_A \cdot (\mu_0 - \tan \alpha/2) / 2 \sin \alpha/2$
$F_R = F_A \cdot (\mu_0 - \tan \alpha/2) / \sin \alpha/2$

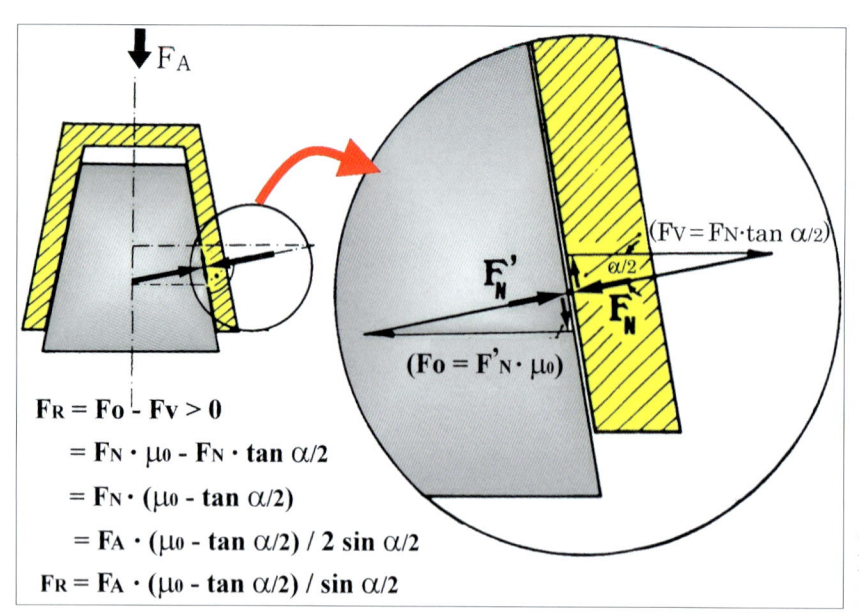

図III-89　コーヌスの維持力理論公式
$F_R = F_A \times [\mu_0 - \tan(\alpha/2)] / \sin(\alpha/2)$
による基本推算.

るほど，テーパー角度は小さくなり，リテンションも強くなる．

コーヌスクローネ・テレスコープシステムのリテンションにおける基本的理論公式を以下に示す．

$F_R = F_A \times [\mu_0 - \tan(\alpha/2)] / \sin(\alpha/2)$ [**図III-89**]

F_R：維持力　　F_A：咬合力　　μ_0：摩擦係数
$\alpha/2$角：内冠 taper の角度 α 角，短辺 $\alpha/2$

この基本的な公式から咬合力 F_A，摩擦係数 μ_0 および，内冠のテーパー角度 α 角は，すべて維持力に影響を与えることがわかる．これにより，①コーヌス角（α-angle），②外冠の形，③臨床歯冠の高さ，④患者の咬合力，⑤使用する金属の種類，によって摩擦係数の問題や硬さの違いによる磨耗の問題が生まれる．さらに，⑥製作技術の精度など，すべての因子が維持力に影響する．

維持力は，維持力に抗する本来歯が有する許容値まで考慮しなければいけない．歯がもつ維持力の許容範囲は，大体900gfであり，この値により2分のα角を計算すると，大体5.81°付近になる．考慮しなければいけない要素は，支台歯の維持力が大きす

ぎ，歯がもつ許容範囲を超えてしまうと，デンチャーを取り外すときに，抜歯するときと同じような感じになり，支台歯が受傷しやすくなることである．したがって，支台歯1本にかかる維持力が1.0kgfを超えることは危険で，実験値からも，5.5°以下は危険であることがわかる．7°を超えると，維持力は残り300gf程度まで小さくなる．上記は，Körber KH(1983)が提唱した見解である．もし，理論上の値（摩擦係数 $\mu_0 = 0.12$・咬合力 F_A を5kgfとする）から見れば，支台歯の維持力が900gfのとき，$\alpha/2$角はだいたい5.18°になり，$\alpha/2$角が6.84°のとき，維持力は0ということになる[**図III-90**]．

だから，基本的に $\alpha/2$ 角は6°が基準になり，一般的に5.6～6.5°の間で，基準6°のとき，維持力はだいたい500～700gfぐらい（理論値 $\alpha/2$ 角6°のとき，維持力は710gf）になる．7°を超えると，維持力は弱くなるが，まだ支持力があるため，支台歯または歯周組織に問題がある場合，この7°を基準に設計すればよい．

維持力を得るためには，本来の支台歯の形や，1本の支台歯の許容範囲を考慮することのほかに，必要となるデンチャーの合計維持力も考慮しなければ

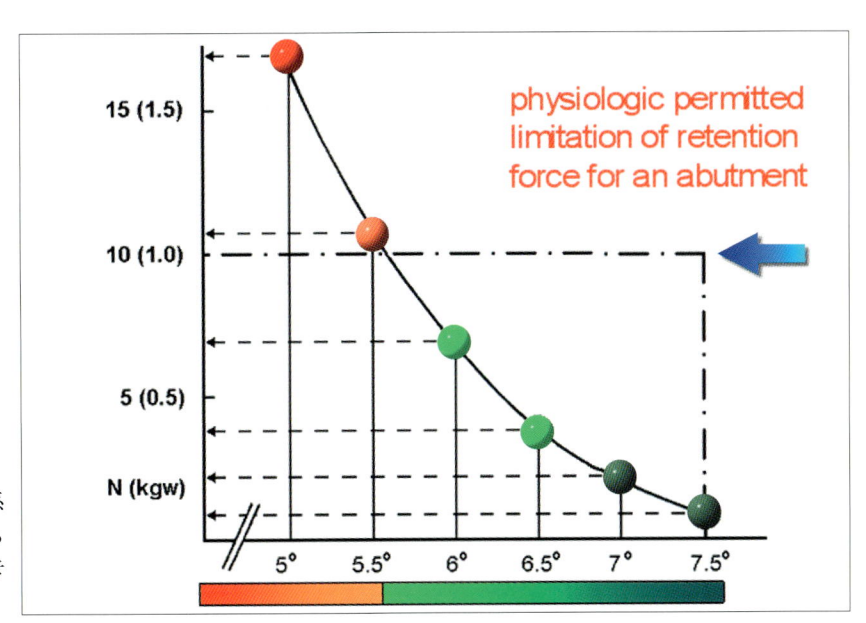

5. コーヌス・テレスコープ(Konus telescope)義歯装着

図Ⅲ-90 内冠 $a/2$ 角と維持力との関係図．維持力は歯を保護し，過剰にならないように，歯が元々もつ許容値を考慮しなければならない．

いけない．たとえば，1セット5本の支台歯を含むデンチャーで，仮にデンチャーに必要な維持力が3 kgfだけである場合，各支台歯に900 gfかかるとすると，5本で4.5 kgfになり，一つのデンチャーに必要な維持力を大幅に超えてしまうことになる．これは不必要で，結果的に患者のデンチャーが外れなかったり，取れにくくなったり，さらには，義歯を取り外す際に，歯に傷害を与える可能性が高くなる．この必要な維持力については，必要最小限であればよいという概念があり，これを「必要最小限の維持力(minimum required retention)」と呼ぶ．食事の咀嚼時や，話しをするとき，または大きなあくびや，大笑いをしたときでも，義歯は取れてしまうことはない．そして，義歯を取り外したいときも，軽く力をかけるだけで楽に取り外せる．これが義歯の最適な維持力である．

以上のことから，一つの良好なコーヌスデンチャーを製作するということは，そのケースに合わせて，また，1本1本の歯の条件やその位置などから判断して，最適な維持力を作り出すことになる．また，1本1本の支台歯がもつ状況はどうか，これはデンチャーを製作する歯科技工士にはわからないことであるから，歯科医師は歯科技工士に正確な情報を伝える必要があり，これがつまり，設計の伝達－歯科技工士への指示書が重要となる理由である．

最後に，コーヌス義歯の維持力調整について触れておく．先に述べたアンダーリテンション(under retention)は，デンチャーを長く使っていると，多少変化が生じてくる．もし，状況が悪化した場合には，設計においての支台歯の選択または咬み合わせが正常であるかなど，もう一度検討しなおす必要がある．筆者らが知るコーヌスクローネ・テレスコプシステムの維持力の源，つまり内外冠の咬合面に小さなスペースがあり，維持力に変化が生じるときは，この小さなスペースにも変化が現れる．患者が「コーヌスデンチャーがゆるい」と言ってきた場合，義歯が外れそうな感覚がある，つまり，維持力が足りないということである．では，この場合はどうすればよいのかというと，以下の二つ方法がある．

① 内冠の咬合面の金属部分を薄く一層研磨し，もう一度咬合面のスペースを作り出す．
② 外冠内側の咬合面の金属部分を薄く一層研磨する．これは①の方法と相対している部分と言える．

オーバーリテンション(over retention)の調整法は，外冠内側の軸壁を均等に一層研磨する方法で，

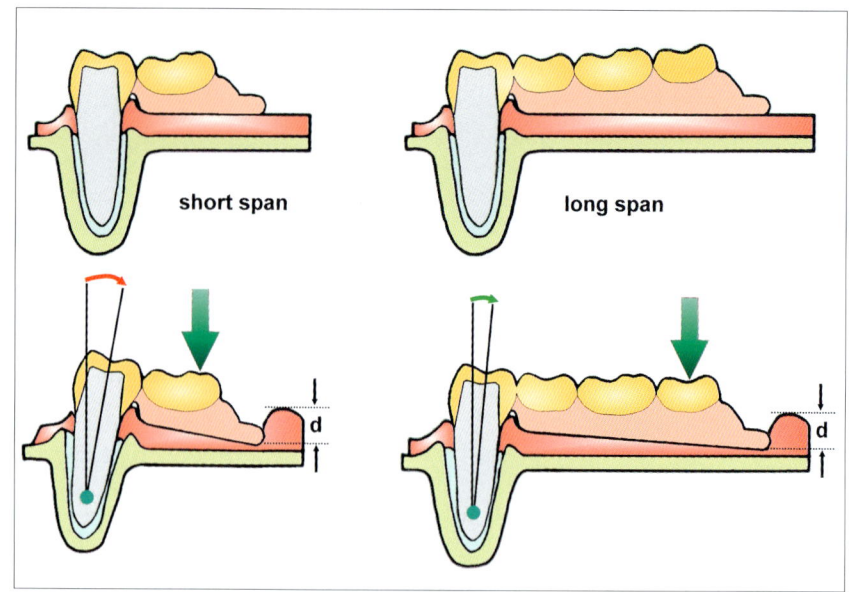

III章 パーシャルデンチャーによる欠損補綴処置の基本的進め方

図III-91 義歯床の最大沈み込みが0.2 mmと考え，リテーナーがしっかりと支台歯に固定され，さらに完全に変形のないリジッドの場合，義歯床の沈み込みは同じで，ロングスパン (long span) 欠損状態の支台歯は，ショートスパン (short span) 欠損状態の支台歯よりも移動が小さい．

これが一番簡単な方法である．②の方法は，内冠外側の軸壁を均等に一層研磨する方法で，これは歯科技工士が義歯を製作するときの方法で，口内にすでに内冠が固定されている場合，明らかに研磨しにくい．一般的にオーバーリテンションの患者を再診したとき，外冠内側の軸壁にシャイニングポイントが見られ，ブラウンカラーシリコンラバーポイントを用いて研磨すると，有効な改善が得られる．

3 コーヌス義歯の適応症および禁忌症

コーヌスによる支台装置理念は，リジッドサポートに属しているので，リジッドサポートの適応症は，必然的にコーヌスデンチャーの適応症にもなる．リジッドサポートが適している条件は，顎堤が比較的良好な外形および支持組織に覆われていて，支台歯の歯周が健康で，遊離端欠損はロングスパン (long span) の欠損状態が適している，などである．ロングスパンの欠損状態が適しているという点について，この概念をきちんと理解していない人が多いため，ケースによる選択時に，よく誤りが見受けられる．図III-91を見るとわかりやすいであろう．義歯床の沈み込みで，粘膜を最高0.2 mm圧縮すると考

えると，リテーナーを支台歯にしっかりと固定し，完全にリジッドで変形がない場合，支台歯はどのぐらい動くのであろうか．義歯床の沈み込みが同じなら，もちろんロングスパンの欠損状態の支台歯は動きが小さい．ロングスパン欠損状態の支台歯の動揺度が許容範囲内であれば，ショートスパンのケースが多い．計算によれば，第一小臼歯以後の欠損では，その第一小臼歯の動揺度は理論上 76.7 μm となる．第二小臼歯以後の欠損の場合では，第二小臼歯の動揺度は理論上 95.8 μm となり，すでに第二小臼歯がもつ動揺度の許容範囲臨界値に達していて，臨床上特別な症例が多く，危険性が高まる．この事実は，五十嵐ら (1982) の研究により証明されている．

コーヌスの禁忌症は，大きく分けて三つある．一つめは，歯周破壊が進んでいる支台歯の場合である．コーヌスの支持理論では，いわゆるリジッドサポートにより，支台歯はその能力の範囲内で大きな支持が得られるとされ，支台歯の高径を小さくしたり，内冠のコーヌス角などに手を加えたりすることで，支台歯への負担を軽減できるが，歯周組織の支持がよくない支台歯は，やはりなるべく避けるべきである．二つめは，一般的な問題で，歯冠臨床の長さが足りないと，維持，支持，把持などすべてに影響を

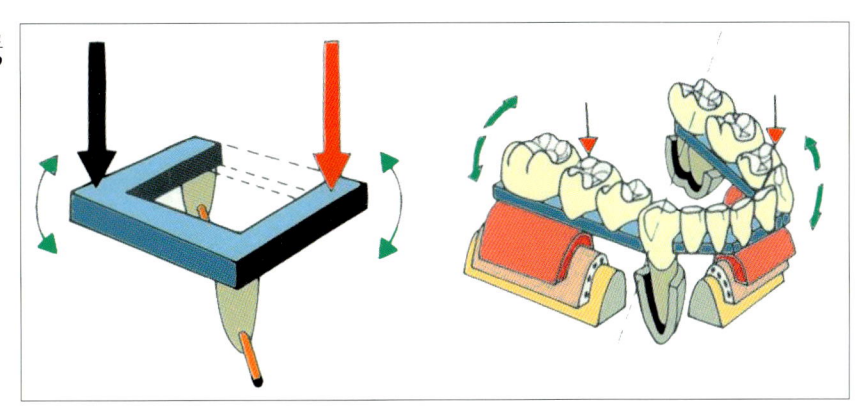

図Ⅲ-92a, b 支台歯の位置関係の問題によるコーヌスの禁忌症．*a*：対角線配置（diagonal distribution），*b*：対象配置（symmetric distribution）．この2種類の支台歯の位置関係は，支台歯間の支点線を挟む義歯床の回転による動揺により，支台歯のもつ維持力を越えやすく，支台歯の破壊や失敗を招きやすい．

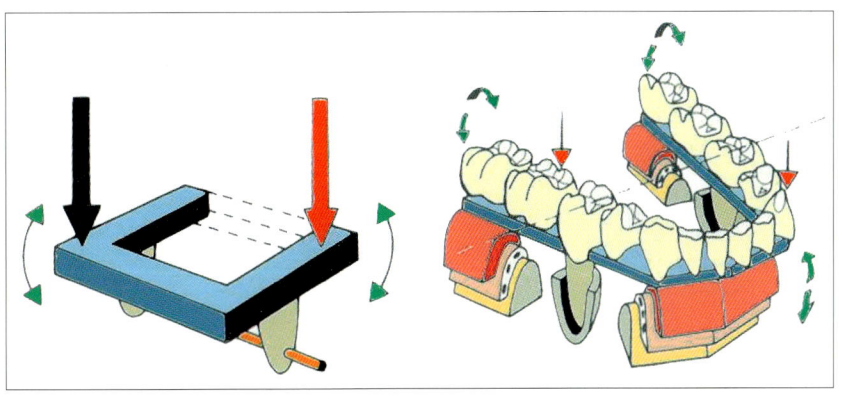

受け，とくに維持において支障が出るが，絶対的な禁忌症ではなく，歯冠臨床の長さ不足が4mm以下であれば，オーバーデンチャーに近づくだけで，関連する維持は，ここからは求められない．三つめは，ほとんどの書籍でコーヌスの禁忌症と言えば取り上げられる項目の一つ，支台歯の位置関係の問題である．この点についても絶対というわけではないが，ただこのような状況の場合，ほとんどが禁忌症であると同時に，咬み合わせる歯の位置状況や，粘膜支持面積の大きさ，および特別な咬合力の大きさなども考慮する必要がある．

Körber KH（1983）は，この2種類の支台歯の位置関係［*図Ⅲ-92*］について，支台歯間の支点線（fulcrum line）の回転（ねじれ）により，支台歯の動揺が増え，動揺度を越えてしまい，支台歯の破壊や失敗を招くことがよくあると指摘している．すなわち，対角線配置（diagonal distribution）の場合，支台歯は，咬み合わせる力が図中の矢印の場所にかかると，支台歯からつながる支点線がシーソーの動きをし，支台歯の動揺は左右に生じ，動揺度は通常の約2倍以上になり，支台歯がもつ維持力を越えることがほとんどで，これにより禁忌症となる．次に対象配置（symmetric distribution）の場合も禁忌症の事例で，理由は前述した対角線配置と同じように，揺れの方向が支台歯の位置とずれることにより，前後に動いてしまうことにある．

6 欠損補綴のオプション インプラント治療

現在歯が欠損した場合の補綴治療法としては，可撤性義歯，ブリッジ（橋義歯），インプラント補綴による3種類の治療法がある．*表Ⅲ-10*にこれら3種類の治療法の特徴をまとめた．可撤性義歯は，欠損様式によって異なるが，基本的には粘膜あるいは残存歯が，またブリッジは欠損部に隣接する残存歯が，それぞれ義歯にかかる力（主に咬合圧）を支えている．

表Ⅲ-10 可撤性義歯，ブリッジ（橋義歯），インプラント補綴による治療法の特徴．

	可撤性義歯	ブリッジ（固定性義歯）	インプラント補綴（固定性義歯の場合）
義歯にかかる力を支える組織	粘膜と歯	歯（欠損部の両隣在歯）	骨（欠損部の骨）
残存歯への負担	大	大（欠損部の両隣在歯を削る必要がある）	なし（欠損部の骨が負担）
義歯の動き	大	小（天然歯と同じ）	なし（きわめて小）
異物感	ある	ない	ない
外観の回復	可能（クラスプが前歯に位置する場合は困難）	可能	可能（インプラント埋入部位の骨と軟組織が十分でない場合は困難）
金額的負担	保険治療が可能 使用する材料，維持装置によっては私費治療	保険治療が可能 使用する材料，部位によっては私費治療	私費治療
肉体的負担	きわめて少ない	小さい（両隣在歯を削る）	大きい（粘膜の切開，骨の切削）
治療期間（前処置を必要としない場合）	1〜2か月	1か月	3〜6か月
失敗した場合の再治療	簡単に可能	可能（義歯を支えている歯が健全な場合）	可能であるが難しい

したがって，可撤性義歯およびブリッジは，残存歯への負担増加を避けることができない．一方，現在行われている骨結合型のインプラントを用いた補綴治療（以下インプラント治療）においては，隣接残存歯との連結補綴は基本的に行わない．したがって，義歯にかかる力は，インプラント埋入部位の骨によって支えられ，残存歯への負担を減少させる．この点は，他の補綴治療と比較して，インプラント治療の大きな利点である．一方で，インプラント治療には，以下の欠点があることも忘れてはならない．すなわち，①インプラント埋入予定部位にインプラントを支える骨が存在しない場合には，治療が困難であること，また，他の補綴法に比較して，②外科的侵襲が大きいこと，③治療費が高額であること，④治療期間が長期であることなどである．歯が欠損した患者に対しては，どの補綴治療が選択できるかを患者に提示し，その治療法の利点と欠点を十分に説明し，患者が承諾した治療を行う必要がある．

1 検査，診断

他の補綴治療を行う場合と同様の検査を行うが，とくにインプラント治療を行う場合に注意すべき点を述べる．

1．問診（医療面接）

患者の主訴が何であるかを明確にして，さらに確認することが重要である．歯の喪失によって失われた機能を補綴治療によって回復するのであるが，患者が摂食機能の回復を希望しているのか，さらに外観の回復を強く希望しているのかについては，明確にしておく必要がある．治療終了時には，患者の主訴が解決されていなければならないことは明らかである．

次に現病歴として，欠損部の歯を喪失した原因について，明らかにする必要がある．もしインプラント治療を行ったとしても，同様の原因でインプラントを失う可能性が高いことに留意しなくてはならない．歯周病で歯を失った患者に対してインプラント

治療を行った場合には，インプラントの残存率が低下することが報告されている．患者の咬合に歯の喪失の原因があった場合には，インプラント治療を慎重に行う必要がある．

患者がどの程度熱心に治療を希望しているかについて，明確にする必要がある．また，外科的な侵襲と長期間の不自由を耐え，高額な費用を支払ってまで治療を受ける意志があるかについては，治療前に十分に確認する必要がある．一般的に，インプラント治療を受ける患者の治療結果に対する期待度は，きわめて高いことにも留意する必要がある．患者の過度の期待に応えられないと判断された場合には，治療を行わないことが賢明である．

さらに，患者と十分な信頼関係を築くことができるかを判断することは，インプラント治療においては，とくに重要である．患者の治療を受ける意志があいまいな場合，あるいは患者と十分な信頼関係が築けない場合は，インプラント治療を開始すべきではない．

インプラント治療は，他の補綴治療に比較して，外科的侵襲が大きいことを忘れてはならない．高血圧症，心筋梗塞や不整脈などの心臓病，さらに脳梗塞などの循環器系疾患がある場合，糖尿病などの疾患がある場合には注意が必要である．全身的な既往歴と現病歴を問診で聞き出す必要がある．現在服用中の薬剤，薬物や食物によるアレルギーの有無についても問診する．場合によっては，現在疾患の治療を担当している医師と十分な連携をとって治療を進める必要がある．人間ドックあるいは定期健康診断の最近の結果が得られる場合は，そのコピーを入手する．それが得られない場合は，採血して一般的な生化学的検査と血球検査を行い，患者の全身状態を把握しておく必要がある．患者の状況によっては，治療を中止する必要がある．

喫煙者に対するインプラント治療は，非喫煙者に対するインプラント治療と比較して失敗するリスクが高いことは明らかであるので，問診の際には，患者の喫煙の有無について明らかにする必要がある．

2．顔貌，顎運動

顔貌の対称性，咬筋の大きさ，咬合時の咬筋と側頭筋の緊張状態について視診と触診を行う．開口および閉口運動時の下顎の動きを正面から観察し，顎関節の動きについては，耳孔前方を触診する．開口量が十分ではない場合，インプラント埋入手術が行えないことがあるので注意が必要である．とくに臼歯部へのインプラント治療の場合には，十分な開口量が必要である．

口唇の張り，安静時および笑ったときのリップラインの位置を観察する．これらは，前歯部の外観の回復を行う際に，とくに重要となる．

3．口腔内検査

中心咬合位での咬合状態，側方運動時および前方運動時のガイドを視診し，次に印象と咬合を採得し，研究用模型を製作し，咬合器に装着して咬合状態を検査する．

残存歯の状態については，う蝕の有無と修復状況，さらに動揺の程度を検査する．さらに，プラークの付着状況，歯周組織の状況を視診し，歯周プローブを用いて歯周ポケットを検査する．プラークの付着が著しい場合には，インプラント治療を開始すべきでない．プロービング時の出血（Bleeding on probing；BOP）がある場合や歯石の付着がある場合には，歯周病の治療を優先して行う必要がある．患者がプラークコントロールを自主的に行うようになり，歯周病を十分にコントロールできる状態になってから，インプラント治療を開始することが重要である．

欠損部の顎堤については，幅と高さ，対合歯列，あるいは対合の顎堤までの距離を測定する．これらは，咬合器に装着した石膏模型上で行うほうが容易である．欠損部の角化歯肉の位置と量についても，検査を行う．

4．エックス線による検査

歯科用エックス線写真およびオルソパントモ写真は，インプラント治療の検査に有効であるが，イン

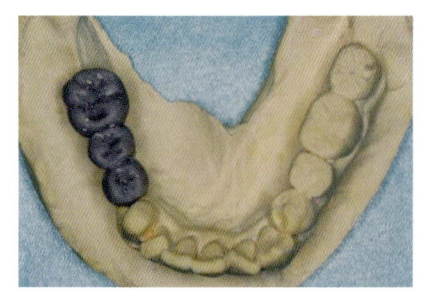

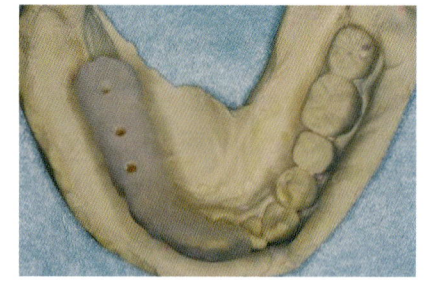

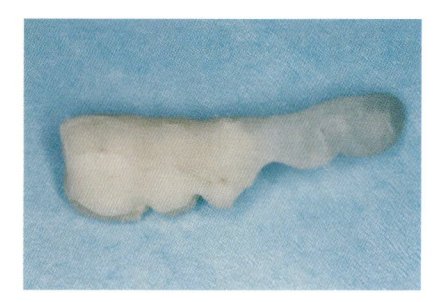

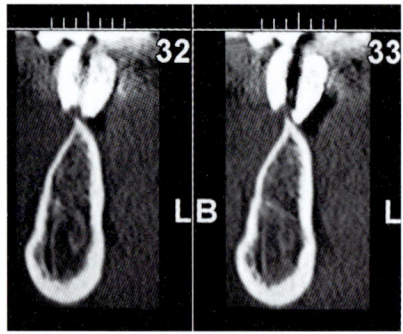

III章 パーシャルデンチャーによる欠損補綴処置の基本的進め方

図III-93a〜d CT撮影用のステントとCT画像．研究用模型上で補綴装置のワックスアップを行い(a)，これを，硫酸バリウムを含むレジンに置き換えて，CT撮影用のステント(b, c)を製作する．このステントを装着させてCT撮影を行うことで，想定される補綴装置と骨を同一イメージ上(d)で見ることが可能となる．

プラント埋入予定部位の骨の三次元的な情報を得ることができない．骨の三次元的な情報を得ることができるCT撮影は，現在インプラント治療の検査に欠かせない手法となっている．

咬合器に装着した石膏模型上の欠損部に，将来想定される補綴装置をワックスアップして，それをレジンに置換する．その際に，歯冠部のレジンにエックス線造影性のある硫酸バリウムを混入してCT撮影用のステントを製作する．あるいは，歯冠部の咬合面の中心から粘膜部に貫通する直径2mm程度の孔を開けて，その孔にストッピングを填入してCT撮影用のステントを製作する．患者にそのCT撮影用のステントを口腔内に装着した状態でCT撮影を行うことで，想定される補綴装置の位置と形態，骨の状態を，同一の画像上で検査することが可能になる．このようなCT撮影用のステントと，それを使用して得たCTイメージを図III-93に示した．

2 治療計画の立案と患者の承諾書

前述の検査をもとに，インプラント治療計画を立案する．治療計画を決定する各種要因を図III-94に示した．治療の最終ゴールにおいては，患者の主訴が解決され，口腔機能の回復が長期的に維持されなくてはならない．

立案された治療計画を患者に提示し，治療の内容，治療に必要な期間，治療費について説明を行う．患者の治療に対するモチベーションと費用の支払い能力によって，担当する歯科医師が最良と考える治療計画が，必ずしも選択されるわけではない．インプラント治療においては，複数の治療計画を提示し，患者と話し合って最終的な治療を決定することが多い．昨今は，患者がインプラント治療についての知識をもっている場合が多いが，インプラント治療の利点ばかりではなく，治療に失敗することもあること，手術による合併症，治療終了後のメインテナンスの重要性についても，十分に説明を行う必要がある．これらの説明内容(治療の内容，治療の危険性，治療期間，治療費)を文書にして患者に渡し，治療を受けることの承諾書を患者から得ることは，必須である．

6. 欠損補綴のオプション インプラント治療

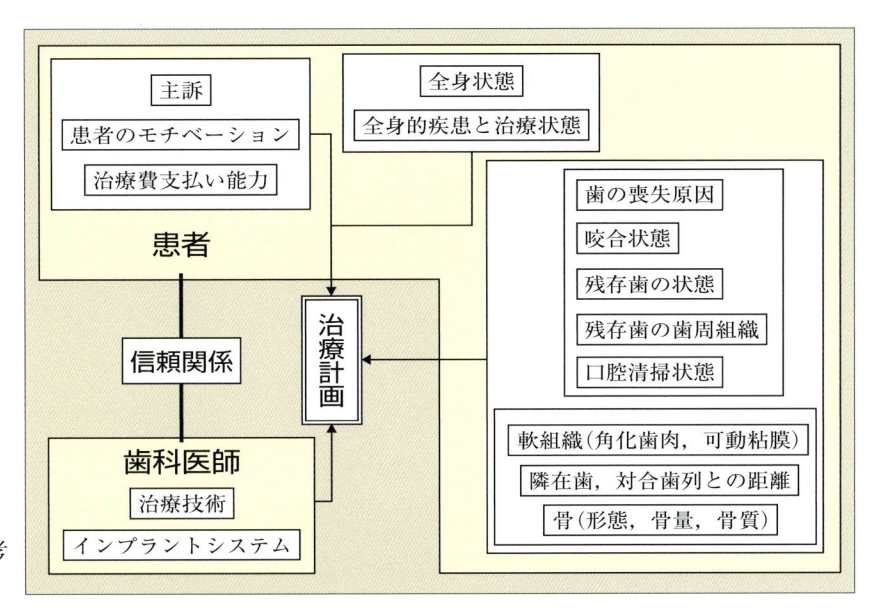

図Ⅲ-94 治療計画を立案するうえで考慮すべき各種要因.

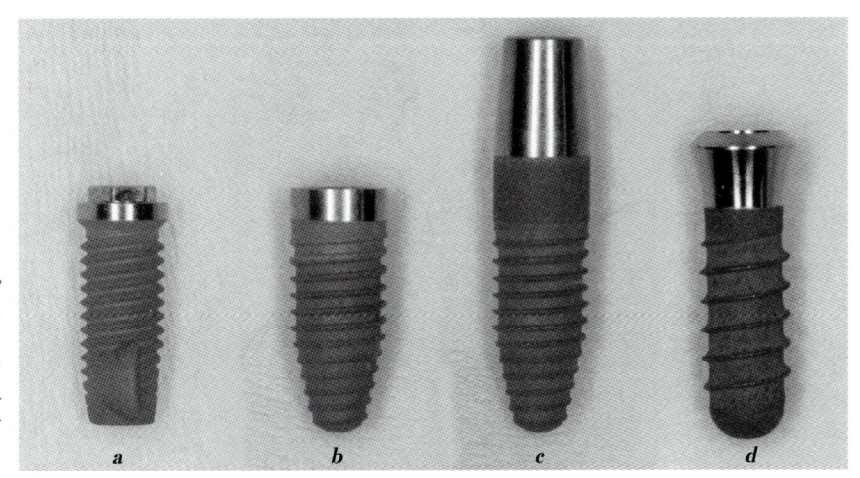

図Ⅲ-95a～d 各種インプラント．フィクスチャーが骨内に埋入されるインプラント（*a, b*），フィクスチャーとアバットメントが一体化したワンピースインプラント（*c*），フィクスチャー上面のプラットフォームが骨上に位置するインプラント（*d*）．

3 インプラント埋入外科手術

1. インプラントの種類

現在使用されているほとんどのインプラントは，ネジの形態をしたスクリュータイプのチタン製のインプラントである．骨に埋入した場合，機械的に切削加工したチタン面に比較して，粗面にしたチタン表面に多くの骨が接合することが明らかにされ，現在多くのインプラント表面には粗面加工が施されている．チタンのプラズマ溶射，酸エッチング，ブラスト処理，陽極酸化などの処理によって機械的に切削した表面が粗面に加工されている．また，骨に対して高い親和性を示すハイドロキシアパタイトをチタン表面にコーティングしたインプラントも使用されている［*図Ⅲ-95*］．

*図Ⅲ-96*に示すように，インプラントの骨に埋入される部分は，フィクスチャー（Fixture, *図Ⅲ-96a*），その上に接合して義歯の支台となる部分は，アバットメント（Abutment）と呼ばれている（*図Ⅲ-96b*）．また，フィックスチャーの上部は，プラットフォーム（Platform）と呼ばれている．

2. インプラント埋入手術

インプラントを埋入する場合，埋入部顎堤の粘膜を切開し，粘膜を骨膜とともに剥離し，骨面を露出

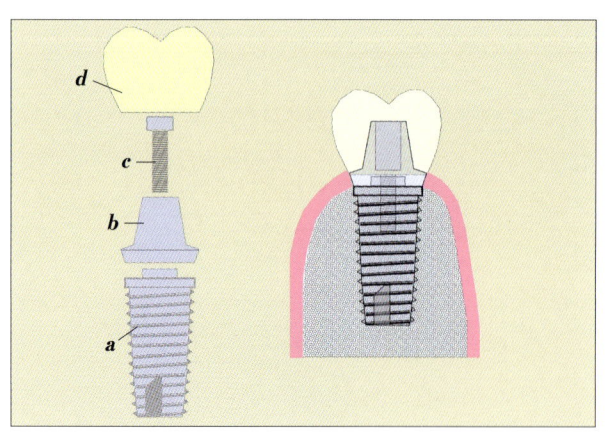

図Ⅲ-96a～d　インプラント補綴の模式図．フィクスチャー(*a*)，アバットメント(*b*)，アバットメントスクリュー(*c*)，補綴装置(*d*)．なお，フィクスチャー上面のアバットメントとの接合部をプラットフォームと呼ぶ．

させる．次に，骨切削用のドリルを用いてインプラント埋入窩を形成し，インプラントを埋入する．

　フィクスチャーとアバットメントが分かれているツーピースインプラント(Two-piece Implant)を用いる場合の治療法に，フィクスチャーを埋入した後に，インプラントを粘膜骨膜弁で覆い，インプラントが骨と十分に結合するのを待ってから，再びインプラント上部の粘膜を切開して，インプラント上部にキャップ（ヒーリングアバットメント，ヒーリングキャップなどと呼ばれている）を付ける方法がある．この治療法は，インプラント埋入時の手術（一次手術）と，インプラント上部にキャップを付けるための手術（二次手術）を2回行うことから，2回法(Two-stage Treatment)と呼ばれている．一方，インプラント埋入直後にフィクスチャーの上部にキャップを付ける場合，あるいはフィクスチャーとアバットメントが一体となったワンピースインプラント(One-piece Implant)を用いる場合には，手術が1回で済むので1回法(One-stage Treatment)と呼ばれている．インプラントの種類と，手術法の種類を図Ⅲ-97に示した．1回法は，2回法よりも簡便性においてすぐれているが，インプラント埋入と同時に骨移植などの骨造成を行う場合や，インプラントの初期固定が十分ではない場合には，2回法が適している．

4 補綴治療

1．インターナルコネクションとエクスターナルコネクション

　ツーピースインプラントの場合，フィクスチャーとアバットメントの結合部の様式として，エクスターナルコネクションとインターナルコネクションの2種類がある．フィクスチャーとアバットメントとの接合部が，フィクスチャー上部のプラットフォームおよびプラットフォームの上にある場合をエクスターナルコネクションと呼ぶ．反対に，フィクスチャーとアバットメントとの接合部が，プラットフォームおよびプラットフォームの下部にある場合をインターナルコネクションと呼ぶ［図Ⅲ-98］．エクスターナルコネクションにおいては，フィクスチャーレベルの印象を行う際に印象用コーピングとフィクスチャーの接合が確実でないこと，アバットメントを装着する際にアバットメントとフィクスチャーの接合が確実でないことがある．したがってエクスターナルインプラントを使用する場合には，これらのことが起きないように注意する必要がある．一方，インターナルコネクションにおいては，エクスターナルコネクションにおける問題点が解決されていると同時に，エクスターナルコネクションと比較して，アバットメントスクリューがゆるみにくいといわれている．しかし，インターナルコネクションのインプラントのフィクスチャーレベルの印象においては，複数埋入されたインプラントの平行性が悪い場合には，印象採得が困難なことがある．一方，エクスターナルコネクションのインプラントを使用した場合には，そのような問題を起こすことは稀である．印象時およびアバットメント装着時の簡便さから，少数歯欠損においては，インターナルコネクションのインプラントが好んで使用されることが多い．

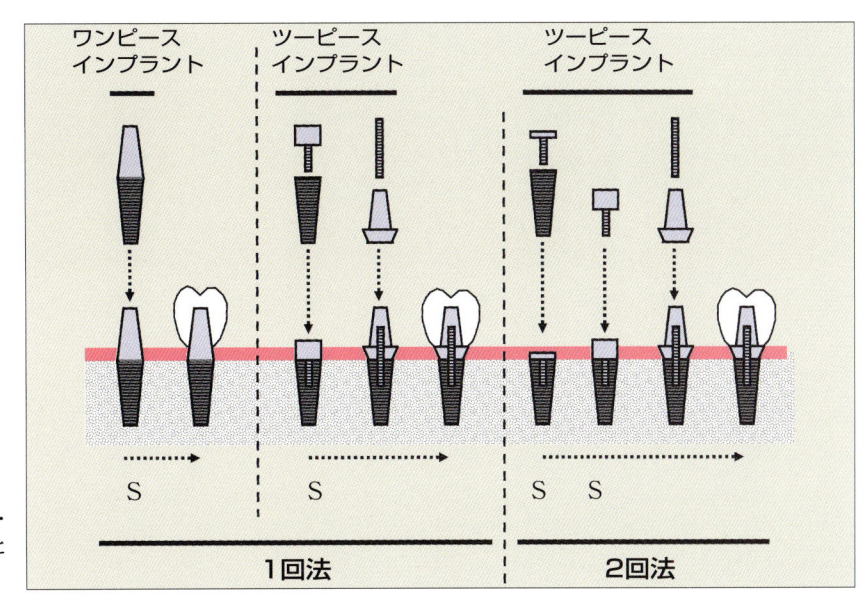

図Ⅲ-97 インプラント手術法の種類．手術(S)を行う回数によって，1回法と2回法に分けられる．

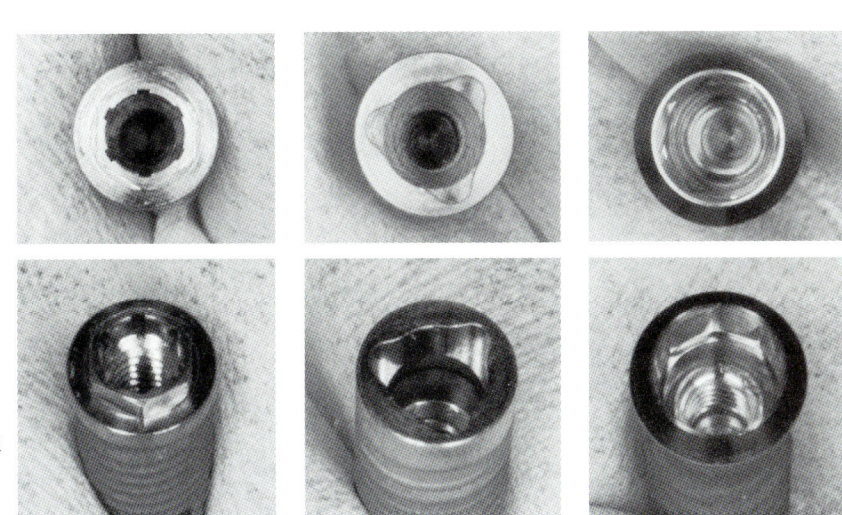

図Ⅲ-98a～c プラットフォームの形状．エクスターナルコネクション(*a*)，インターナルコネクション(*b, c*)．

2．アバットメントの選択

通常のインプラント治療においては，アバットメントの選択あるいは加工は，模型上で行われる[*図Ⅲ-99*]．インプラント埋入と同時に暫間補綴装置を装着する治療法は，即時荷重あるいは即時機能と呼称されるが，このような治療の場合においては，インプラント埋入直後にアバットメントの選択あるいは加工が，チェアサイドにおいて行われることもある．

3．インプラント補綴装置の咬合と暫間補綴装置 (provisional prosthesis)

インプラント治療における咬合採得は，通常の補綴治療の場合と同様に行う．中間歯欠損においては，残存歯によって咬合位が決定されるので問題ないが，多数歯欠損においては，フィクスチャーにシリンダーをスクリューで装着し，シリンダーの上部をレジンで連結したバイトリムを製作し，バイトリムをフィクスチャーに装着し，パターンレジンをその上部に載せて咬合採得を行う[*図Ⅲ-100*]．

インプラント補綴装置にどのような咬合を付与するかは，インプラント治療の予後に大きな影響を与える．インプラント治療の失敗症例における第一の原因として，補綴装置への不適切な咬合付与が指摘されている．インプラントの補綴装置にどのような

III章 パーシャルデンチャーによる欠損補綴処置の基本的進め方

図III-99a～d 作業用模型とアバットメントの選択と加工．顎骨に埋入されたフィクスチャー(a)の印象を採得し，作業用模型(b, c)を製作し，作業用模型上でアバットメントの選択と加工(d)を行う．
99a|99b|99c|99d

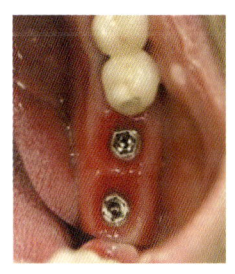

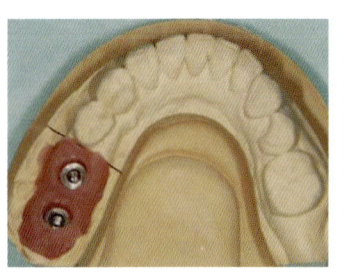

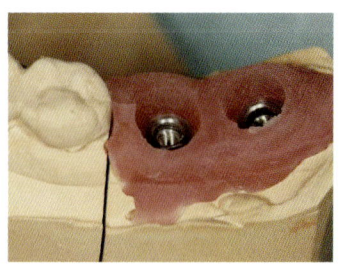

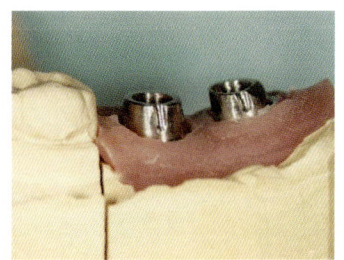

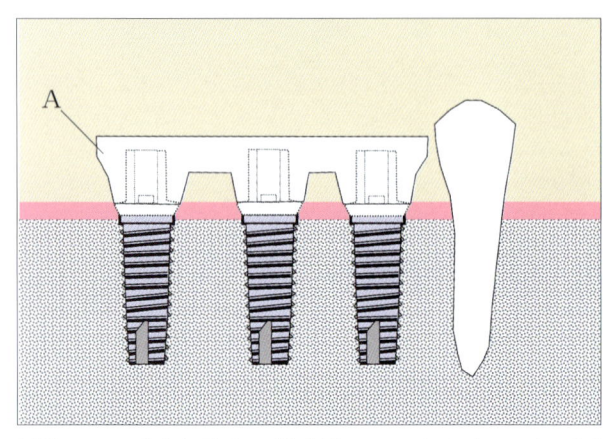

図III-100 バイトリムの模式図．フィクスチャーにバイトリム(A)を装着し，その上部にパターンレジンを盛って咬合させることで，咬合採得を行う．

咬合を与えるかについては，多くの議論がなされている．一般的には，インプラント補綴は，天然歯に対する補綴と同様に行って問題ないと考えられている．しかし，骨と結合しているインプラントに力が負荷された場合には，骨の変形量と，フィクスチャー，アバットメント，歯冠補綴装置の変形量の総和で変位するが，変位量のほとんどが骨の変形量と考えられ，実際のインプラントの変位量としては数ミクロンと言われている．一方，天然歯に力が負荷された場合の変位量は，数10ミクロンと言われており，インプラントの変位量の約10倍であり，この変位量の差を考慮して咬合を調整する必要がある．部分欠損のインプラント補綴装置の調整においては，強く噛みしめたときに，周囲の天然歯と同程度の咬合を付与することが推奨されている．

インプラントの補綴装置においては，天然歯に対する補綴と同様に，近遠心の著しいカンチレバーを避けることが望ましい．また，インプラントは，側方力に対する抵抗性が低いので，頬舌的な側方力を減じた咬合を与えることが望ましい．インプラント補綴においても，天然歯列と同様に，犬歯誘導，および前歯による誘導(アンテリアガイダンス；anterior guidance)が重要であり，側方運動時に臼歯部を離開させる咬合を付与する．

インプラント治療においては，印象採得後に最終補綴装置の製作を開始するのではなく，暫間補綴装置を製作することが賢明である．暫間補綴装置を装着して咬合と審美的な形態を確認し，修正が必要な場合には，暫間補綴装置の段階で調整を行う．患者が機能的にも審美的にも満足した暫間補綴装置の形態で最終補綴装置を作成することは，インプラント治療を成功させる重要なポイントである．

4．最終補綴装置

最終補綴装置としては，陶材焼付金属冠が使用されることが多い．しかし，アルミナあるいはジルコニアのフレームに陶材を焼き付けたオールセラミック冠の使用が，今後増加していくと考えられる[図III-101]．アルミナは，外観面においてすぐれているが，強度においてジルコニアに劣っている．したがって，前歯部の審美領域の補綴にはアルミナ，強度が必要な臼歯部の補綴にはジルコニアが適している．現在では，CAD/CAMジルコニアのフルブリッジの製作も可能になっている．

最終補綴装置に付与する咬合は，前述の「インプラント補綴装置の咬合」に順じて行う．

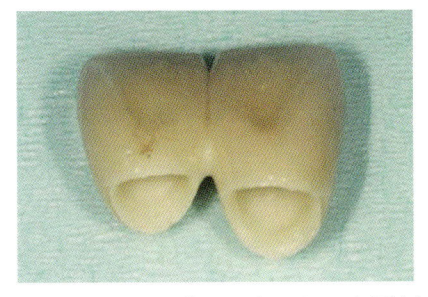

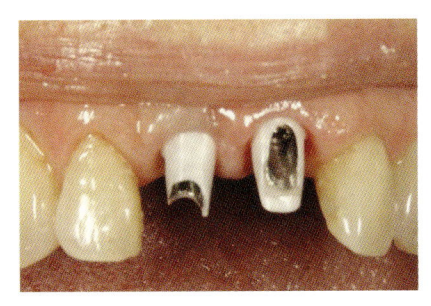

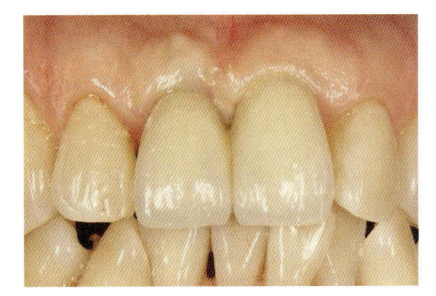

6. 欠損補綴のオプション　インプラント治療

図Ⅲ-101a〜c　オールセラミック冠(a)．上顎中切歯部のインプラントにジルコニア製アバットメントを装着し(b)，補綴装置としてオールセラミック冠を装着(c)．

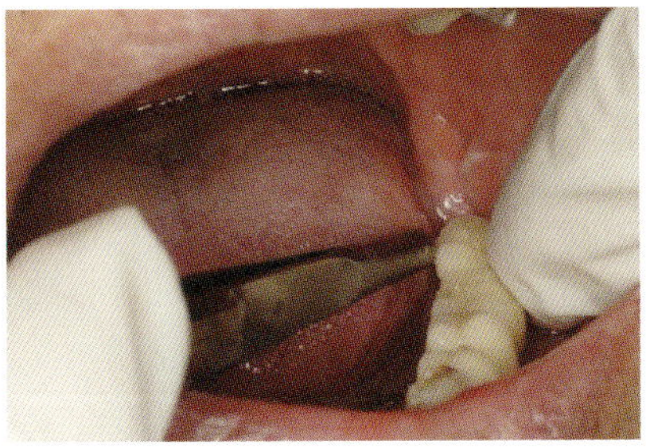

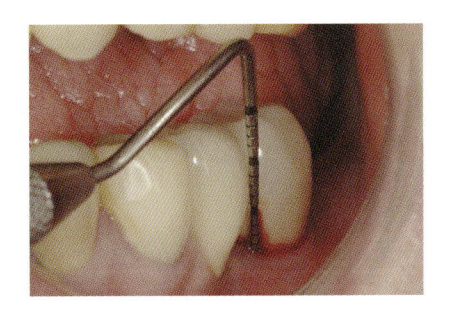

図Ⅲ-102　インプラント治療部位の打診による検査．
図Ⅲ-103　プロービング時の出血(Bleeding on probing)．

5 最終補綴装置装着後のメインテナンス

　インプラントへの過度のメカニカルストレス，あるいは，インプラント周囲の細菌性感染は，インプラントと骨との結合を破壊し，インプラント治療の失敗の原因となる．インプラントへ負荷されるメカニカルストレスは，補綴治療を担当する歯科医師によってコントロールすることが可能であり，補綴装置にどのような咬合を付与するかによって，インプラント治療の成否が左右される．補綴装置への過度のメカニカルストレスは，補綴装置の破折，アバットメントスクリューの破折，稀ではあるがフィクスチャーの破折を引き起こす．また，過度のメカニカルストレスは，インプラントと骨との結合を破壊する．

　インプラント周囲（補綴装置やアバットメント）のプラークの付着は，インプラント周囲炎の原因となる．インプラント治療を希望する患者の大半は，歯周病によって歯を失っている．したがって，これらの患者にインプラント治療を行う場合は，プラークコントロールが十分に行われていること，歯周炎が十分にコントロールされていることなどが条件となる．この条件に合致しない場合は，インプラント治療を行わないことが賢明である．

　インプラント治療終了後には，定期的に患者をリコールする．リコールする間隔は，最終補綴装置装着直後から2週後，4週後，2か月後，6か月後，そして1年後というように，次第に間隔を長くしていく．筆者は，問題がないと考えられる症例の場合には，1年に1回の間隔でリコールを行っている．

　リコール時には，患者に不具合な点の有無について問診し，咬合のチェックを行い，補綴装置の損傷の有無，および補綴装置の緩み（動き）を確認する［図Ⅲ-102］．補綴装置の一方側に指を当て，反対側より歯科用ピンセットの後ろで補綴装置を軽く追打することで，補綴装置の緩みを指で確認することができる．補綴装置の緩みが指先に確認されたとき，セメント維持の補綴装置の場合は，アバットメントスクリューの緩み，スクリュー維持の補綴装置の場合は，補綴装置を維持しているスクリューあるいはアバットメントスクリューが緩んでいる可能性が高い．ついで，インプラント治療部位の粘膜の状況を確認する．粘膜の発赤あるいは腫脹がない場合でも，粘膜にエアーを吹きつけて乾燥させてから，粘膜を指で押さえ，滲出液の有無を確認する．滲出液がある場合は，プロービングを行う［図Ⅲ-103］．インプ

117

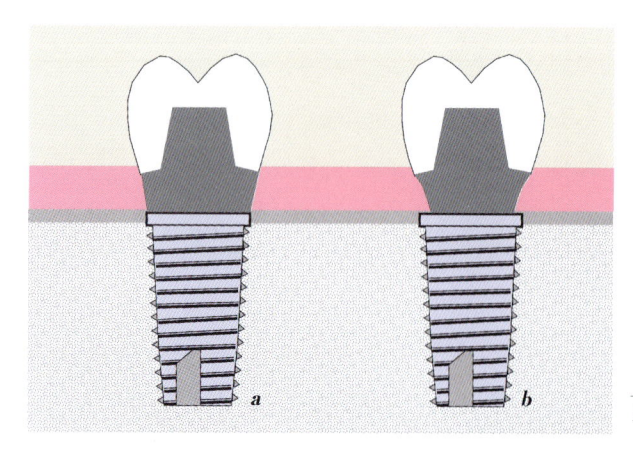

Ⅲ章 パーシャルデンチャーによる欠損補綴処置の基本的進め方

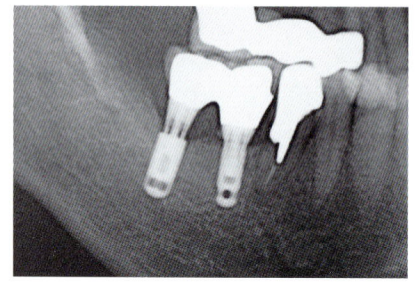

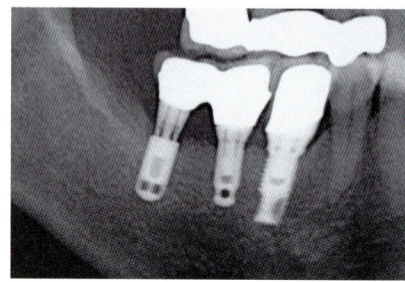

図Ⅲ-104a〜d プラットフォームスイッチング．フィクスチャーの上部の径とアバットメントの下部の径が同じ場合(*a*)と，フィクチャーの上部の径に比較してアバットメントの下部の径が小さい「プラットフォームスイッチング」の場合(*b*)の模式図．*c* は，下顎臼歯部遠心部のインプラントに誤って径の小さいアバットメントを装着して補綴装置を装着した症例であるが，補綴装置装着5年後においても，遠心部のインプラント周囲の骨吸収は見られない(*d*)．

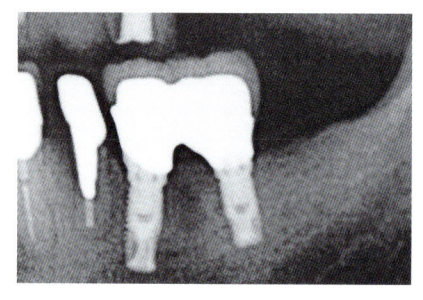

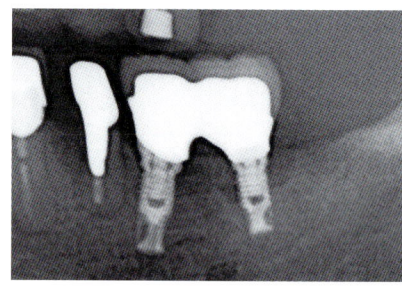

図Ⅲ-105a, b インプラント周囲の骨吸収像．補綴装置装着直後(*a*)，3年経過後(*b*)のエックス線像．遠心部のインプラント周囲に骨吸収が見られる．

ラント周囲のプロービングをどの程度行うかについては，大きく議論がわかれている．インプラントと骨の結合は強いが，インプラントあるいはアバットメントと軟組織の結合は弱い．また，最近では，アバットメントの直径をプラットフォームの直径より小さくするプラットフォームスイッチング(platform switching)，あるいはプラットフォームシフティング(platform shifting)［**図Ⅲ-104**］のように，アバットメントとフィクスチャーの直径が異なっている場合もある．したがって，無理なプロービングはインプラントあるいはアバットメント周囲の結合組織を破壊する可能性も高い．粘膜の異常，あるいはエックス線写真上で骨の異常がある場合に限って，筆者はプロービングを行っている．プロービング時に出血が観察される場合は，明らかにインプラント周囲炎であるので，そのための治療が必要である．1年に1回はインプラント埋入部位のデンタルエックス線写真を撮影し，インプラント周囲の骨の変化を確認する必要がある［**図Ⅲ-105**］．

IV章

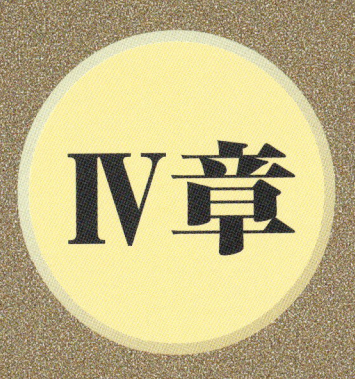

パーシャルデンチャー製作のための前処置

1. 非補綴的前処置 （野首孝祠）———— *121*
   1 患者教育（指導） *122*
   2 外科的処置 *127*
   3 保存的処置 *133*
   4 矯正的処置 *135*

2. 補綴的前処置 （野首孝祠）———— *136*
   1 前処置の目的 *136*
   2 咬合の修正 *137*
   3 支台歯の形態修正 *144*
   4 使用中の義歯に関する調整 *152*

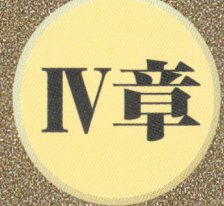

Ⅳ章 パーシャルデンチャー製作のための前処置

　一般に補綴治療は，顎関節，顎筋，神経筋機構などを正常に機能させるとともに，残存歯や顎堤粘膜，顎骨などの健康保全，さらには顎口腔系における諸機能を回復させることを目的としている．その補綴治療を成功させるためには，前処置はきわめて重要な治療過程である．

　パーシャルデンチャーの成功は，たんに偶然の結果として起こったものであってはならない．パーシャルデンチャー製作のための前処置は，印象採得や咬合採得などと同様に，歯科医師の専門的な知識と技術を駆使して行われるものである．

　その大きな目的としては，
① 義歯が容易に着脱でき，義歯，残存歯および歯周組織の清掃などの管理を容易にすること
② 形態的にも機能的にも，長期にわたって満足のいく設計が可能なように口腔内を整えること
③ 義歯の動揺などによって，口腔内組織に対して為害性を与えることなく，顎口腔系の健康が長く維持できること
などがあげられ，これが前処置の基本かつ重要な課題である．

　歯科医師が上記の①～③の目的を満たすように，細心の注意をはらって前処置を計画し，実施することによって，はじめてパーシャルデンチャーの治療を容易にし，かつ成功に導くことができる．しかし，前処置を誤ったり，それを怠ることは，歯科医師として逃れようのない怠慢行為であり，パーシャルデンチャーによる治療は失敗に終わる．

　口腔領域における前処置の中には，患者教育をはじめとし，外科的処置，保存的処置，矯正的処置，補綴的前処置などがあげられる．

1 非補綴的前処置

　パーシャルデンチャーを装着するためには，口腔内をパーシャルデンチャーが受け入れられる環境に整備しておかなければならない．すなわちパーシャルデンチャーの装着は，一口腔単位の歯科治療の最終段階で行う処置であるため，それ以前に行う歯科治療はすべて前処置と考えられ，この前処置の時点からすでにパーシャルデンチャーの治療がはじまっており，それらの内容が治療の成否を決定すると

IV章　パーシャルデンチャー製作のための前処置

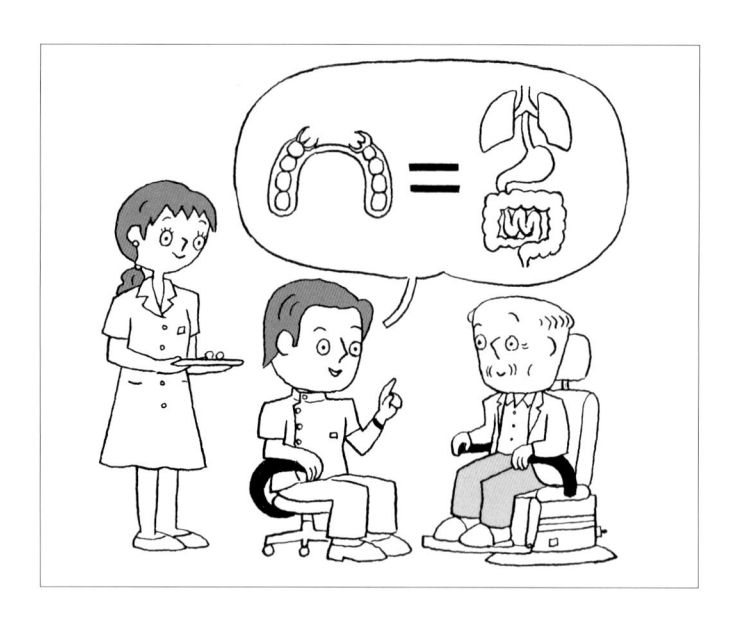

図IV-1　義歯に関する正しい認識を患者にもたせる．

いっても過言ではない．

実際の臨床では，部分欠損を有する患者の口腔内に，通常いくつかの歯科的問題点が認められる．そのためにまず問題点をリストアップし，パーシャルデンチャーに至る大まかな治療計画を立てる．その治療計画に従って外科的処置，歯周治療，歯内療法，修復処置などを行いながら，最終的なパーシャルデンチャーの設計へと具体化していくことになる．

1 患者教育（指導）

患者教育は，パーシャルデンチャーを成功に導くもっとも重要な過程の一つである．しかし，歯科医師は，治療の技術的な面ばかりに目を向け，治療と同等かそれ以上に重要な患者教育をおろそかにしがちである．形態面と機能面に対していかに精巧に製作されたパーシャルデンチャーであっても，患者の正しい認識が得られず，歯や顎堤などの口腔諸組織やパーシャルデンチャーに対する日々の管理を怠れば，最終的には治療は失敗に終わってしまうことになる．義歯は"物"や"道具"でなく，生体とともに機能する"人工臓器"であるという認識の下に，患者を正しい方向に導くべきである［図IV-1］．

したがって，患者教育を行い，患者の理解が十分に得られ，パーシャルデンチャーを使用しても組織が障害されないことが予測されて，はじめて治療を開始すべきである．

また義歯装着後，義歯そのものはもとより，義歯を取り巻く残存歯や顎堤などの変化を早期に発見し，適切に処置することは，大きなトラブルにならないためにもっとも大切なことであり，個々の患者に応じた定期検診のプログラムが必須となってくる．そのためにも，患者に対して前もっていろいろな情報を提供し，治療への意義と動機づけを高めたり，日常生活における姿勢を正すべく指導を行っておく必要がある．

1．刷掃指導（口腔衛生指導）

パーシャルデンチャーを装着するときに限ったことではないが，良好な口腔衛生状態は口腔の健康維持にきわめて重要である．プラークコントロールの必要性と方法を患者に十分理解させ，補綴的前処置の段階で確立しておくことが必要である．とくに，多数の歯を喪失し，複雑な欠損形態になったパーシャルデンチャー装着者には，各個人に応じた，きめ細やかな口腔衛生指導を行うべきである．

また，パーシャルデンチャーを装着することは，口腔内の衛生環境を考えると，舌や頬粘膜などによる口腔内の自浄作用を妨げるだけでなく，唾液や食物の流れを変え，プラークの滞留因子にもなり，必

表IV-1　パーシャルデンチャーの装着によって口腔内環境に生じやすい所見

感覚への影響	舌房の侵害による不快感
	味覚・触覚の低下
	温度感覚の低下
	嘔吐反射
口腔衛生面への影響	舌や頬粘膜による自浄作用の低下
	唾液による自浄作用の低下
	パーシャルデンチャーの構成要素周囲へのプラークの沈着
	カンジダ菌による口内炎
顎機能への影響	発音障害
	舌や頬粘膜による円滑な食塊形成を阻害
	不適切な咬合関係による下顎運動障害
残存歯および顎堤への影響	義歯床の顎堤粘膜への圧迫による血行障害
	不適切な構成要素の形態による顎堤粘膜への機械的刺激
	不適切な支台装置の設計による残存歯の摩耗
	義歯床の不適切な沈下による残存歯，顎堤粘膜への外傷
	顎堤粘膜への過度の負担荷重による顎堤の吸収
	支台装置を設置するための健全歯質の削除
外観への影響	支台装置や床の露出による外観の不良
	不適切な人工歯排列による外観の不良
その他	使用材料によるアレルギー性反応

ずしも有利とはいえない状況を作っている［*表IV-1*］．したがって，これまで以上に口腔清掃を正しく行わないと，う蝕や歯周疾患の危険性が増してくる点を患者によく認識させ，口腔清掃状態が不良な場合には，パーシャルデンチャーの装着を延期せざるをえないことも告げておく．

実際のブラッシング指導時には，染色液などでプラークの付着部位を患者に示しながら，歯ブラシ，歯間ブラシ，デンタルフロス，マウスリンスなどの適切な使用法を根気よく指導することが必要である．とくに，支台歯の近遠心側の隣接面のプラークコントロールが困難であるとされていることから，同部のブラッシングについては，とくにていねいに行うよう指導する．パーシャルデンチャー装着者に対する隣接面専用ブラシも市販されている［*図IV-2*］．いずれにせよ，一度や二度の説明では，患者の理解もブラッシングの効果も十分に得られないことから，来院ごとに繰り返し指導したり，定期的にチェックすることが必要である．

さらに，パーシャルデンチャーそのものに対するプラークコントロールも必要である．義歯の清掃が不良な場合，カンジダ菌による義歯性口内炎の発症の可能性がある［*図IV-3*］．そこで，義歯装着者に対しては，毎食後に義歯専用ブラシによるブラッシングを指示し，デンチャー・プラークコントロールを確立しておく必要がある［*図IV-4*］．また，特別な理由がないかぎり，就寝時には義歯をはずし，カンジダ菌に有効な酵素系の義歯洗浄剤の使用を薦める［*図IV-5*］．カンジダ菌による感染症が著しい場合には抗真菌抗生剤の投与を行うこともある．

一方，すれちがい咬合などの対顎関係で，義歯を就寝時（無意識下）にはずすことによって，かえって対顎の粘膜の損傷や精神的不安などのおそれがある症例で，睡眠中に義歯を装着してそれが防止できるような場合には，夜間に義歯を装着させる代わりに昼間に数時間義歯をはずすことによって口腔内組織を安静状態にし，義歯床下粘膜の自浄性を期待し，かつこの時間を利用して義歯を洗浄剤の溶液中に浸漬するよう指導するとよい．

2．義歯の効果とその限界

患者の中には，欠損する部位をたんに埋めるだけ，

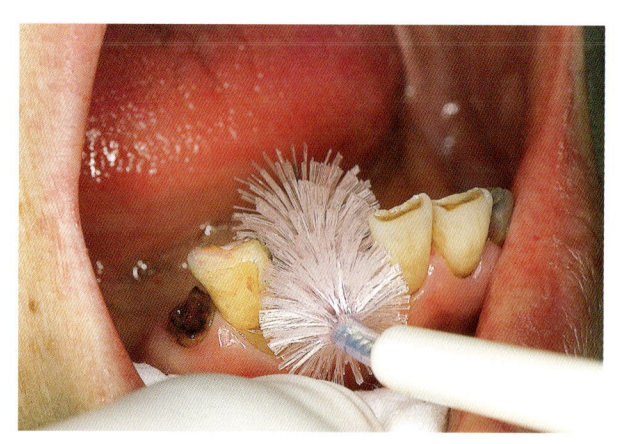

Ⅳ章　パーシャルデンチャー製作のための前処置

図Ⅳ-2　隣接面用ブラシ；孤立歯，残存歯間が大きい場合には隣接面用ブラシの利用が有効である．

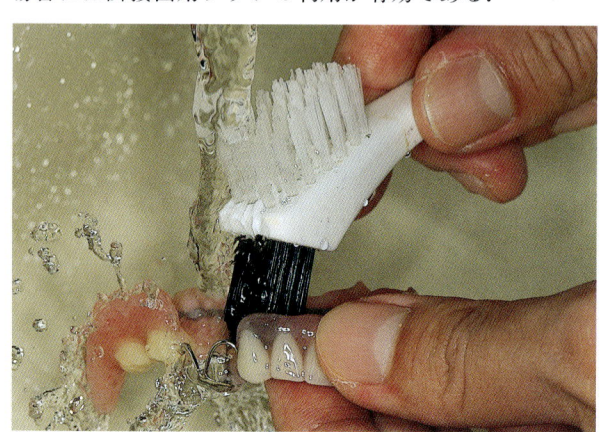

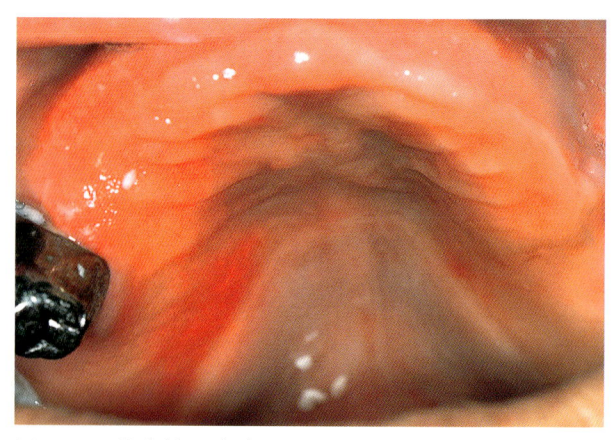

図Ⅳ-3　義歯性口内炎；カンジダ菌に起因する義歯性口内炎による義歯床下粘膜の発赤がみられる．

図Ⅳ-4　義歯専用ブラシによる義歯の機械的清掃（デンチャー・プラークコントロール）．

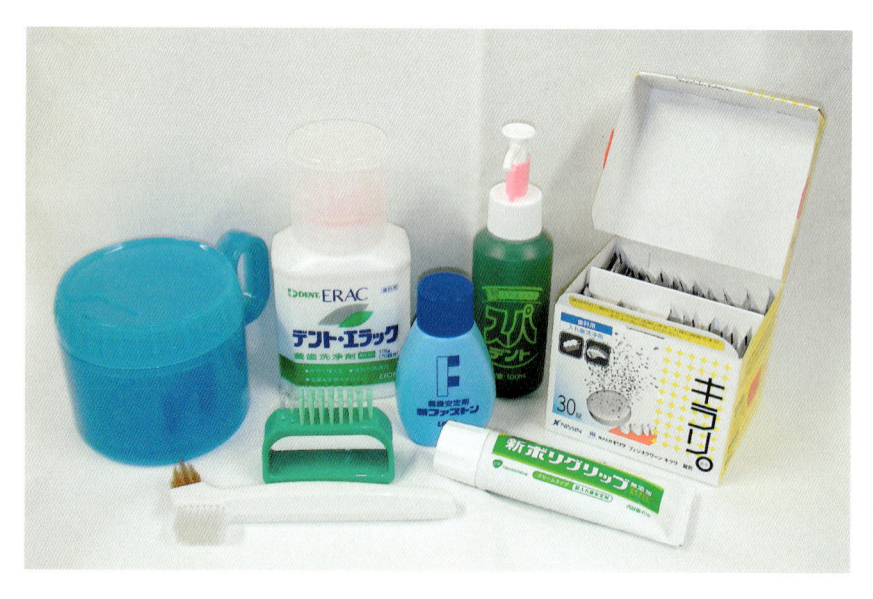

図Ⅳ-5　各種義歯用ケア用品（義歯洗浄剤，洗浄用容器，義歯専用ブラシ，義歯安定剤）．

表IV-2 パーシャルデンチャー装着直後の床下粘膜における不快感や痛みとその主な原因

部　位	主　な　原　因
● 口腔前庭部	義歯床辺縁の過延長 義歯の動揺 外傷性咬合
● 上顎義歯の後縁部	口蓋後縁封鎖（ポストダム）が深すぎる 義歯床後縁が鋭利すぎる 可動性の高い軟口蓋まで床辺縁を延ばしすぎている
● 顎堤部の局所的軟組織	外傷性咬合 義歯床の適合不良 義歯床粘膜面の小突起 骨隆起上での義歯の動揺 薄い粘膜に対するリリーフ不足
● 顎堤部全体	咬合高径が高すぎる．安静空隙量の誤り 義歯床の適合不良 非生理的な習癖（ブラキシズム） 栄養不良 カンジダ菌による感染症（カンジダ症）

(Morstad A T, Petersen A D : J Prosthet Dent 19 : 126, 1968. より引用)

あるいは見た目を満足させるだけなどと考えたり，パーシャルデンチャーを装着する動機があいまいな人も少なくない．そこでまず治療をはじめるにあたり，患者が治療を希望する理由，治療に対する期待や希望を明確にしておく．ついで，個々の症例に応じて，パーシャルデンチャーの効果とその限界についてよく話し合っておく[図IV-6]．すなわち，咬合，咀嚼，発音などの口腔機能と外観の回復，歯や顎堤，顎筋，顎関節など口腔諸組織の健康維持，さらに全身的健康の向上と幸福な日常生活（QOLとADLの向上を伴うこと）を営むためには，パーシャルデンチャーが必要であることを理解させる．

一方，過大な治療効果を期待する患者に対して，パーシャルデンチャーに天然歯の時代と同様の機能を求めることは非現実的であることを，あらかじめ十分説明し，治療をとおして，また義歯装着後においても，歯科医師との間の信頼関係が損なわれないように努める．

3. 義歯装着時の変化

患者には，義歯を装着し，慣れていく過程において生じる問題点について，詳しく説明しておく必要がある．パーシャルデンチャーを装着した場合，装着後数日間はある程度の痛みや不快感を覚えることがある[表IV-2]．しかし実際には，順応によって解決できる症状であるのか，調整の必要な症状であるのか，歯科医師は正しく検査，診断しなければならない．

発音に関して，一般に上顎のほうが下顎より影響が大きい．とくに，パーシャルデンチャーが口蓋の前方あるいは後方部を覆っている場合，装着当初は発音が困難なことがある．しかし，通常，発音に対する適応能力は高く，発音障害は一時的であることが多いといわれている．

咀嚼に関しては，パーシャルデンチャーを新たに装着したこと，あるいは設計や人工歯排列が変化したことによって義歯に適応できず，一時的に機能低下を生じることがある．一般に，新しい義歯に順応し，新たな咀嚼パターンが確立されるには一定の期間と訓練が必要であり，そのことを患者に十分認識させる．味覚の回復に対しては，咀嚼運動のリズム性の回復と同様に2週間以上の経過が必要である．

新義歯装着当初の慣れない段階では，軟らかい食べ物を小さい塊とし，ゆっくりと時間をかけて咀嚼するよう指導し，義歯に慣れ，神経筋機構によるコントロールが確立されるまでは，硬いもの，大きな

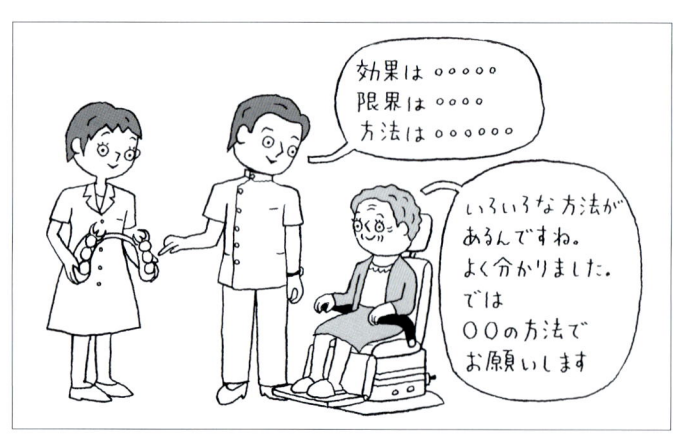

Ⅳ章 パーシャルデンチャー製作のための前処置

図 Ⅳ-6 パーシャルデンチャーの効果とその限界を患者によく説明し，理解してもらう必要がある．

下の食品を食べる時の具合はいかがですか？
各食品について次の1～6のうち該当する番号に○をご記入下さい．
(1) ごはん
  1：普通に食べられる． 4：食べられない．
  2：小さくすれば食べられる． 5：嫌いだから食べない．
  3：困難だが食べられる． 6：食べたことがない．
(2) 食パン(焼)
  1：普通に食べられる． 4：食べられない．
  2：小さくすれば食べられる． 5：嫌いだから食べない．
  3：困難だが食べられる． 6：食べたことがない．
(3) かまぼこ
  1：普通に食べられる． 4：食べられない．
  2：小さくすれば食べられる． 5：嫌いだから食べない．
  3：困難だが食べられる． 6：食べたことがない．
(4) こんにゃく(煮)
  1：普通に食べられる． 4：食べられない．
  2：小さくすれば食べられる． 5：嫌いだから食べない．
  3：困難だが食べられる． 6：食べたことがない．
(5) キャベツ(生)
  1：普通に食べられる． 4：食べられない．
  2：小さくすれば食べられる． 5：嫌いだから食べない．
  3：困難だが食べられる． 6：食べたことがない．
(6) 牛肉(焼)
  1：普通に食べられる． 4：食べられない．
  2：小さくすれば食べられる． 5：嫌いだから食べない．
  3：困難だが食べられる． 6：食べたことがない．
(7) ピーナッツ
  1：普通に食べられる． 4：食べられない．
  2：小さくすれば食べられる． 5：嫌いだから食べない．
  3：困難だが食べられる． 6：食べたことがない．
(8) りんご
  1：普通に食べられる． 4：食べられない．
  2：小さくすれば食べられる． 5：嫌いだから食べない．
  3：困難だが食べられる． 6：食べたことがない．
(9) 堅焼きせんべい
  1：普通に食べられる． 4：食べられない．
  2：小さくすれば食べられる． 5：嫌いだから食べない．
  3：困難だが食べられる． 6：食べたことがない．
(10) グミゼリー
  1：普通に食べられる． 4：食べられない．
  2：小さくすれば食べられる． 5：嫌いだから食べない．
  3：困難だが食べられる． 6：食べたことがない．
        御協力ありがとうございました

図 Ⅳ-7 摂取可能食品アンケート表．

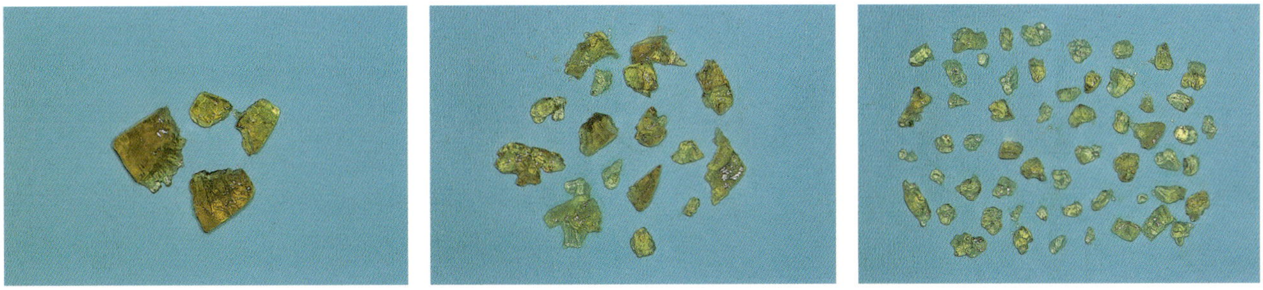

図 IV-8 検査用グミゼリーを用いた咀嚼能力検査；回収した咀嚼片の細分化状況によって咀嚼機能の客観的評価を行う．

ものを避けるように指導する．毎日の食事表や摂取可能食品のアンケート［図 IV-7］，または咀嚼能力検査［図 IV-8，VI 章参照］などを利用し，咀嚼の客観的評価を行うとともに，その結果から患者を励ますことにも活用できる．とくに，適応能力が低下した高齢者においては，義歯への適応期間がさらに長くかかるため，あきらめず，根気よく調整や各種機能訓練が必要であることを最初に説明しておく．

以上のような項目に関して，治療前から，治療過程ならびに義歯装着後における患者教育全般にわたっての指導用小冊子を利用するとよい．患者の理解を深めたり，内容を時折思い起こしたり，さらに患者自身における日常生活上の責任を明確にするうえで有効である．

2 外科的処置

外科的処置には，歯の異常（埋伏歯，位置異常歯，崩壊や動揺の著しい歯など）に対する抜歯と，歯槽骨や軟組織，さらには顎骨，顎関節などの異常に対する処置があげられ，その異常の程度あるいはその処置の必要性については，既往歴や臨床所見ならびにエックス線検査，顎機能検査などを参考にしながら決定し，必ず患者の同意を得て処置を行う．ここでは，パーシャルデンチャーの製作に際してしばしば遭遇する，硬組織と軟組織の異常に対する外科的前処置を中心に述べることにする．

1．歯槽骨など硬組織の異常
i）骨隆起

上顎では，通常，正中線をはさんで，硬口蓋の正中部に限局した骨隆起がみられることがある［図 IV-9］．一般に紡錘状あるいは洋梨状であるが，結節状，扁平状，あるいはその表面に溝を形成することもある．これは外骨症の一種で口蓋隆起と呼ばれ，口腔内で発生する骨隆起の中でもっとも多く，思春期に膨隆しはじめ，徐々に大きくなり，20歳代後半から30歳代までに最大の大きさとなり，成人の20〜25％にみられ，女性のほうが男性の2倍多く発生するといわれている（歯科医学大辞典：医歯薬出版）．また下顎隆起（後述）同様，粘膜部は他の部位より薄い．骨部は層板状緻密骨で構成され，通常は無症状であるが，髄質を含むこともある．

口蓋隆起が著しく大きく，発音などに障害が及んだり，義歯の設計に支障をきたす場合には，外科的に切除し，平滑にすることがある．しかし，口蓋の面積が大きいためその隆起を避ける設計を行ったり，その隆起全体を床で被覆し，かつ緩衝腔（リリーフ）を設けることで，発音や摂食，嚥下，あるいは感覚的にも障害がない場合には，むしろ放置することのほうが多い．

一方，下顎では顎舌骨筋線より上で，小臼歯部の舌側歯槽骨面に半球状を呈する骨隆起がみられる［図 IV-10］．これも外骨症の一種で下顎隆起と呼ばれ，青春期以後に認められることが多く，成人の5〜10％にみられる（歯科医学大辞典：医歯薬出版）．通常，両側性で，ときに多発性で加齢とともに大きくなることがある．エックス線的には限局した不透過像として認められる．菲薄な正常粘膜で被覆され，無症状であり，緻密な層板状骨質の増生を呈し，非腫瘍性である．そのため，口蓋隆起と同様，義歯の設計上支障がない場合には通常放置することが多

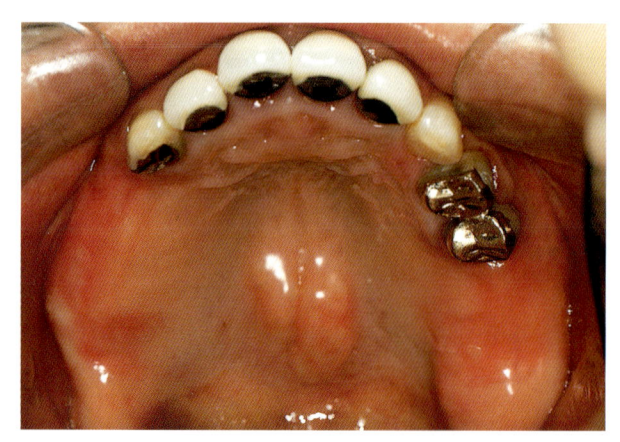

Ⅳ章　パーシャルデンチャー製作のための前処置

図Ⅳ-9　口蓋隆起；口蓋正中部にみられる骨隆起．

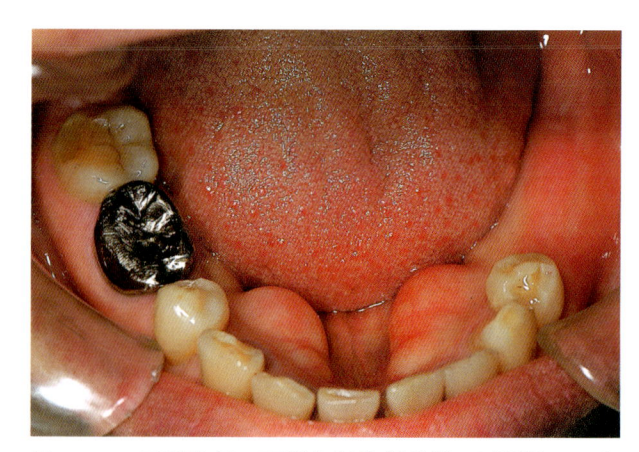

図Ⅳ-10　下顎隆起；下顎小臼歯部舌側に両側性にみられる骨隆起．

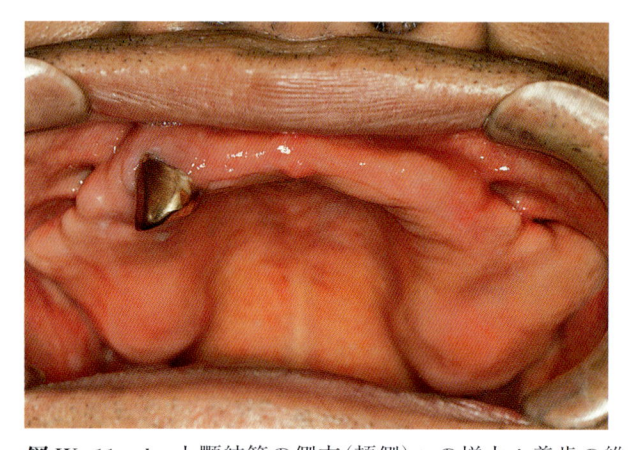

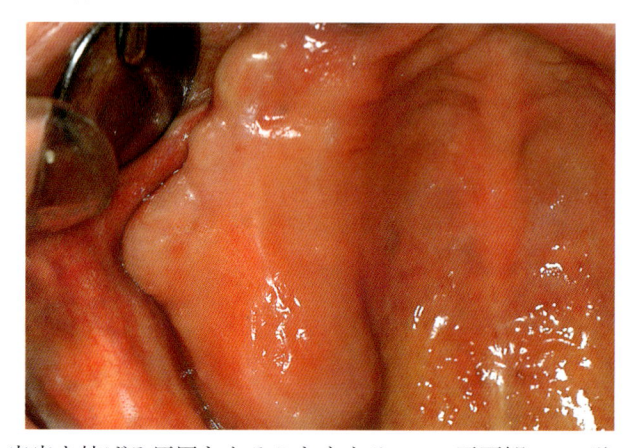

図Ⅳ-11 a, b　上顎結節の側方（頬側）への増大；義歯の維持，安定を妨げる原因となることもある．a：正面観，b：強拡大像．

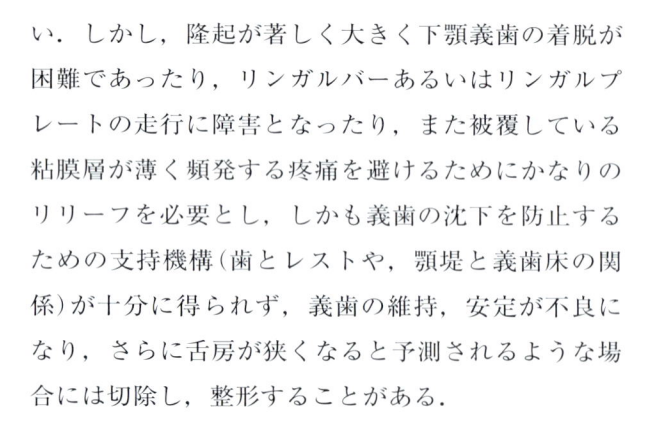

い．しかし，隆起が著しく大きく下顎義歯の着脱が困難であったり，リンガルバーあるいはリンガルプレートの走行に障害となったり，また被覆している粘膜層が薄く頻発する疼痛を避けるためにかなりのリリーフを必要とし，しかも義歯の沈下を防止するための支持機構（歯とレストや，顎堤と義歯床の関係）が十分に得られず，義歯の維持，安定が不良になり，さらに舌房が狭くなると予測されるような場合には切除し，整形することがある．

ⅱ）顎堤部の異常

　上顎結節は，上顎体の後面中央部が後方に膨隆した骨性隆起であり，上顎洞の後方への膨隆部にあたり，骨壁はかなり薄い．

　通常は，義歯の維持や支持に対して重要なはたらきをすることから，無症状であればそのまま放置することが多い．しかし，側方（頬側）への著しい増大［図Ⅳ-11］が認められる場合には，義歯の着脱の妨げになったり，十分な床の被覆ができないため，義歯の維持，安定を低下させる原因ともなる．また，下方への増大［図Ⅳ-12］によって顎間距離が小さくなり，人工歯の排列や顎運動に障害となることがある．このような場合には切除し，整形する．

　一方，ナイフエッジ状の顎堤［図Ⅳ-13］は，主として下顎にみられ，唇・頬側と舌側の著しい骨吸収によって発生するものである．この種の顎堤は，義歯の咬合圧負担面積が少なく，また義歯の維持不良のため，この顎堤を被覆している軟組織は障害を受けやすく，疼痛や不快感を生じやすい．

　このようなナイフエッジの部分に対して，外科的に歯槽堤整形術や骨移植術あるいは再建術などの前処置を行うこともあるが，通常はこの部分への義歯

1. 非補綴的前処置

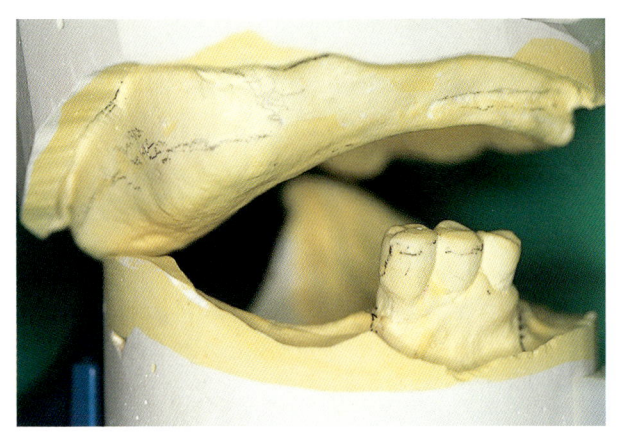

図IV-12 上顎結節の下方への増大；人工歯排列や顎運動に障害となることもある．

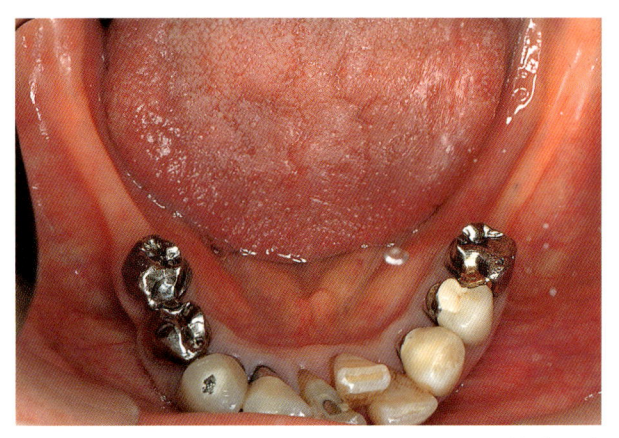

図IV-13 ナイフエッジ状の顎堤；この部分の粘膜は障害を受けやすく，疼痛や不快感を生じやすい．

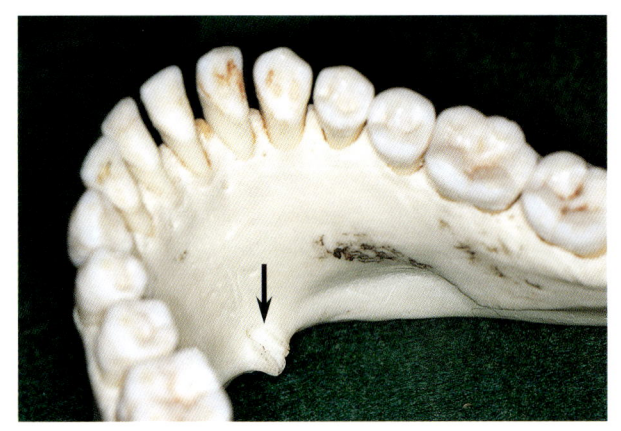

図IV-14 オトガイ棘（矢印）．

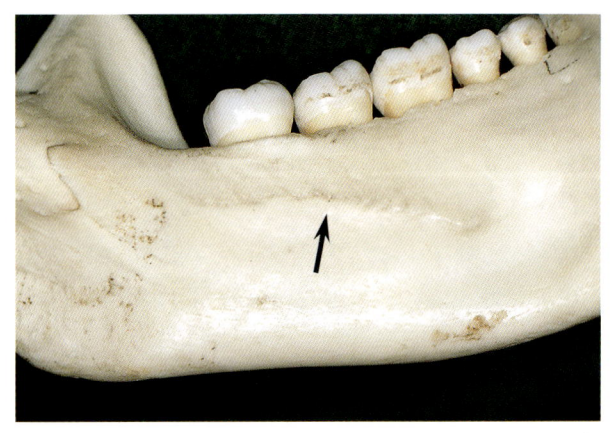

図IV-15 顎舌骨筋線；下顎舌側内面に矢印で示すような緻密骨の突出がみられる．

床粘膜面の接触を避けるために，緩衝腔（リリーフ）を設け，同時に義歯の垂直的あるいは水平的な動揺を抑えるために，無圧印象によって被圧変形のない形態を採得し，かつ他の歯槽部やより多くの支台歯に対して支持，把持，維持を十分に求め，そのままの状態で義歯を製作することが多い．

iii) 骨吸収不全

抜歯後，顎堤の吸収過程において，その一部に吸収不全を生じることがあり，通常，骨鋭縁部として触診できる．この部位に義歯床粘膜面が接触すると疼痛や潰瘍を生じ，義歯の使用が困難になる場合がある．通常1，2か所でその範囲が小さい場合には，補綴的処置として同部をリリーフして接触を避ける．しかし，骨鋭縁部が大きく，その数が多く，しかも疼痛の激しい場合には，同じようにリリーフを行うと義歯の維持，安定に支障をきたすことが多い．このような場合には，バーによる骨整形などの外科的処置を行ったほうがリリーフの必要もなくなり，義歯の維持，安定も向上し，同時に疼痛から開放される．

iv) 異常な骨吸収による変化

骨吸収が著しくなると，次のような部位が顎堤より突出した様相を呈する．

a. オトガイ棘［図IV-14］

下顎体内面の正中部下端近くにある上下2対の小突起で，時には癒合して1～3個となることもあり，上方の1対はオトガイ舌筋，下方の1対はオトガイ舌骨筋の起始部である．

IV章　パーシャルデンチャー製作のための前処置

b．顎舌骨筋線［*図IV-15*］

　顎舌骨筋の起始部であり，下顎骨内面で最後臼歯の舌側歯槽部付近から起こり，後上方より斜め前下方に走行し，緻密骨で構成される隆線である．臼歯部歯根尖とほぼ同じ高さに位置するために，顎堤の内側縁まで吸収が進み，顎舌骨筋線より顎堤が低くなることがある．この隆線を越えて，床辺縁を深く形成すると，口底筋膜の緊張によって義歯は容易に浮き上がり，その手前で止めると床辺縁封鎖が不足になるばかりか，義歯の異常な動きによって床辺縁で顎堤粘膜を損傷することになる．

c．オトガイ隆起［*図IV-16*］

　下顎体外面の正中部下半にある隆起で，左右下顎体の癒合を示す線状の隆起に続く高まりをいう．

d．前鼻棘［*図IV-17*］

　上顎骨の上顎体前面（口蓋突起上面）の内側縁前端から前方に突出している突起をいう．

　その他，頰骨歯槽稜などがあげられるが，さらに吸収が著しくなると，はじめ下顎骨の側面に位置していたオトガイ孔も歯槽頂付近にみられたり，歯槽部自体が陥凹したり，歯槽部の表面の皮質骨が消失してしまうこともある．

　このように，顎堤吸収が著しいために突出してきた各組織に対する外科的処置としては，口腔前庭形成術や口底形成術，それに骨移植術や生体用材料による再建術などがあげられ，この場合は主に顎堤の高さの低下と広さの減少に対する処置が目標である．したがって，義歯製作上これらの組織が支障にならなければ，通常はそのまま放置する．

v）顎堤にみられるアンダーカット領域

　顎堤にみられるアンダーカットは，とくに前述した上顎結節の頬側，上下顎前歯部顎堤の唇・舌側などに多くみられる．義歯の着脱に支障のある症例に対し，これらの領域の形態修正が適用され，主に歯槽堤整形術が適応される．しかし，顎堤保全のため可能なかぎり外科的除去は避けるべきであり，歯槽頂付近にアンダーカットがみられる場合，骨性では同部にブロックアウトを行い，軟組織性ではブロックアウトを行わないで，むしろ義歯の維持として利用することが多い．

vi）その他，骨内にみられる異常

　その他として，埋伏歯［*図IV-18*］，未萌出歯，残根，過剰歯，あるいは囊胞や腫瘍，時として骨折などが認められることがある．これらの場合，歯科医師の知識不足や不注意，経験不足などから見逃すことがあるため，既往歴や臨床検査などから十分かつ正しく検査，診断し，さらに除去後の歯槽骨喪失量なども考慮して，処置を決める必要がある．

2．顎堤粘膜など軟組織の異常

i）フラビーガム

　コンニャク状組織とも呼ばれ，上顎［*図IV-19*］や下顎の顎堤上にみられ，骨の支持が得られないために加圧による形態的変化が異常に大きい（被圧変位性が高い）可動性に富んだブヨブヨの組織である．とくに，上顎の前歯部に多発するが，臼歯部顎堤を含み広範囲にわたることもある．このフラビーガムは，主に下顎前歯が上顎義歯の前歯部をつきあげるような咬合状態，あるいは粘膜との適合が不良で維持，安定の悪い義歯などによって床下組織が不適当な方向に圧を受けるなど，機械的刺激が長期間持続することに起因して歯槽骨の吸収を異常に促進したためと考えられ，顎堤粘膜の結合組織の増殖を伴った慢性炎症である．この組織は，機能時や異常機能時において過度に圧迫されたり，横揺れを受けたりして，その動きが大きければ大きいほど義歯の維持，安定に対して著しく障害となり，いわゆる"ふかふかの厚い座布団の上に人が座った不安定な状態"といえる［*図IV-20*］．

　フラビーガムをもつ症例に対して義歯を製作する場合，義歯の安定を図るためのこの組織の処置法が問題となる．フラビーガムを外科的に切除する場合は，口腔前庭部がなくならないように処置すべきである．一方，外科的切除を行わない場合は，通常，

1. 非補綴的前処置

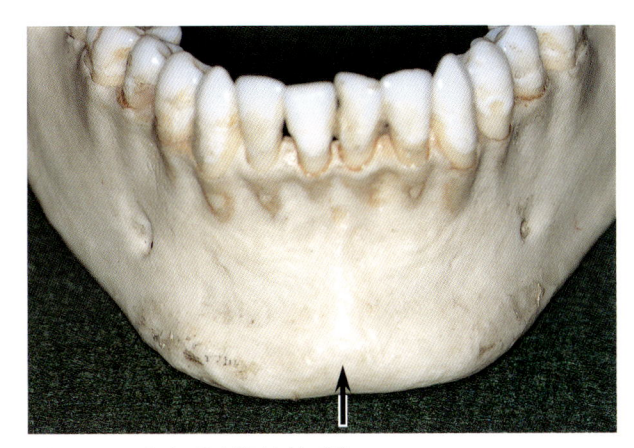

図 IV-16 オトガイ隆起（矢印）．

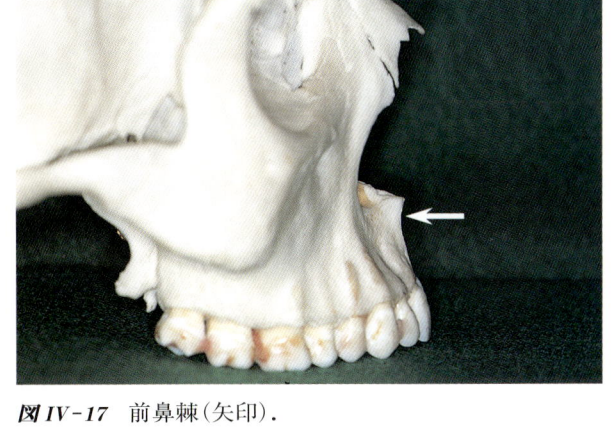

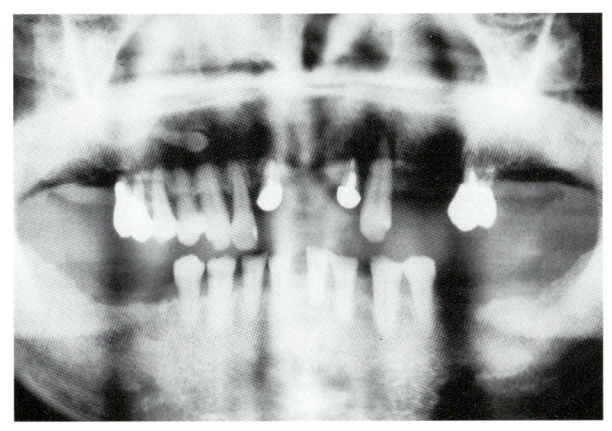

図 IV-17 前鼻棘（矢印）．

図 IV-18 a, b パノラマエックス線像．a：上顎臼歯部相当部の埋伏歯，b：拡大像．　　18a | 18b

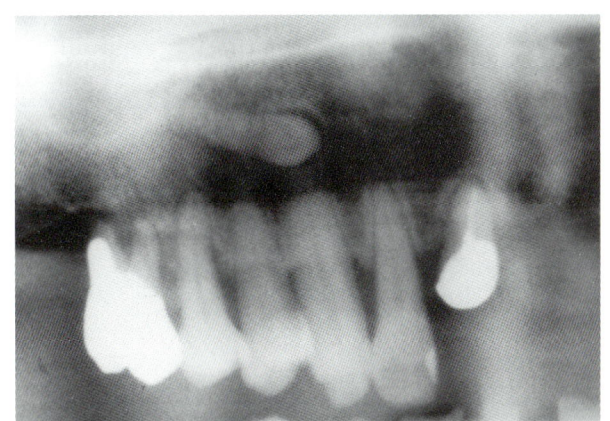

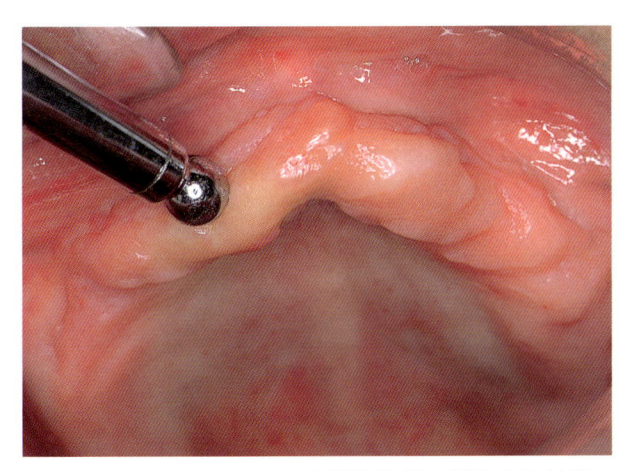

図 IV-19 フラビーガム；上顎前歯部に好発する粘膜の増殖性慢性炎症で，被圧変位性が高い．

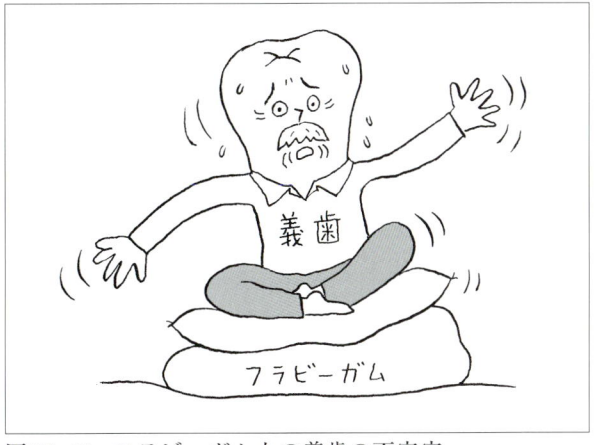

図 IV-20 フラビーガム上の義歯の不安定．

フラビーガムの形態が印象圧によって変形しないように，個人トレーにスペーサーや印象材の流出孔を設け，さらに流動性のよい印象材を使用して印象採得を行う．その他，上顎義歯の推進現象を防止するために，上下顎前歯部での接触はバランサー程度の関係とし，臼歯部における咬合支持を十分確立させることが大切である．

ii) 小帯の高位付着

小帯とは，口唇，頰および舌が歯肉または顎堤粘

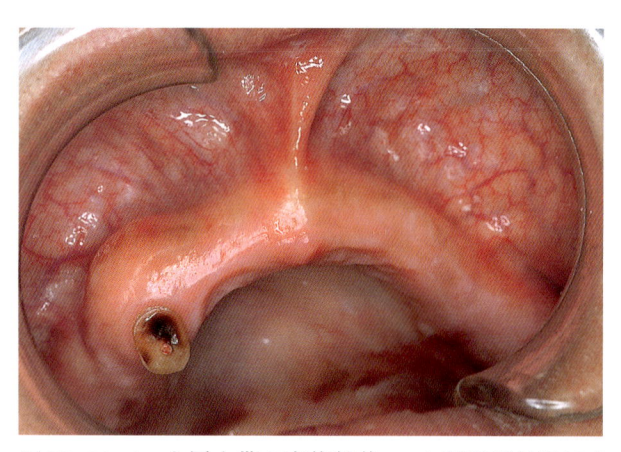

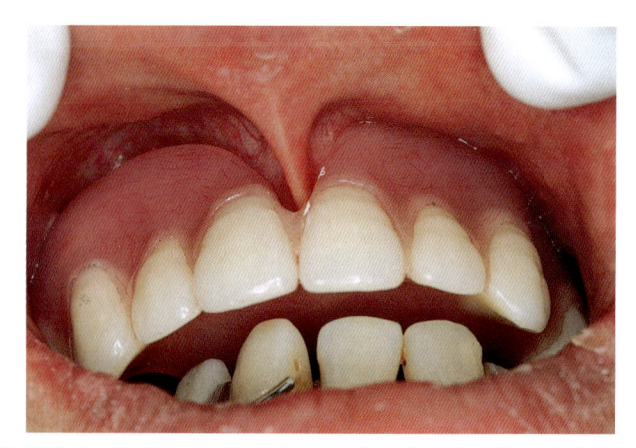

図IV-21a, b 上唇小帯の高位付着．*a*：顎堤頂付近にまで高位に付着している．*b*：小帯の可動域を十分に避けた義歯床辺縁の設定．

膜へ移行する部分にみられる縦走のヒダをいう．このような小帯は，上記の各粘膜と顎骨を結ぶ結合組織のヒダで，一般にその部位によって上唇小帯，下唇小帯，頰小帯や舌小帯といい，発音，咀嚼，嚥下時に活動する．このため義歯の製作においては小帯の可動範囲を避け，床辺縁の設定に十分な注意が必要となる［**図IV-21**］．そこで，小帯の付着部位が，非常に高く，歯槽頂に近接している場合や，運動量が非常に大きい場合などでは，その小帯の形態や運動範囲を十分避けるために義歯の辺縁封鎖が得にくく，さらにはその部分が応力集中を受けて義歯床の破折を生じることがある．

このように，義歯の安定の妨げになる場合には，通常，小帯形成術が行われる．この場合，小帯を形成すること以外に，口腔前庭部を拡大するためにも，舌の可動性を高めるためにも有効である．また，粘膜に余裕のない場合には，床面積を広げるための粘膜移植術が適用される．

iii) 乳頭腫瘍

乳頭腫瘍は舌，口唇，頰粘膜，歯肉，口蓋に好発し，口腔粘膜上皮より発生する腫瘍であり，加齢とともに発生頻度も高くなる．周囲組織とは境界明瞭で，粘膜面から有茎性を呈している．表面の硬度は一般にやわらかいが，角化が進むと硬くなる．不適合な義歯や口腔衛生の不良な場合にみられることがある．

また，義歯を24時間装着している患者において発現頻度が高いといわれている．その部分の溝や裂け目に食渣がたまり，細菌が繁殖して，さらに乳頭状の増殖が著しくなった場合には外科的に切除することがあるが，再発防止は非常に困難とされている．

iv) 義歯性線維症（デンチャーファイブローム）

義歯性線維症は義歯床辺縁に多発し，床辺縁の長さの過剰や鋭縁，義歯床の不適合などの慢性的刺激によって生じる唇（頰）側，舌側の顎堤粘膜の増殖であり，粘膜に被覆された炎症性の線維性結合織から成るといわれている．この組織の可動性や浮動性が義歯の維持，安定を妨げ，床辺縁相当部がとくに肥厚し，多数の溝を形成することが多い．

初期の場合には義歯床辺縁を調整したり，適合性を高めることによって，自然に治癒する場合が多いが，慢性化し，増殖が著しくなると，原因の除去によってその増殖は停止するものの，完全に消失することは少ない．したがって，定期検診などでできるだけ初期にその状態を発見し，適切な処置を加えて自然治癒に期待する．

一方，除去手術によって生じる瘢痕化によって，辺縁封鎖の効果が得にくくなることがあるため，義歯の使用を1週間控えて様子をみたうえで，肥厚した組織が消失しないまでも，停止していることが認められれば，必ずしも外科的に切除しなくてもよい．補綴的に支障をきたすと考えられる場合のみ外科的

1. 非補綴的前処置

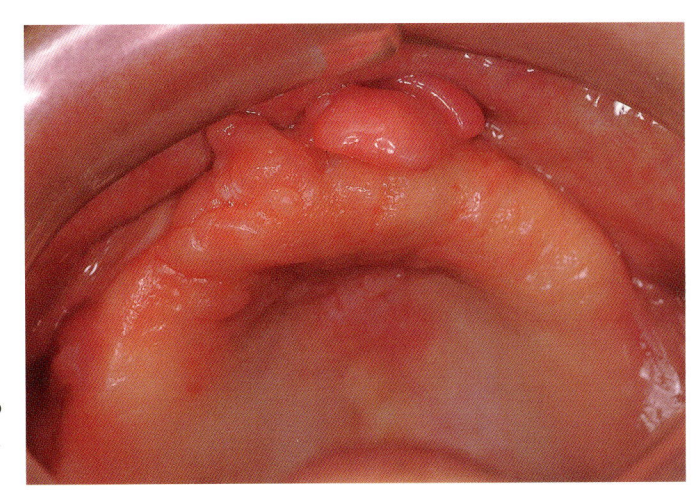

図 IV-22 義歯性線維症（デンチャーファイブローム）．上顎前歯部唇側粘膜の肥厚がみられる．長年，義歯の動揺によって床縁がこの部分を圧迫していたと考えられる．

に除去を行うようにする［**図 IV-22**］．

v) 浅い口腔前庭と口底部

顎堤付近には，咀嚼筋，下顎下制筋や表情筋などが付着し，さらには口腔前堤や口底部，舌などを形成し，それを動かす筋なども付着しているが，この付着の程度によって顎堤の義歯床被覆部の大きさや形態が異なる．主として，歯周疾患を伴った歯の抜去やその後の著しい骨吸収，あるいは経年的にみられる筋付着の弛緩などによって，それらの付着部位が歯槽頂寄りに接近し，その結果，義歯床面積が小さくなり，義歯の維持，安定が低下したり，逆に支台歯の負担が過剰になって十分な機能回復が得られないことがある．

したがって，口腔前庭や口底形成術，あるいは粘膜などの移植術を行って，とくに下顎における口腔前庭や口底部を形成している頬筋，オトガイ筋，顎舌骨筋，オトガイ舌骨筋などの筋付着部の位置を低くさせることがある．

3．その他の異常

i) 上下顎の大きさの著しい相違

上下顎の大きさが著しく異なる場合，とくに下顎前突症では，上下前歯部の顎堤に過剰なストレスと義歯に好ましくない転覆力が作用することから著しい骨吸収が起こり，フラビーガムが生じる．このような異常の場合に行われる下顎骨骨切り術は，むしろ外観ならびに顎間関係を改善することが主な目的となる．

ii) その他

上顎結節部における線維性結合織の増殖や臼後三角の過形成などは，義歯の維持，安定を損ない，人工歯排列あるいは下顎運動に支障をきたすことがある．このような義歯の製作に障害となる場合には，外科的切除を行うことがあるが，ほとんどの場合そのまま放置する．

また，上顎の歯槽骨の著しい吸収などによって，義歯の維持，安定に重要な役割をもつハミュラー・ノッチがみられないことがあり，通常，原因を除去する以外はそのまま経過をみるが，これによって義歯の維持が著しく低下する場合，この溝を外科的に深くすることがある．

3 保存的処置

保存可能な残存歯は，う蝕の治療，歯内療法，歯周治療など，その歯にとって，またパーシャルデンチャーにとって最良の治療法を施し，良好な状態で保存することが望ましい．

1．う蝕の治療

最終補綴を開始する前にう蝕に罹患した歯の修復は完了しておく必要がある．う蝕を見逃したり，放

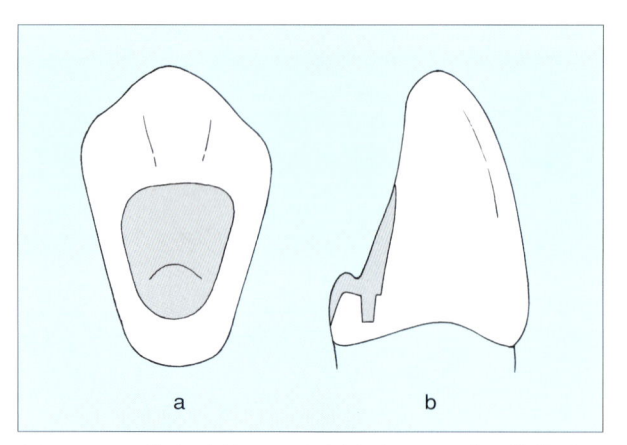

図IV-23 基底結節レスト用としてのピン保持インレー．a：舌側面観，b：断面図．

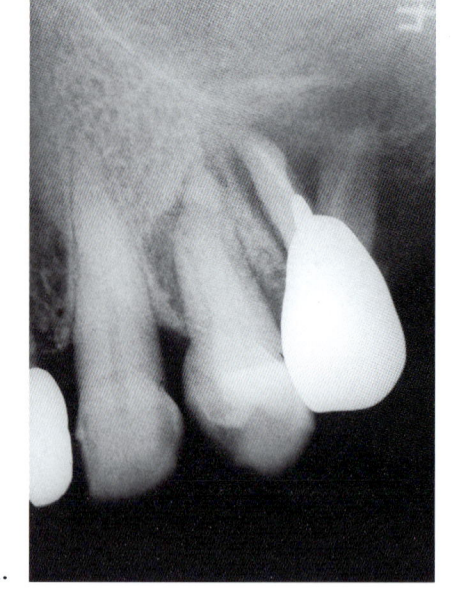

図IV-24 歯根破折を起こしている歯のエックス線像．

置したりすることは，予後の不安定要因を著しく増加させる．

また，う蝕活動性の高い患者では，う蝕抑制のために徹底したブラッシング指導や食生活の指導，それに定期的な口腔の検診が必要となる．

パーシャルデンチャー製作過程においては，レストシートやガイドプレーンのための歯冠形成が必要となるが，通常エナメル質にとどめるものの，徹底した研磨とブラッシングの指導を行う必要がある．さらに，下顎犬歯などに舌面の基底結節レスト座を付与するために，ピン保持のインレーを製作する場合もある［図IV-23］．

2．歯内療法

すべての残存歯について，歯髄炎に対する抜髄および根尖性歯周炎に対する根管治療は，補綴的前処置の段階で完了しておく．

支台歯に対して歯内療法を施したのちに支台築造を行い，クラウンを装着することも多い．

失活歯は，一般的に象牙質が脆弱化するといわれている．とくに，パーシャルデンチャーの支台歯では，力学的負荷が大きく，残存歯質が薄い症例では，歯根破折［図IV-24］が起こりやすいので，支台築造においては歯質を十分に被覆し，かつ咬合力が支持できる水平面を歯質面に確保するように注意をはらう．

パーシャルデンチャーを設計するうえで歯内療法を行うことがある．たとえば，咬合平面より著しく挺出した歯や傾斜した歯を支台歯として利用する場合，また歯冠内アタッチメントなどを適用する場合など，歯髄炎以外の理由で抜髄を必要とすることもある．しかし，失活歯に比べ生活歯はさまざまな利点を有しており，パーシャルデンチャーの設計，製作のためのみによる抜髄は可能なかぎり避けるべきである．

3．歯周治療

治療計画のはじめの段階で，すべての残存歯の動揺度，歯周ポケットの深さ，プロービング時の出血の有無，プラークや歯石の付着状況，エックス線写真による歯槽骨の吸収状態，歯冠−歯根長比など，歯周組織の状態について綿密な検査を行う．

検査の結果に基づいて，患者個人に応じた口腔衛生指導を行い，スケーリング，ルートプレーニングなどの処置を行う．また，動揺の著しい歯や，垂直性の歯槽骨吸収のみられる歯には外傷性咬合の可能性があり，中心咬合位における早期接触や偏心位における咬合干渉に対する咬合調整を行う．

支台歯が支持，把持，維持の負担に耐えうるため

1. 非補綴的前処置

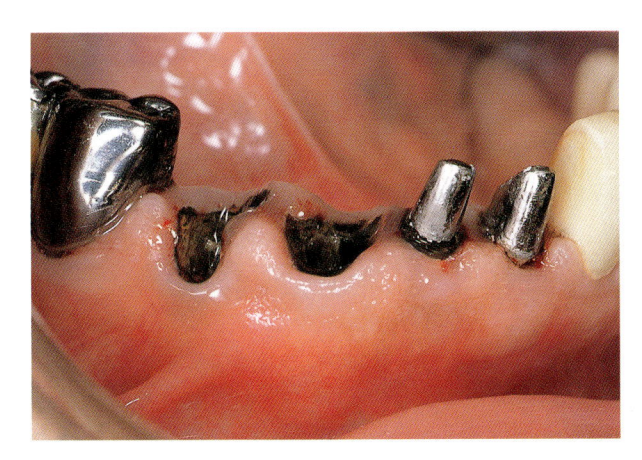

図 IV-25 a ～ c　歯周外科処置；biologic width 確保のため歯槽骨整形と歯肉根尖側移動術を行った．a：biologic width を喪失した支台歯，b：apically positioned flap operation，c：術後3か月目（biologic width が獲得されている）．

には，十分な量の歯槽骨と十分な幅の付着歯肉が必要である．そのためには，粘膜移植を含めた歯周外科処置が必要となる．また，支台歯の歯肉縁下う蝕に対して補綴処置を行う場合は，biologic width の確保のために歯槽骨整形を含めた歯周外科処置を行うことがある［図 IV-25］．

支台歯の動揺を防止し，パーシャルデンチャーの機能を高めるため，支台歯を他の残存歯とクラウンなどで一次固定（Primary Splint）することがある［図 IV-26, 27］．また，リンガルプレート，クラスプ，スイングロック・アタッチメントなどを用いてパーシャルデンチャーを残存歯の二次固定（Secondary Splint）に利用することもある．

しかし，歯槽骨や歯周組織などを取り巻く環境の悪い歯を無理に残そうとすることは，かえって他の健康な歯や顎堤などに負担を強いることになり，欠損が早期に拡大するおそれがある．その結果，パーシャルデンチャーの設計全体の変更を余儀なくされる可能性もあることから，患者に十分説明し，理解

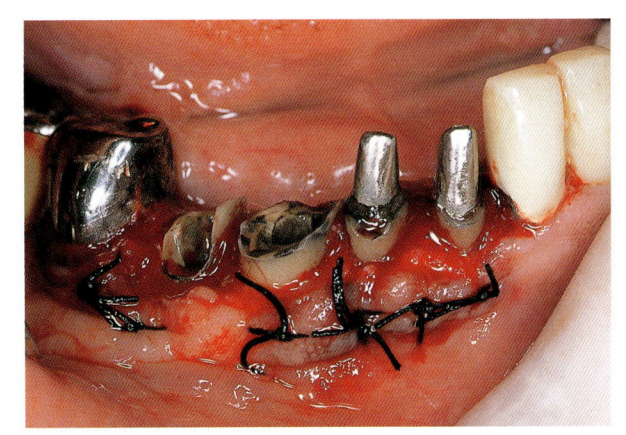

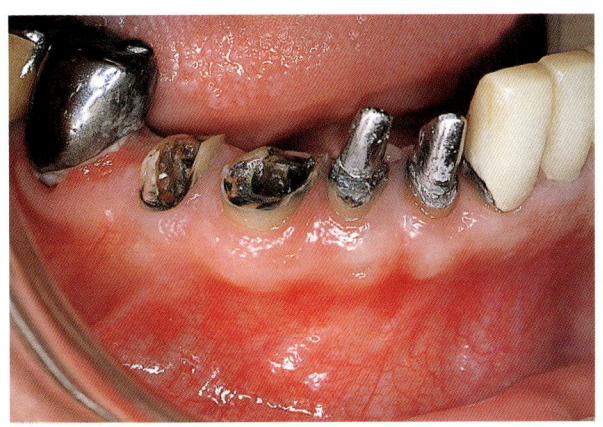

が得られたうえで，あらかじめ戦略的抜去を行うことも重要な処置といえる．

パーシャルデンチャーは，形態的ならびに機能的な改善を目的とするほかに，残存歯と欠損部顎堤を利用して咬合の安定を図り，すべての残存歯に動揺を起こさず，歯周組織の健康を保つものでなくてはならない．

4 矯正的処置

外観あるいは機能的に障害となる残存歯はもとより，リンガルバーの走行を妨げる舌側方向への傾斜歯（小臼歯部に多い），リンガルプレートの設定に障害となる下顎前歯部の叢生，さらにクラスプの機能（支持，把持，維持）を損なう支台歯の極端な傾斜（頰側，舌側，遠心）などについては，矯正治療であらかじめ改善しておくことがある．

また，パーシャルデンチャーの設計上，支台歯として必要な歯が歯肉縁下う蝕に罹患している場合，

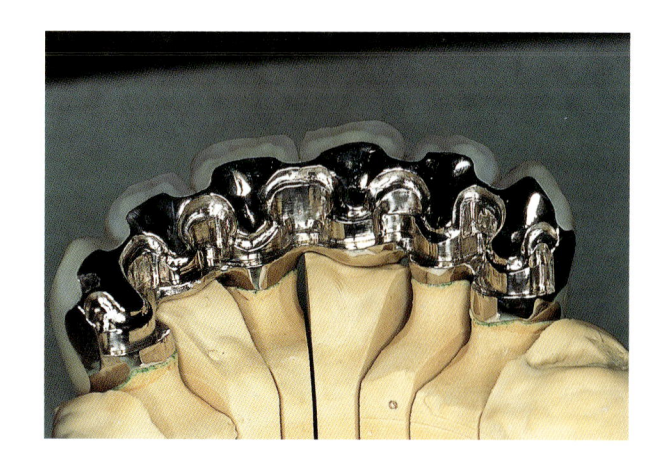

IV章　パーシャルデンチャー製作のための前処置

図IV-26 支台歯の一次固定；クラウンの連結固定による．さらに，クラウン舌側形態にはレッジとインターロックを付与している．

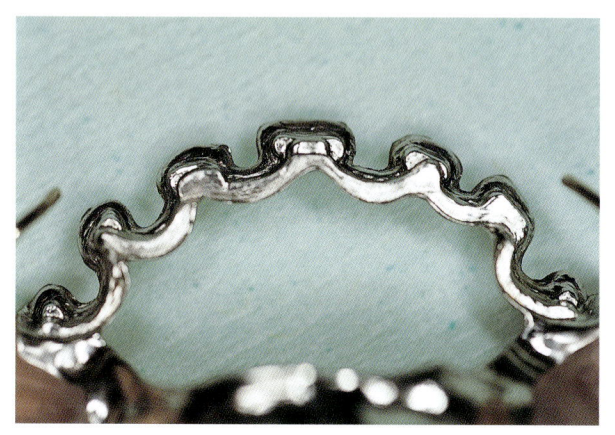

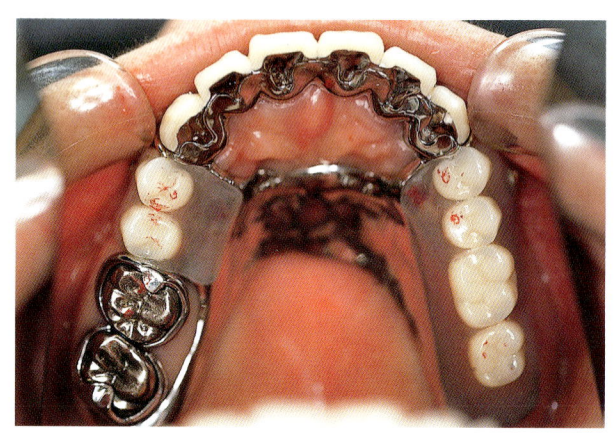

図IV-27 a, b a：図IV-26に示した連結クラウンの形態に対応した連結装置．b：義歯を装着した上顎咬合面観．27a | 27b

歯槽骨の支持と歯根長が十分であれば，これに対する保存処置後，歯根の挺出を行い，歯冠修復あるいは根面板の処置を行い，支台歯として活用することがある．詳細については，歯科矯正専門書を参照すること．

2 補綴的前処置

これまで述べてきたパーシャルデンチャーのための非補綴的前処置と補綴的前処置とを含めた，前処置全般にわたる主な目的は，パーシャルデンチャーに直接関係する支持組織と間接的にかかわる隣接組織の健康状態を前もって作り上げておくことであるといえる．その項目を整理すると次のとおりである．

1 前処置の目的

①補綴装置の着脱や機能に対して，干渉や障害となる口腔諸組織の一部または全部の除去．
②適切な咬合関係の確立．
③適切な咬合平面の確立．
④補綴装置の形態や機能に適応した口腔諸組織の形態修正．

以上のような目的に沿って，前処置の計画を立てる必要がある．その資料を整えるためには，以下の項目があげられる．

①主訴（患者の訴えや希望），全身的な健康状態，歯科的な既往歴．
②歯，歯周組織，顎堤，咬合，顎関節，顎筋，それに各種機能に関する現症．
③エックス線検査（歯根膜腔の拡大，角状骨欠損，歯槽硬線の消失などの有無）．
④研究用模型による検査．

2. 補綴的前処置

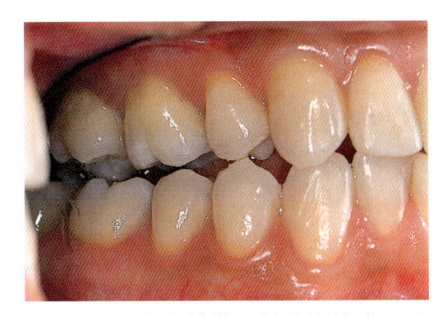

図IV-28 犬歯誘導；側方運動時では臼歯部が離開し，作業側犬歯のみが接触する．

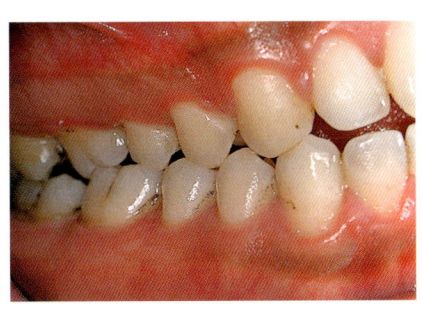

図IV-29 グループファンクション；側方運動時に作業側犬歯から小臼歯，大臼歯の接触がみられる．

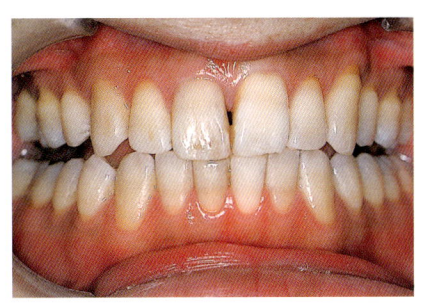

図IV-30 前歯部誘導；前方運動時に前歯のみが接触し，臼歯が離開している．

⑤検査，診断のためのデータの評価（咬合，欠損様式，支台歯の状態，外観，発音，咀嚼，感覚，口腔衛生状態，使用中の義歯からの情報）．
⑥検査，診断に基づいた診療計画と診療内容の確立．
⑦患者へのデータ提示などの情報交換．
⑧患者への診療計画の説明と診療内容の選択・同意（インフォームド・コンセント）．

このような流れに従って，パーシャルデンチャーの最終設計が決定されると，おのずと必要な前処置が確定されることになるが，補綴的前処置の内容を大きく分類すると，咬合の修正と支台歯の形態修正，それに現義歯に関する調整に分けられる．

2 咬合の修正

1．咬合様式の修正

天然歯においては，次のような偏心位における咬合接触（側方運動時；①，②，③，前方運動時；④，⑤）がみられる．
①犬歯誘導：側方運動時に臼歯部が離開し，作業側の犬歯のみが接触する状態である［図IV-28］．
②グループファンクション：これには臼歯部の場合と前歯部の場合があり，側方運動時の作業側に，前者では臼歯が2歯以上，後者では切歯が2歯以上接触している状態で，いずれも犬歯が関与する場合と関与しない場合とがある［図IV-29］．
③クロスアーチバランス：側方運動時の非作業側においても歯の接触がみられる状態である．

④前方運動時における前歯部誘導：前方運動時に上下前歯部の誘導によって臼歯部が離開する状態である［図IV-30］．
⑤前方運動時における臼歯部誘導：前方運動時に臼歯部が接触している状態である．

このような咬合様式は，実際に異常な徴候や症状がなければ，いずれの咬合も生理的な状態と解釈する．しかし，何らかの徴候や症状が認められた場合には，異常な咬合として取り扱い，咬合治療の対象となる．ここに検査，診断の重要性が生まれる．

次に，咬合支持がほとんどあるいは全く確立していないか，さらには現義歯を装着した場合に咬合様式はどのような様式であるか，あるいは義歯を装着していないときの咬合様式とはどのように異なっているのかなどについて検査する．患者の咬合様式を評価したうえで，咬合様式をいかに修正するかについて検討する．そのためには，天然歯に対する咬合調整，あるいは歯冠修復や固定性ブリッジによる咬合様式の確立を行ったり，一部の歯に対する矯正治療の適用や，上下顎全体の咬合様式を修正するために外科的矯正治療などがあげられる．

2．咬合位の修正

習慣性急速開閉口運動（タッピング）によって残存歯どうしが同時に咬合接触し，かつ臼歯部において咬合支持が十分に確保されているか，また現義歯を装着した場合にも，残存歯と義歯が同時に咬合接触し，かつ咬合支持が十分得られているかどうかを検査する．

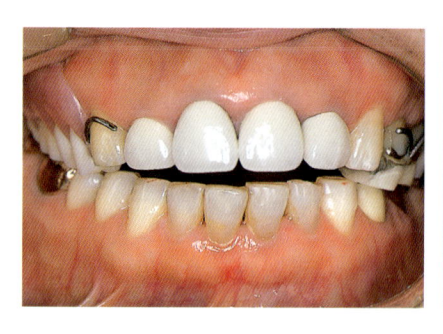

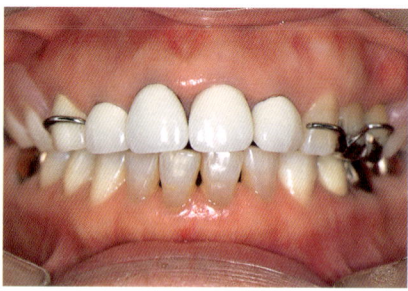

Ⅳ章　パーシャルデンチャー製作のための前処置

図Ⅳ-31 a, b　治療用義歯による下顎位の修正．a：治療用義歯による咬合挙上（正面観）．b：最終義歯装着時（正面観）．

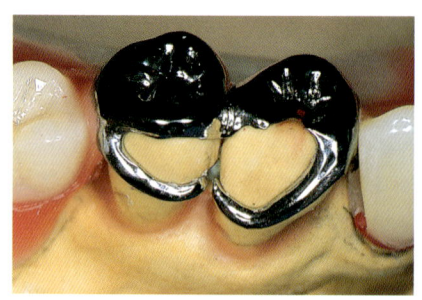

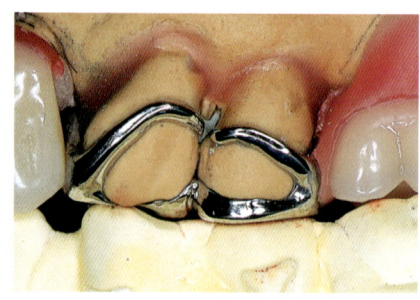

図Ⅳ-32 a, b　アンレーレスト．a：咬合面全体を被覆している．b：対合歯との間隙をアンレーレストにより補っている．

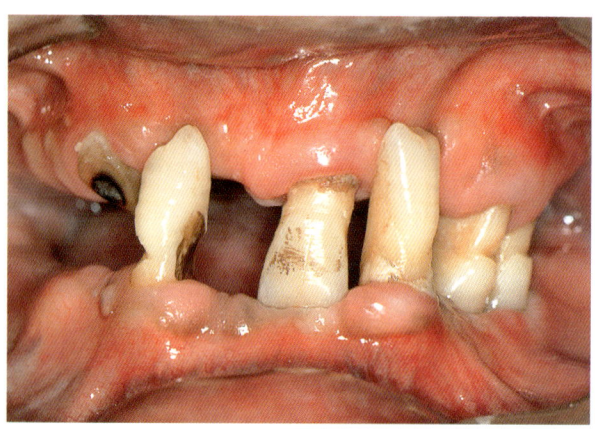

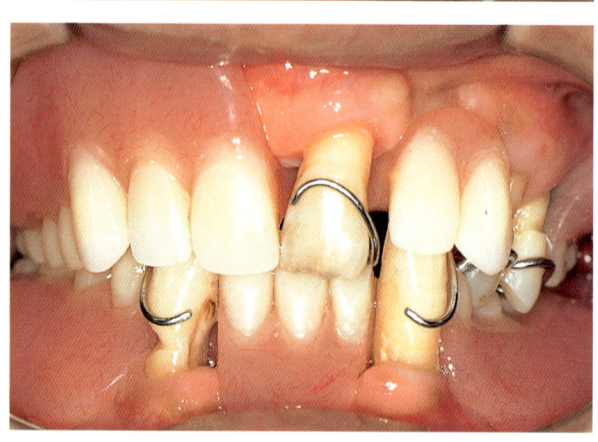

図Ⅳ-33 a～c　挺出歯による障害．a：臼歯部における咬合支持が喪失し，残存歯がすれちがい咬合になり，偏心位の咬合干渉を起こしている．b：初診時のパノラマエックス線写真．c：義歯装着時の正面観．

　一方，咬合する歯が全くなければ，現義歯の咬合関係が唯一の資料となり，その義歯の咬合状態の適否について評価しなければならない．
　たとえば，そのような咬頭嵌合位あるいは中心咬合位と，下顎を無理なく後退させたときの後方歯牙接触位とが一致しているかどうか，あるいはわずかにずれてはいるが調和しているかどうか，また大きくずれていないかどうかなどについて検査する．こ

のような下顎後退位のほかに，側方位あるいは前方位などの偏心位においても，犬歯誘導以外では多数歯による接触とスムーズな動きが得られるよう咬合調整を行う．

残存歯どうしが咬合している場合，その部位で咀嚼している可能性が強く，しかも下顎が残存歯側に偏位していることが多い．この場合，咬合床を用いて残存歯がわずかに離開した状態で閉口させ，そのときの上下顎関係を正中部やその他基準になる部分を参考にしながら，咬頭嵌合位における偏位の方向や量を確認しておく．ついで，この咬合床を削合によって少しずつ低くしながら早期接触や咬合干渉についても同時に検査し，円滑な下顎運動を障害している場合には咬合調整を行う．

下顎位に異常が認められる場合には，現義歯の調整あるいは修正，さらには治療用義歯［図IV-31］あるいは咬合挙上床を利用して，下顎位そのものの修正を行う．

3. 咬合平面の検査・診断・修正

口腔内の咬合平面や咬合湾曲を検査する際，中心咬合位において上下顎の咬合関係にずれが生じている場合には，低位萌出歯や歯の圧下，傾斜，捻転などによって上下顎に間隙が認められる症例と，挺出歯や歯の傾斜，捻転などによって上下顎の歯に早期接触が認められる症例がある．さらに，前後的あるいは側方的下顎運動を行った場合にも同様の現象がみられることがある．

まず，低位萌出歯や傾斜歯，捻転歯などによって起こる上下顎の咬合面間の間隙を埋める処置法としては，矯正治療を行って咬合を回復するか，咬合面を金属などで修復するためのアンレー，あるいはより大きな欠損部を修復する処置として，また健康な歯であっても十分なアンダーカットを求めるために，歯冠全体を修復するためのクラウンなどを装着し，同時に適正な咬合関係をも確立させる方法があげられる．

しかし，パーシャルデンチャーにおける通常の咬合面レストの代わりに，咬合面全体に広げた形のアンレーレスト［図IV-32］を用い，咬合平面や咬合湾曲を修正することのほうが有髄歯に対して大きな犠牲をはらうことなく対応できることから，一般にはこの方法が多用されている．したがって，低位，傾斜や捻転の程度，う蝕罹患率，経済状態，咬耗などによるエナメル質の状態，アンダーカット量の程度などによって処置法が異なる．

一方，挺出歯の治療法については，挺出の程度によって咬合調整（切縁や咬頭頂などの形態修正），歯冠修復法，歯内療法と歯冠修復法，歯内療法と根面板（オーバーデンチャーの支台歯として），移動させるための矯正治療，放置（障害がなければ特別な処置をしない），あるいは抜歯などがあげられる．一般に，挺出歯は偏心位において干渉を起こすことが多いため，上記の処置を慎重に選択する必要がある［図IV-33］．

しかし，犬歯誘導がすでに確立している場合や，歯冠修復によって犬歯誘導が組み込まれる場合には，この挺出歯は何ら障害を起こさないことがある．そのため，パーシャルデンチャーを製作する際に，欠損部の人工歯が正しく排列でき，しかも咬合干渉を起こさないことが明らかであれば，経過観察を行いながらそのままの状態でも問題にはならない．

4. 咬合高径の修正

最終的な義歯の製作に至るまでの途中の段階において，各種の治療目的で装着する義歯を治療用義歯と呼んでいる．治療とは，不良な顎堤粘膜の調整，残存歯の小矯正，低位咬合の是正や咬合に由来する顎機能障害に対する処置のことである．たんに治療用義歯といっても，治療の対象としては粘膜や咬合面のみならず，残存歯や顎関節を含めた顎口腔全域にわたる広い範囲を対象としている．

咬合高径が高すぎる，あるいは低すぎるなどの所見が認められる場合には，咬合面の高さ自体を上下させる必要があり，咬合面へのレジン添加および削除を行うことになる．この場合，臼歯部は市販の人工歯を用いても咬合面形態を保つことが困難であり，上下顎ともに義歯のときには，その一側に対し

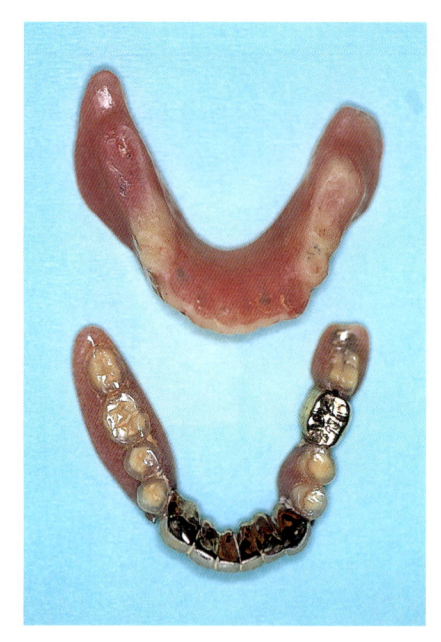

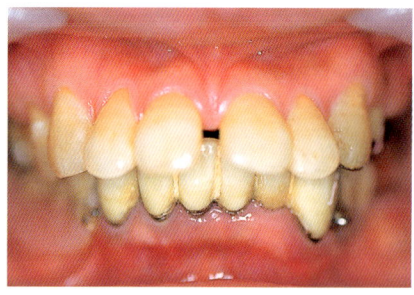

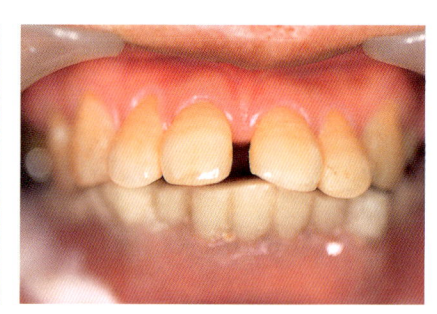

Ⅳ章　パーシャルデンチャー製作のための前処置

図Ⅳ-34 a～c　複製義歯；コーヌステレスコープを用いた義歯を複製し，義歯床の拡大と咬合挙上を行った．a：現義歯と複製義歯．b：現義歯装着時の正面観．c：複製義歯装着時の正面観．

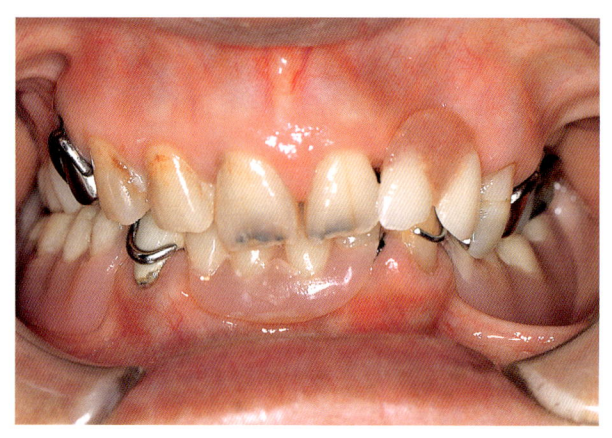

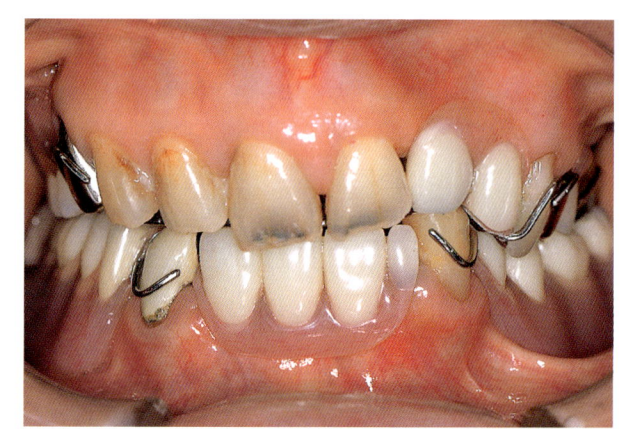

図Ⅳ-35 a, b　咬合高径の修正．a：旧義歯装着時．前歯部の過蓋咬合が疑われる．b：新義歯装着時．咬合挙上され，前歯部の被蓋が改善されている．

て修正しやすい咬合堤状の咬合面形態を付与させる方法が治療上有利である．しかし，咬合高径自体に大きな修正を必要としないときには，臼歯部にも人工歯を用いた治療用義歯が適用される．

治療用義歯の製作には，以下のような二つの方法がある．

一つは，現義歯の長所を生かしながら，改造を試みる方法で，複製義歯を製作し，それを改造して治療用義歯とするものである［図Ⅳ-34］．旧義歯の形態を再現できることから，患者に違和感を与えることが少なく，大きな修正から微妙な調整まで可能であり，著しい下顎位の変化や咬合様式の変更を伴わない場合に有効である．

もう一つは，下顎位の変更，咬合高径や咬合面の修正，それに人工歯排列や咬合様式の変更などを目的として，新たに義歯を製作する方法である［図Ⅳ-35］．

人工歯はもとより，粘膜面も全く作り直すことになるため，これまで使用してきた義歯の問題箇所が数多くみられる症例などに対して適用となる．

このように治療用義歯は，形態的あるいは機能的に何らかの障害をもった患者に適用されることから，咬合高径を含めて咬合面形態を探るという役目を備えていることになる．そのため咬合面形態に関

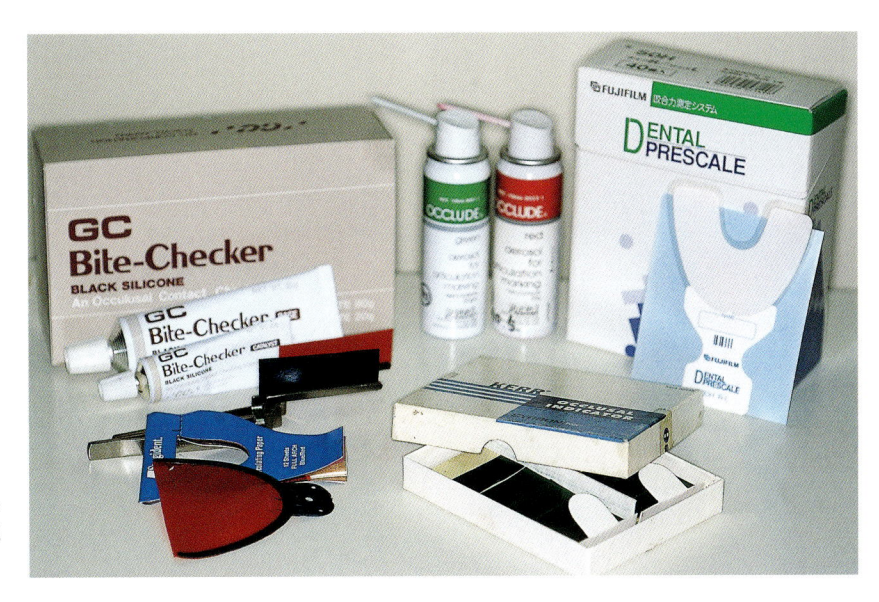

図 IV-36 各種咬合検査材料（咬合紙，ワックス，シリコーン，パウダースプレー，感圧シート）．

しては，無理なくそれぞれの患者に適応でき，かつ修正しやすいという条件が必要である．

咬合高径の決定を行ったのち，中心咬合位における調整，さらに偏心運動時の咬合関係の決定へと進めていくことになり，通常は咬頭傾斜の緩い咬合面形態とすることが多く，さらにその咬合面に十分な裂溝を付与させるなどの調整は，咀嚼能率を高めるために常に必要な処置である．

5．咬合に関する歯の問題

咬合調整とは，中心咬合位ならびに偏心位においてみられる異常な咬合接触を選択的に除去し，正常な機能を回復させる治療法の一つである．

一般に，理想的な咬合関係をもつ人はきわめて少なく，ほとんどの人は自覚的あるいは他覚的に，障害を出現しないまでも，咬合異常をもっていることが多い．しかし，たとえ咬合の異常と思われる所見がみられたとしても，通常，生体はみずからの状態に順応し，生理的な機能を営んでいることが多く認められる．

したがって，下顎後退位や中心咬合位における早期接触や，偏心位における咬合干渉などがみられたとしても，患者がその異常を自覚していない場合や，顎機能異常が客観的にも認められない場合には，患者に対し口腔内の状況の説明を十分行うものの，早計に咬合調整を行ってはならない．

咬合調整の適応症は，主として以下の2群に分類することができ，いずれもそれらの原因歯と判定された場合とする．

①歯の動揺，咬合時の歯痛，食片の圧入，咬合時の不調和などのように，主として歯根膜，歯槽骨，歯周組織に異常所見がみられる症例．

②顎関節の疼痛，顎筋群の筋緊張の異常亢進，下顎運動の異常などのように，顎関節や顎筋など下顎運動に関係する領域に異常所見がみられる症例．

その他，全身や精神面など顎口腔系以外の領域にまで及んでいる症例も，実際の臨床では多くみられるが，当然，単独でみられる場合には必ず専門医に紹介することが大切である．

したがって，咬合調整の目的は，いわゆる歯周組織に対して，また下顎運動に対して，それぞれ不調和をきたしている原因を除去し，再発を防止することにある．

咬合検査の材料としては，咬合紙（紙製，布製，ポリエチレン製がある），ワックス，シリコーン，パウダースプレー，感圧シートなどがあげられる［図 IV-36］．

接触部位の検査には，まず上下顎歯の咬合面の唾液による濡れをガーゼでぬぐい取り，エアーで乾燥させたのち，咬合紙など検査材料を介在して咬合さ

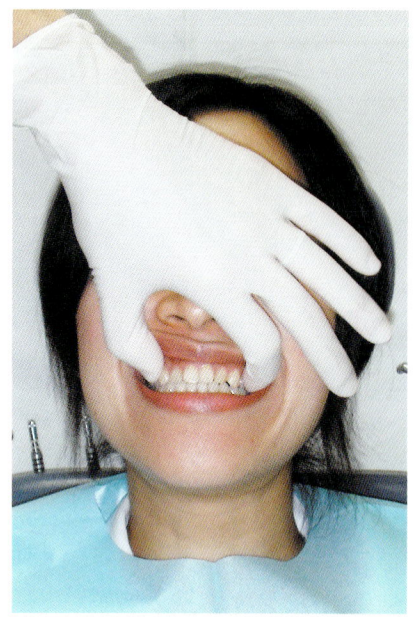

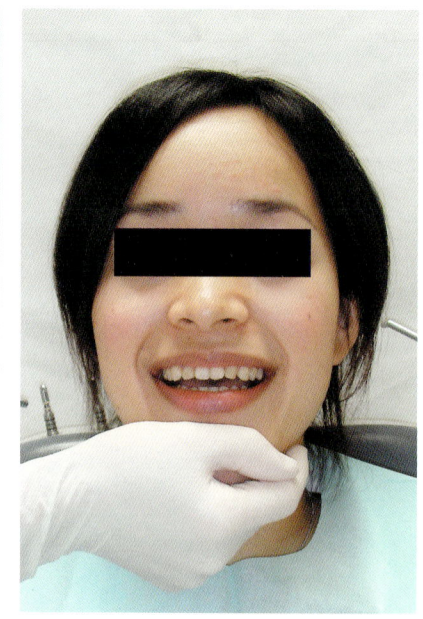

Ⅳ章 パーシャルデンチャー製作のための前処置

図Ⅳ-37 指先での触診による咬合接触検査.

図Ⅳ-38 下顎最後退位への誘導.

せ，咬合面への着色部位を確認したり，検査材料上に穿孔した部位を確認後，その穿孔部位を介して鉛筆などで直接歯面にマークする．その他，歯の側面に術者の指先をあてて，咬合時の動きを触覚的に検査する方法［**図Ⅳ-37**］や，咬合異常と思われる歯の咬合面に約10μm厚さのポリエチレン製咬合紙などを咬合させ，それを引き抜くことによって咬合接触の有無を確認する方法などがあげられる．

咬合調整の手順としては，下顎最後退位における早期接触の除去，最後退位と中心咬合位間の咬合干渉の除去，中心咬合位における早期接触の除去，偏心運動時における咬合干渉の除去，これを1サイクルとして，必要な場合にはこの操作を繰り返すことになる．

i）下顎最後退位における早期接触の除去

患者に水平位をとらせて，下顎最後退位が得られやすい体位とする．次に，**図Ⅳ-38**に示すように術者の拇指の指腹全体をオトガイ上部に横向きにあて，示指あるいは中指をオトガイ下部にあて，オトガイ全体を手指で包むように取り囲む．ついで，患者をリラックスさせ，咬合を意識させないよう，術者が支えている手指で数回ゆっくりと開閉口させな

がら最後退位に誘導する．

通常，上顎歯における各咬頭の近心斜面と，下顎歯における各咬頭の遠心斜面との接触，あるいは一方の咬頭頂付近と他方の斜面との接触が多くみられる．支持咬頭付近を残し，斜面の接触部を主に削除する．また，側方力がより大きく作用する部位を優先して削除する．咬合調整の目標は，左右側同時接触と，患者に強く咬合させたときに側方への顎偏位が生じないような咬合平衡を得ることを主眼におき，必ずしも全歯の接触を求める必要はない．

ii）下顎最後退位と中心咬合位間の咬合干渉の除去

下顎最後退位から患者にやや強く咬合させると，下顎は前方あるいは側方に偏位することが多い．この場合，下顎がどの方向にどの程度移動するかを確認する．最初は1，2点の接触であるのでみつけやすいが，接触点の数が多くなったり，移動が小さくなったりすると，あたりの強い箇所をみつけることがむずかしくなる．そのため，単独の検査法では誤ることがあるので，前述の検査材料や検査法の中から複数の方法で確認する．

通常，2色の咬合紙を用いる．まず赤色の咬合紙を用いて，術者の誘導による最後退位から強く咬合

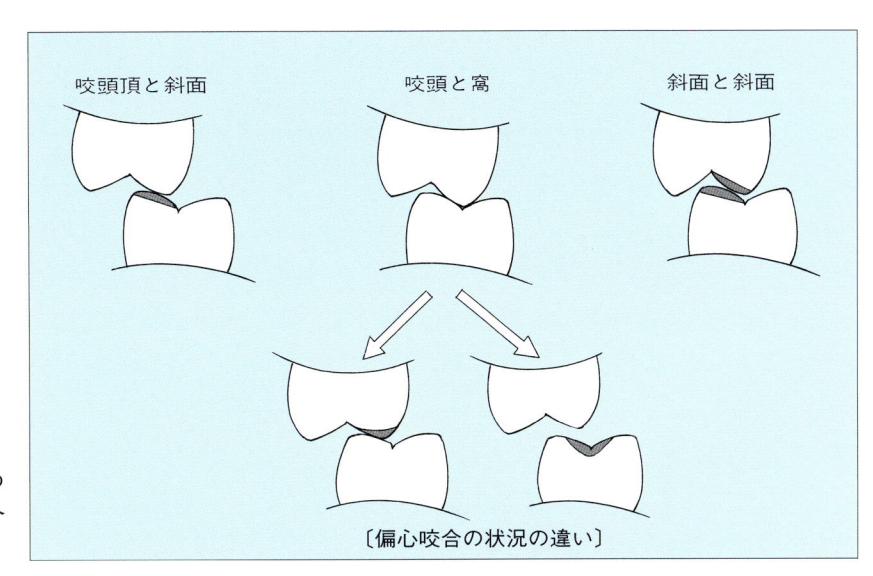

図 IV-39 中心咬合位における種々の臼歯部の早期接触(黒く着色した部分が削合部位).

させることによって中心咬合位へ滑走させる．ついで青色か黒色の咬合紙を用いて，最後退位の接触部位を再度検査すると，赤色そのものがその滑走時の接触部位となる．続いてチェックバイト用シリコーンやオクルーザルインディケーター・ワックスなどを用いてその部位を再確認し，そこが咬合干渉の原因であれば，赤色の部分のみが削除の対象となる．

iii) 中心咬合位における早期接触の除去

中心咬合位における早期接触は大きく分けて，前歯部と臼歯部にある．

まず，前歯部に早期接触がみられる場合には，上顎前歯舌面と下顎前歯切縁が削除の対象になる．この場合，側方や前方に偏心させて咬合干渉がみられないときは，原則として上顎前歯舌面の接触部位を削除する．これは，上顎の接触部位は中心咬合位のみの接触であり，下顎前歯の接触部位は，調整が進むにつれて中心咬合位と偏心位における対合歯の接触にも関係する点になりうるからである．一方，偏心運動時の下顎前歯が同時に咬合干渉を起こしている場合には，下顎前歯切端を削除することによって，中心咬合位と偏心咬合位における干渉を同時に削除できることになる．

しかし，前歯部に早期接触があるからといって，原則どおり直ちに削除を行うことはきわめて危険である．それは，臼歯部接触の有無を確認し，もしも臼歯部に接触がない場合には，むしろ低位咬合の可能性が考えられ，臼歯部全体を挙上するなどの臼歯部の咬合の確立を先行させる必要があり，早計に歯の削除を行ってはならない．

次に，臼歯部の早期接触がみられる場合には，咬頭頂と斜面，咬頭頂と窩（辺縁隆線），それに斜面と斜面などに現れる．一般的には，咬頭頂と斜面に対しては，斜面上の接触部位を削除し，咬頭と窩あるいは辺縁隆線においては，その咬頭が偏心咬合で咬合干渉を同時に起こしている場合には咬頭頂を削除し，偏心咬合の状態でも何ら干渉を起こしていない場合には窩を削除する．また，斜面と斜面との接触に対しては，削除を1歯だけに集中させないで，両者を均等に削除する［図IV-39］．

iv) 偏心運動時における咬合干渉の除去

中心咬合位が前歯部と臼歯部で十分確立されたとして，前方運動時や側方運動時の咬合干渉について検査する．

まず，前方運動時において，側方に偏位する原因となる咬合干渉部位を削除する．原則的には，前歯部の干渉では，上顎前歯舌側のセントリック・ストップ以外の接触部位を削除する．下顎前歯部と上顎前歯部での中心咬合位（セントリック・ストップ）

での接触部位は，どちらも削除してはならない．また，臼歯部の干渉では支持咬頭の削除は避け，上顎の頬側咬頭あるいは下顎の舌側咬頭の中心咬合位における接触部位以外の部位を削除する．

しかし，特殊な場合として，下顎第三大臼歯の挺出や傾斜などが原因していることがあるので，咬合調整の適応か，抜歯や咬合再構成が適しているかは，症例によって決定する．

次に，側方運動時における咬合干渉のうち，作業側の干渉では，頬側咬頭どうしの斜面と斜面の場合は原則として上顎の頬側咬頭内斜面を，舌側咬頭どうしの斜面と斜面の場合は下顎の舌側咬頭内斜面を削除する．

一方，平衡側の咬合干渉では，一般に上顎の舌側咬頭と下顎の頬側咬頭の支持咬頭どうしが接触する．したがって，上顎の舌側咬頭内斜面あるいは下顎の頬側咬頭内斜面のうち，セントリック・ストップに関係のない部位のみを削除することになる．

しかし，このような接触状態がすべて除去の対象にはならないことを知っておく必要がある．除去することで，逆に障害を引き起こすことがあるので，顎機能障害の原因となっている接触部位のみの除去にとどめることが大切である．

v)形態修正と研磨

以上のような調整が一通り終了すると，新たな咬合干渉が生じることがあり，中心咬合位における早期接触，最後退位と中心咬合位との間の咬合干渉などに対しては，これまで述べた削除の方法を慎重に繰り返し行うことになり，最後に必ず形態修正と研磨を行って終了する．

3 支台歯の形態修正

パーシャルデンチャーの設計・製作にとって重要な問題は，支持，把持，維持，連結の各機構が適切に構成されていることであり，その条件を満足させるための前処置としての各項目についてこれまで述べてきた．ここでは，1本1本の歯にかかわる各構成要素が各機構を介して，十分な機能を発揮できることを目的とした，支台歯を中心とした前処置について解説する．

パーシャルデンチャーを設計・製作する際もっとも重要な操作の一つは，模型の分析である．その操作に欠かせない装置はサベイヤー［図Ⅲ-57, 61参照］であり，それによって行う操作をサベイングという．その目的は以下のとおりである．

1．サベイングの目的

①義歯の着脱方向の決定．
②歯や歯肉，歯槽部におけるアンダーカット領域の分析．
③サベイラインの描記．
④アンダーカット量の測定．
⑤鉤尖の位置の決定．
⑥歯冠修復装置のワックスパターンにおけるガイドプレーンの形成．
⑦支台装置，連結装置，義歯床辺縁の外形線の決定．
⑧アンダーカット領域のブロックアウト．
⑨アタッチメントにおける平行性の確認と位置決定．
⑩等高点の記録．
⑪キー・アンド・キーウェイの製作．

以上のようなサベイングによって，必要な支台歯に適切なアンダーカットがみられなかったり，複数の支台歯において調和がとれていないような場合，あるいは機能上ガイドプレーンが必要な場合には，歯面を選択的に調整したり，インレーやクラウンなどが歯冠修復の治療計画に含まれている支台歯の歯冠を前処置として修正したりして，各種支台装置に対する適切な形態をつくる．そのサベイングの際には，研究用模型を載せた模型台を傾斜させながら，歯面の削合などの前処置を最小限にとどめることにも努める．

2．歯冠形態修正（Coronoplasty）

この形態修正には，咬合時あるいは各種の下顎運

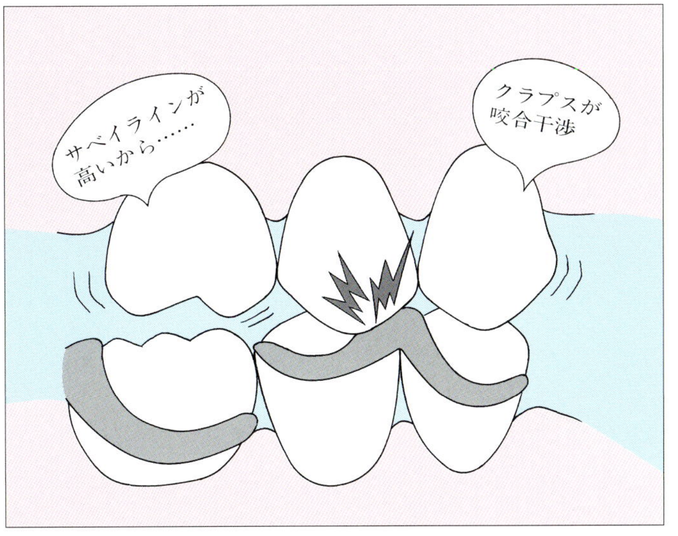

2. 補綴的前処置

図 IV-40 高位サベイラインの弊害.

動時における早期接触や，咬合干渉に対する咬合調整ならびにその後の操作も考えられるが，この点については，すでに前項で述べたような修正を終えているものとする．ここでは，サベイングを行った後に見いだされた問題点について，とくに得られたサベイラインを基にしたクラスプなどの各種装置に対するアンダーカット領域の分布状況，それにガイドプレーンやレストなどを設計・製作する際の前処置にしぼって説明する．

i) サベイラインについて

サベイラインを修正する方法としては，研究用模型の傾斜角度の変更（義歯の着脱方向の変更），歯面の形態修正，歯冠修復，矯正治療（すでに述べているのでここでは省略する）などがあげられる．

このうち，サベイヤー上で模型を傾斜させることは，全体のアンダーカット領域に影響を及ぼすため，1歯のみのアンダーカット量を変化させることができない問題もあり，おのずと限界がある．

義歯の着脱方向は，基本的には咬合平面に対してほぼ垂直方向とし，前後左右とも垂直方向に対して10°以下の傾斜にとどめる．義歯の着脱方向を，咬合平面に対する垂直方向（機能力の加わる方向）と異なり，傾斜角度（義歯の装着角度）を急激にすると，咀嚼力や咬合力の方向と義歯を設計した方向とが大きく異なることになり，食片の圧入や支台歯やその他の組織に対して垂直方向以外の力が加わって十分な支持が得られず，歯の動揺などの思わぬ障害を起こすことになる．

次に，パーシャルデンチャーのクラスプやレストなど各構成要素によって咬合干渉を引き起こすことがある．それを前もって避けるためには，咬合器上の模型によって確認しておく必要がある．干渉を起こす可能性のある構成要素としては，レスト（咬合面，切縁，舌面あるいは基底結節），クラスプの肩部，小連結子のアップライト部などがあげられる．ここでは，主としてクラスプに関する問題点について述べることにする．

歯冠部の形態修正については，支台歯の形態を変えてサベイラインの位置を移動させ，クラスプの設計・製作を正しく行うために必要である．しかし，歯のエナメル質の厚さを考慮し，その範囲内に削除をとどめるという原則から，その形態修正によってサベイラインを歯頸部方向に下げることができても，上げることはできない．したがって，サベイラインを上げるためには，当該の支台歯に対して歯冠修復などの処置を行う必要がある．

クラスプと対合歯とが咬合干渉を起こしやすい部位として，鉤肩部がもっとも多い［**図 IV-40**］．すなわち，サベイラインが高いと，クラスプの肩部の位

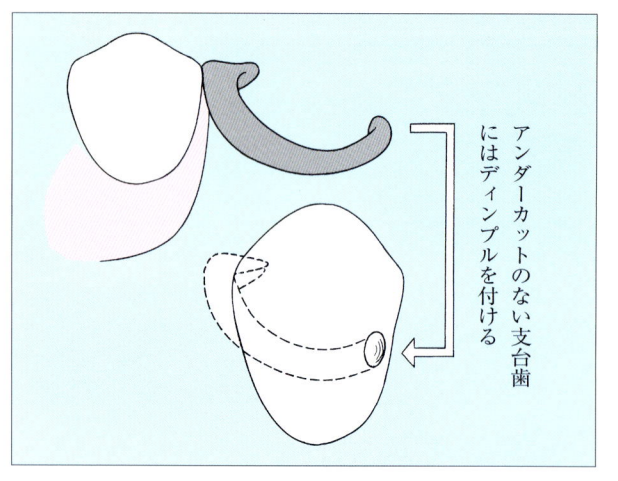

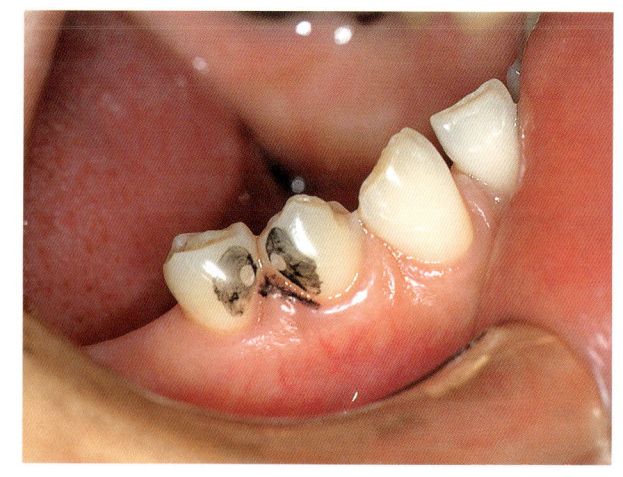

IV章　パーシャルデンチャー製作のための前処置

図IV-41 a,b　a：ディンプル；ディンプルを形成することによりアンダーカット（0.25 mm 以下の深さ）を付与する．
b：形成前にマーカーなどを塗布することによって，形成部位が明確になる．
41a｜41b

アンダーカットのない支台歯にはディンプルを付ける

置も高くなり，対合歯との咬合干渉が起きやすくなる．その結果，その鉤肩部の形態は制約を受けて薄くなり，同時に，クラスプの基部であることから高い応力を受けやすく，クラスプの破折の原因にもつながる．このことから，この部分の形態修正と鉤肩部の設計を正しく行うことが，サベイラインを下げる一つの目的である．

クラスプの先端（鉤尖）に適切なアンダーカット量を求める場合，サベイラインが高いと，鉤尖を含む鉤腕全体が高くなり，支台歯にとって不都合な横揺れを与えることになる．そこで，その横揺れを防ぎ，しかも高くなって目に触れやすくなった鉤腕全体を低くし，目に触れにくくすることが，サベイラインの高さを低くするもう一つの目的である．

一般に，維持腕の鉤尖に設けるアンダーカット量は，機能時における弾性領域内での挙動を含めて，鉤腕の弾性を検討した結果，鉤腕の長さ，断面の寸法などで異なるが，基礎的な研究の結果を踏まえて，一応の目安としてコバルトクロムでは0.3 mm 以下，金合金では0.5 mm 以下を目標に設計する必要がある．これと同時に，鉤腕の走行によって食片によるそれまでの歯肉縁への適切な刺激が遮断され，プラークが付着し歯肉炎が起こりやすくなることから，鉤腕が歯肉縁に近づきすぎて炎症が起きないよう，歯肉縁より少なくとも1 mm は離して走行させ

る必要がある．

逆に，サベイラインが低すぎて，鉤尖部に十分なアンダーカットが存在しない場合には，光重合レジンを歯面に盛り上げて，所定のアンダーカット量を人工的に設けたり，鉤尖に相当する部位に＃4のラウンドバーを用いてディンプルを形成し，十分に研磨を行ったのちに，そこにできたアンダーカットを利用して，クラスプの維持力を求める方法もある［図IV-41］．しかし，後者においては，エナメル質を削除することから考えて，う蝕の発生の危険性もある．また，鉤尖部をあまり歯頸部寄りに設けると，エナメル質の厚さが十分でないため，象牙質にまで達してしまうおそれがある．さらに，下顎犬歯のように傾斜が強く，ほとんどアンダーカットがない歯に対しては，より深いアンダーカット量が必要になることから，適用する場合はいずれも最終の選択肢とする．

次に，拮抗腕の走行については，サベイライン上付近が基本である．したがって，サベイラインが高すぎると，横揺れが大きくなり，支台歯にとって好ましくないことから，維持腕の場合と同じようにサベイラインを下げるか，あるいは多数歯に対して拮抗作用を付与させる．すなわち，歯の傾斜が大きな障害となることが考えられる場合に，拮抗腕を設計する代わりに，義歯床全体を利用して維持腕の拮抗

図 IV-42 天然歯の切除標本，上顎小臼歯を近遠心的に切断した切片．

作用とする．したがって，前処置として当該の支台歯を歯冠修復する場合には，維持腕とともに，拮抗腕に対する形態について考慮する必要がある．

このような要件を満たすような歯冠形態の修正を行う場合，その絶対条件としてエナメル質内にとどめなければならないが，各支台歯におけるエナメル質の厚さが，咬合面側（約 1 mm）と歯頸部側（0.5 mm 以下）では著しく異なるため［*図 IV-42*］，そのことも注意しながら慎重に修正を行う必要がある．

ii）ガイドプレーン

通常，ガイドプレーンは複数の歯の軸面上に形成され，咬合平面に対して垂直な面をいう．そして，それぞれの歯に設けた面を平行にし，主として設けた隣接面を頬舌的に平面にすることもあるが，歯面に沿って頬舌的にわずかに湾曲をもたせることもある［*図 IV-43*］．

一般に，義歯の着脱方向に沿い，その着脱を誘導するという役割をもたせた面を総称してガイドプレーンと呼んでいるが，具体的には欠損側隣接面や歯の舌側（口蓋側）の軸面に設けた場合や，マイナーコネクターのアップライト部に設けた場合などを指す．通常のメタルフレーム（隣接面板やマイナーコネクターなど）と協調しつつ，義歯の着脱方向を一方向に規定する機能をもっており，その方向を規定することによって，義歯の維持，安定が高まるのみならず，支台歯への側方分力が減少して歯周組織の保全に効果的となる．

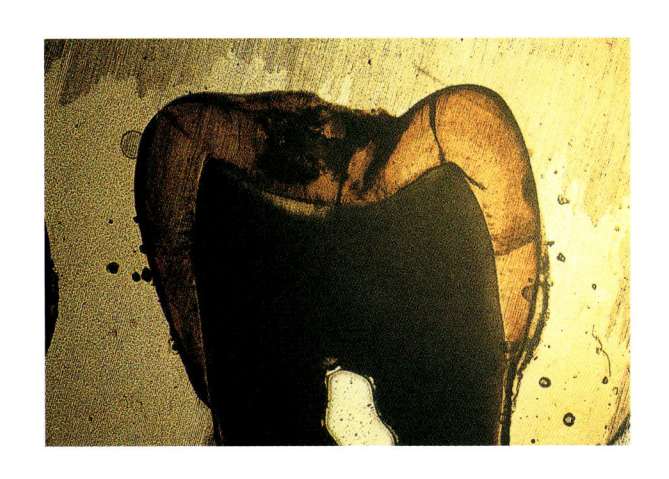

したがって，義歯全体を誘導するためには複数の面を利用すると効果的であり，そのために義歯の維持，安定にも，予防歯科学的にも有利な歯冠形態を与える必要がある．歯面を形成する場合には，必ず健全なエナメル質内にとどめる．もし，前処置として歯冠修復する場合には，当然ガイドプレーンをあらかじめ与えておく必要がある．このように，ガイドプレーンを多数の箇所で設けることによって，垂直方向への摩擦が高くなり，大きな維持力が期待できる．このことから，クラスプなどの支台装置の維持力をそれほど大きくする必要性のないことにもつながってくる．

ガイドプレーンの垂直的な長さについては，咬合面側から歯頸部側に向かってできるだけ延ばすことになるが，歯冠長の 1/2 以上を目標に可及的に歯頸部側へ延ばす．これは，着脱方向を一方向に規定するため，歯頸部付近の不必要な死腔をなくし，食片の圧入を防ぐため，それに支台歯に対して隣接面板の下縁による支点の位置をできるだけ低くし，支台歯に対する傾斜力や横揺れを極力小さくするためなどである．

一方，ガイドプレーンの幅については，辺縁隆線の長さを基本型とする．通常，犬歯や小臼歯では 3〜4 mm，大臼歯部では 4〜5 mm と言われている［*図 IV-44*］．

iii）レストシート

一般にレストの役割は，次のようにまとめること

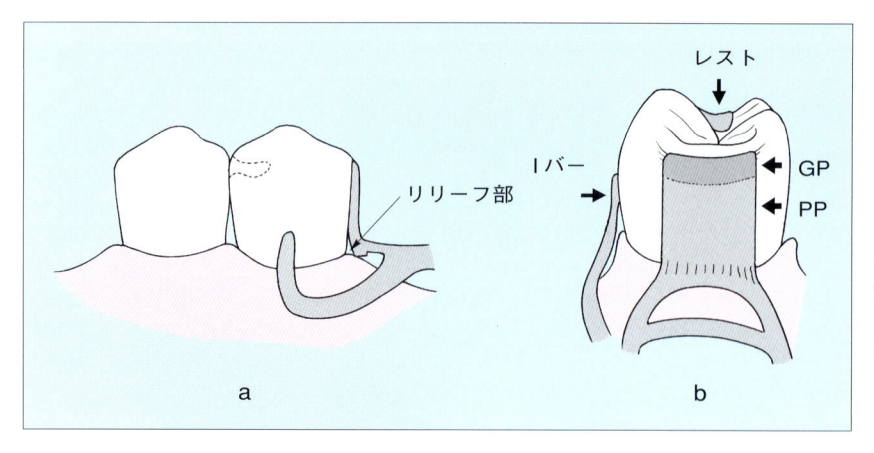

IV章　パーシャルデンチャー製作のための前処置

図IV-43 ガイドプレーンの形態．a：ガイドプレーン（GP）と隣接面板の頰側面観，b：ガイドプレーンと隣接面板（PP）の隣接面観，歯面に沿って頰舌的にわずかに湾曲をもたせることもある．

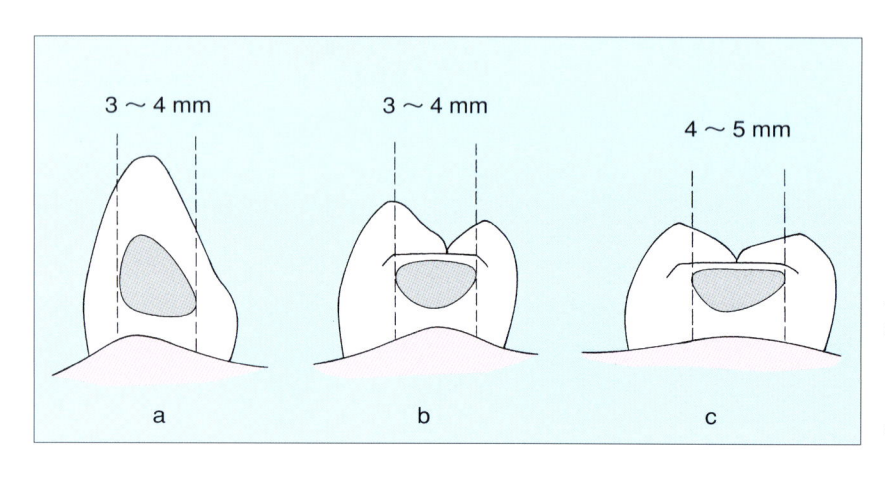

図IV-44 ガイドプレーンの基本寸法．頰舌的幅径は辺縁隆線の幅を基本とする．a：前歯部隣接面観，b：小臼歯部隣接面観，c：大臼歯部隣接面観．

ができる．
① 支台歯の長軸方向に力を伝達し，最大の支持機能を発揮する．
② クラスプを正しい位置に保持し，機能時での鉤腕の広がりを防止する．
③ 義歯の沈下による支台歯の周辺組織への障害を防止する．
④「てこの原理」の支点として働き，義歯の維持，安定を保つ．
⑤ 食片の圧入を防ぐ．
⑥ 咬合の改善を図る（アンレーレスト）．
⑦ 義歯のフレームワークの支台歯への正しい位置付けとして利用できる（リベースの際にも活用できる）．
⑧ 支台歯の挺出を防止する．
⑨ 側方力に対する抵抗を助ける．

　レストは，義歯の構成要素の一つとして，以上のような重要な機能を備えていなければならないことから，義歯の設計・製作に際してもっとも重要な装置といっても過言ではない．その設計・製作のミスによって，支台歯や歯周組織，さらには顎堤粘膜，顎骨，顎関節，顎筋などの組織傷害や顎機能障害として思わぬ失敗を招くことがあり，レストシートの形成において慎重に検査し，その部位や外形線，形態，寸法などに十分注意をはらう必要がある．

　レストシートの形成を行う場合の一般的原則として，咬合状態における上下の歯の間隙を活用して，できるだけ削除量を少なくすることに努める．また，天然歯に設ける場合はエナメル質内にとどめ，そのスペースが十分とれない場合には，対合歯も含めて咬合関係をみながら正しいレストシートを確保する．

　しかし，咬耗した歯などで，時として象牙質が露

2. 補綴的前処置

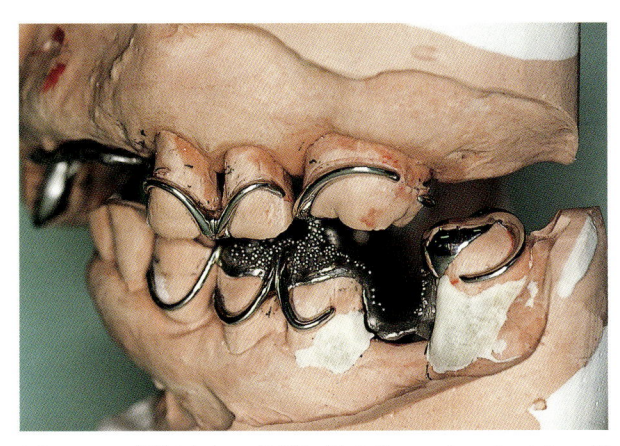

図IV-45 低位咬合の症例に対するアンレーレストの適用．この症例では，スペースが大きいことから，金属表面に硬質レジンを盛り上げるため，接合構造としてリテンションビーズを利用している．

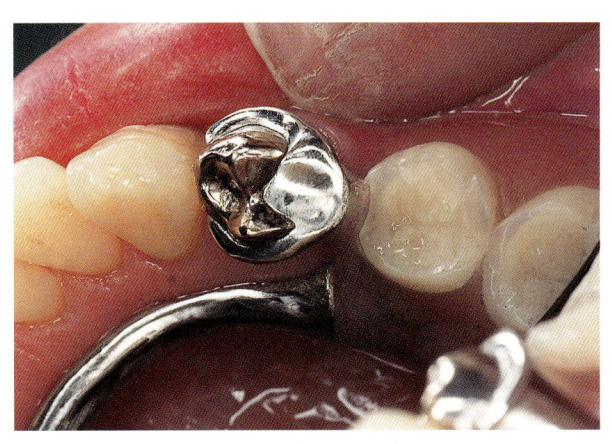

図IV-46 歯冠修復した支台歯上の咬合面レスト．

出し，知覚過敏を起こすことが予想される場合には，たとえ十分に研磨を行ったとしても，う蝕が発生することも考えられるため，インレーやクラウンなど金属による修復を行い，所定の場所にレストシートを設けるほうが良策である．一方，咬耗の著しい症例の場合には，咬合支持の不足によって，低位咬合をきたしている可能性があるため，その診断のもとで金属を設け（アンレーレスト），適切な咬合挙上を図ることが必要な場合もある［図IV-45］．

一般に，歯の形態修正やガイドプレーンを形成したのちに，レストシートを形成する．これは，レストシートを形成したのちにガイドプレーンを形成したり，サベイラインを下げるために形態修正を行ったりすると，レストシートとしての正しい形態を失ってしまうおそれがあるためである．

レストの種類を大きく分けて，咬合面レスト（アンレーレストを含む），舌面レスト（基底結節レストを含む），切縁レストの3種類がある．そのほか，部位的に近心レストや遠心レストと呼ぶ場合もあるが，原則的には前者の分類に含まれるため，ここではその3種類についてまとめることにする．

a. 咬合面レスト［図IV-46］

咬合面レストは，大臼歯と小臼歯の咬合面に設けるもっとも支持機能を発揮するレストであり，全体の形態としては，次のような特徴を有している．

①全体の外形としてはスプーン状を呈し，角ばらず，ゆるやかに移行させる．

②上から見たところ，咬合面は英文字の"U"と"V"の中間のように先端に向けて丸くややすぼまった形態を与える．

③具体的には，小窩と辺縁隆線で囲まれた範囲に設け，小窩の部分では丸みをもたせ，辺縁隆線では歯の隅角部に向けてやや横に広げたような形に仕上げる．

④辺縁隆線におけるレストの幅は，頰側と舌側の咬頭頂の長さの1/2〜2/3を目安にする．

⑤レストの厚さについては，全体として1.0〜1.5 mmであるが，近遠心的な断面において，小窩の部位ではよりくぼんだ形態をなし，辺縁隆線の部位では丸く突出した形態を与えるため，余裕があればこれらの部位ではさらに厚くすることが望ましい．

⑥とくに，辺縁隆線を形成する場合には，形成しす

149

IV章　パーシャルデンチャー製作のための前処置

図 IV-47　舌面レスト.

ぎないようエナメル質を残し，かつ丸みをもたせ凸面にする．これは，レストの辺縁部分からアップライトや小連結子に移行し，義歯の各構成要素へとつながっていくため，構造上この移行部付近が機能力を集中的に受けることになる．そのためエナメル質が薄いと歯質が破折したり，摩耗や知覚過敏，それにう蝕が発生したり，さらにこの部位の金属が薄いと，レストの変形や破折を招くこともあり，重大な問題に発展していく．

⑦レストからクラスプに移行する場合には，鉤肩部付近が歯の隅角部に相当するため鋭い角度となり，応力の集中を受けやすくなるため，なだらかに移行させる必要がある．いわゆる，レストから鉤腕に移行する隅角部に向かって少し広がるような形態にする．また，前処置として歯冠修復を行う場合には，この隅角部があまり突出してレストと鉤腕との角度が鋭角にならないよう，支台歯形成時やワックスパターン製作時に注意する必要がある．

⑧咬合面レストの形成は，通常♯5（直径：1.6 mm）のカーバイトバー，あるいは同じ大きさのダイヤモンドポイントを用い，そのバーの大きさを目安にし，半分強をレストの厚さの基準に少しずつ行う．形成後は，フィニッシングバーやフィニッシングポイント，シリコーンポイントなどを用いて十分研磨する．

⑨以上のことは，視診，触診，パラフィンワックス（厚さ：約1.5 mm）の厚さを参考にした検査，あるいは模型検査によって，レストの厚み，大きさ，形状，さらには咬合干渉を起こさないよう修正の程度を確認し，修正後のレストシートの妥当性を評価することが大切である．計画も立てずいきなり歯を削除しないよう，また削除しっぱなしで終わらないよう十分に形態修正と研磨を行う．

咬合面レストの中の特殊なレストとしてアンレーレスト［図 IV-32 参照］があげられる．このレストは，咬頭嵌合位において上下顎臼歯の咬合面間に比較的広い範囲で間隙が認められる場合に用いられる．この場合，レストによって咬合面全体あるいはその大半を被覆して咬合平面の修正を行い，同時に咬合接触を与えて咬合支持を確立することが主な目的である．したがって，前述の通常のレストとしての役割については何ら変わるところはないが，支台歯全体に負荷が加わることから，より支持機能が充実し，かつ安定した義歯が得られる．

しかし，設計・製作を誤ると，装着直後において支台歯に疼痛，骨吸収，動揺などの所見がみられるため注意する．また，このレストの形態のほとんどは，咬合面間の間隙を埋めるばかりではなく，咬合面の形態も付与させることとなり，歯を削除して歯冠形態の修正を行わないものの，咬合面全体を被覆することから，口腔衛生指導をより徹底させる必要がある．

b. 舌面レスト［図 IV-47］

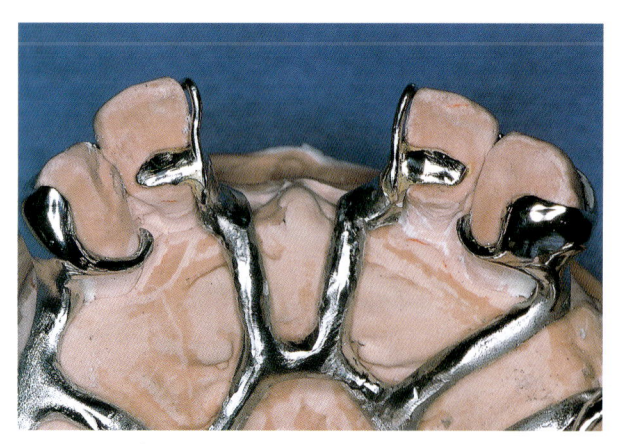

舌面レストは，上下前歯部の基底結節や辺縁隆線に設けるレストの総称であり，義歯に加わった機能圧を，支台歯に対し垂直方向に支持力として正しく伝えることのできる適切なレストシートが存在するか，あるいは十分なレストシートを形成した場合のレストに限って呼ばれるものである．したがって，正しいレストシートがなく，歯軸方向に機能力が加わらず，前述のレストの役割を全くもたないような，たんに傾斜した舌面に設けるスパーとは全く異なる装置であり，外形が似ていることも手伝ってこれら

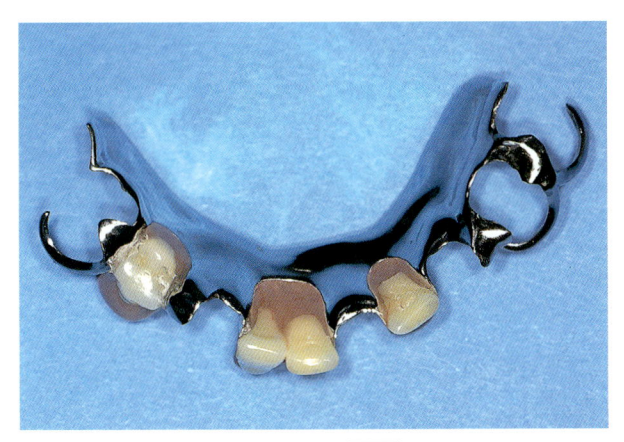

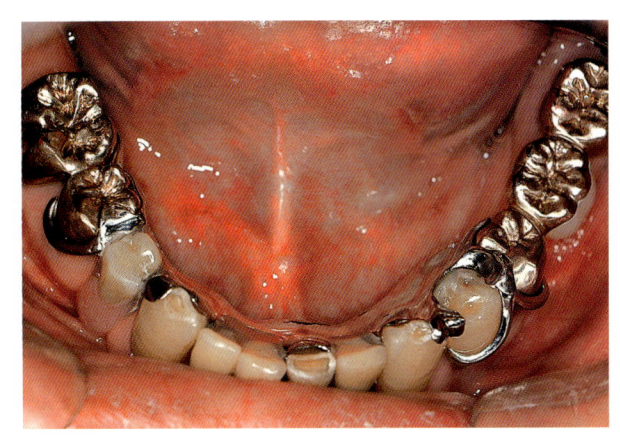

図 IV-48 a, b　切縁レスト．*a*：$\overline{3|3}$ に切縁レストを設けた下顎金属床義歯，*b*：口腔内装着時．

を混同し，レストと同じ機能をもっていると信じている歯科医師の多いことに対して，強く警鐘を鳴らしたい．レストと呼ぶためには，適切なレストシートをもち，支持をはじめとした義歯にとって十分な機能を発揮する装置であることをしっかりと認識すべきである．

　レストの厚さの基本は，咬合面レストと同じように，1.0〜1.5 mm となるよう基底結節を取り囲むように溝を形成する．そのとき，エナメル質の領域内とすることに変わりはないが，隣接面観では常に基底結節の高さより低くなるように形成し，さらに，それぞれ隣接面に近づくにつれて歯頚部に近づくが，そのレストの基底部は，歯肉辺縁部から最低 1 mm は離すようにする．この種の形態は，ほぼ基底結節全体を覆った形となる（基底結節レストともいう）．

　舌面レストの中の特殊な形として，舌面レッジレストがある．これは，舌面全体に約 1.5 mm のレッジ形態を与え，その底面はやや唇側に傾斜させ，機能時にレストが歯面から離れないようにし，さらに，レッジの軸面はほぼ垂直とする．また，レッジ部分から歯頚部に近づくにつれて，ややテーパーを与える．この場合は，通常，歯冠修復の形成においてあらかじめ設計しておくことが多く，臼歯部に対して行われるサベイドクラウンと，ほぼ同じ効果と考えられる（V 章を参照）．

c. 切縁レスト［*図 IV-48*］

　切縁レストは，前歯の切縁に設けるレストの総称であり，近心側か遠心側あるいは 2 歯にまたがって用い，通常，下顎前歯に用いる．これは，レストのもっとも重要な支持機能を発揮するための機能力を歯軸方向に向けるという役割から，下顎前歯の植立が比較的咬合平面に垂直に近いという特徴を生かすことが多いためである．

　従来，ワイヤーを用いて歯が隣在する隣接部に設けるフックと混同されてきたが，そのような断面の丸いフックには正しいレストシートが与えられないため，歯軸方向に機能力が加わらず，両隣接歯をくさび状に押し広げるような障害が起こり，前述のレストの支持機能を全くもたないものといえる．

　たんに外形が似ていることから，切縁レストとフックを混同し，そのフックをレストと同じ機能をもっていると信じている歯科医師が多い．前述のスパーと同様に，レストとは全く異なるものと認識すべきであり，パーシャルデンチャーの支持装置としては，十分な機能を発揮させるための適切なレストシートを与えた正しい構造にすべきである．

　切縁レストは，一般に著しく咬耗した歯や隣接面にかけて修復がなされている歯などに対しては禁忌である．

　大きさについては，厚さ約 1.5 mm，幅約 2.5 mm とする．レストシートの形態としては，レスト自体に機能力が加わった場合に，歯面をレストが滑らな

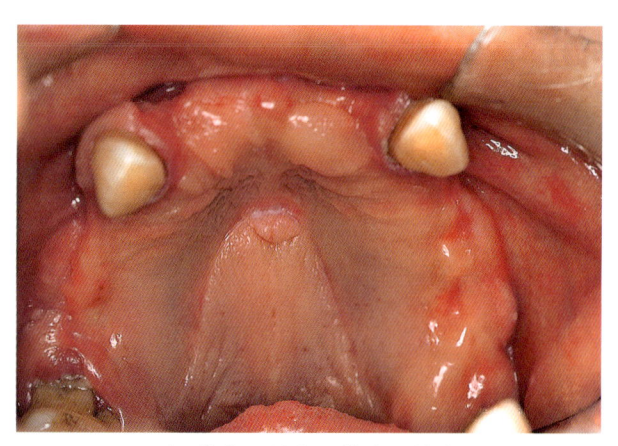

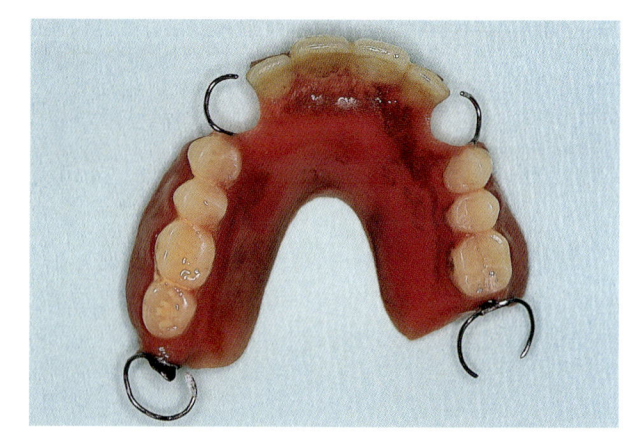

Ⅳ章 パーシャルデンチャー製作のための前処置

図Ⅳ-49 a, b 旧義歯に対する検査．義歯にレストがないことによって，顎堤粘膜にさまざまな障害が発生している．
a：上顎口蓋部の義歯床辺縁に沿った粘膜の肥厚がみられる．b：レストがないため残存歯での支持機構をもたない現義歯．

いように歯に対して歯軸方向に力を伝えるような構造が必要である．すなわち，唇側から見て近遠心的に歯の中央寄りをややくぼませ，切縁から見て頬舌的に少し広がった形態を与え，とくに舌側により広がりを与え，さらに隣接面から見て唇側面に少し延ばした構造を与える．

また，咬合干渉が起こらないよう，歯冠形態よりもレストが突出しないように設定する．

切縁レストの最大の欠点は，外観を障害することであるため，この種のレストを適用する場合は，舌面レストの使用ができない場合に限る．

4 使用中の義歯に関する調整

まず，現義歯に対してどのような不満をもっているか，補綴治療にどれだけ積極的であるか，患者がもつ不満が妥当なものであるか，これまで患者が十分な定期検査を受けているか，さらには口腔内や義歯の清掃状態などについて調査する．もし，義歯の形態や機能の限界を明らかに超えるような不満や要求であるならば，十分な説明が必要となる．理解と同意が得られないような患者と歯科医師の関係の中で補綴治療を行ってはならない．

また，義歯を設計・製作，それに装着する際に，前もって口腔衛生管理をはじめとして患者の協力を得なければならない多くの事柄があり，それに対して患者が意欲的な姿勢であるかどうかも，パーシャルデンチャーの成否を決定する大切な条件である．さらに，口腔や義歯の衛生管理を正しく行っているかどうかによって，今後定期的に検査（リコール）を受ける姿勢で取り組むかどうかが予知できる．

ついで，現義歯の設計の妥当性について検査する．支台装置の位置や数，連結装置の形態や走行などが適切であるか，さらには各構成要素の適合性の不良や人工歯の排列位置の不良，咬合関係の不良などによって支台歯や顎堤粘膜に異常はないか，人工歯の形態や大きさ，排列位置，咬合面の形態，咬合支持は十分か，義歯床辺縁の位置や形態と周辺組織との調和は適切であるかなど，パーシャルデンチャー全体に対して支持，把持，維持，連結の各機構が正しく設計されているか［**図Ⅳ-49**］，さらに義歯そのものによって咀嚼機能，発音機能，嚥下機能，さらには下顎運動など顎口腔系に支障をきたしていないかなどについて検査する．

すなわち，新しく義歯を設計，製作する際に，これまで使用している義歯によって顎堤粘膜に痛みや不快感を訴えている場合や，義歯の不安定などによる咀嚼障害，嚥下障害，さらには外観不良や発音障害を訴えている場合に対する前処置が必要となる．しかし，これらの各訴えが全く別々の原因で起こっ

表IV-3 パーシャルデンチャーに対するさまざまな訴えとその主な原因

訴え	主な原因
義歯の浮き上がり	支台装置の維持力不足
	支台歯数の不足
	義歯床辺縁の過長
	印象時に偏位した浮動粘膜の後戻り
義歯の安定不良	支台装置の維持力不足
	人工歯の排列位置の不適切
	不適切な咬合様式
	不十分な咬合調整
	義歯床の不適合
嚥下しにくい	臼歯部人工歯の舌側寄りの排列
	下顎義歯遠心舌側床縁(顎舌骨筋後部)の過長
	下顎義歯床後縁(臼後三角部)の過長
	上顎義歯床後縁の過長
	上顎義歯床後縁部の過度の厚み
	咬合高径の過高または不足
嘔吐感	上顎義歯床後縁の過長
	上顎義歯臼歯部床縁の過度の厚み
	下顎義歯遠心舌側部床縁の過度の厚み
会話時の歯の接触音	咬合高径の過高
上唇の歪みや豊隆の不足	前歯部人工歯の舌側寄りの排列
	上顎前歯部の義歯床の厚みの不足
前歯部の人工歯がみえすぎる	咬合平面が低すぎる
	大きすぎる前歯部人工歯の選択
	咬合高径の過高
鼻下部の突出	前歯部義歯床の過長または過度の厚み
"S"発音時に口笛のような音がする	口蓋前方部の空間が狭すぎる
"S"発音時に舌足らずのような音がする	口蓋前方部の空間が広すぎる

(Morstad A T, Petersen A D : J Prosthet Dent 19 : 126, 1968. より引用)

ているとはかぎらず，真の原因をみつけて適切に処置しなければ，より強い訴えになったり，より治りにくくなったりすることがある．

患者が現在使用している義歯に対する訴えと，その主な原因について表IV-3にまとめた．しかし，これらの症状とその原因とは必ずしも1対1の関係ではなく，実際の臨床では一つ一つの原因を消去していくことになるため，敢えてこのようなまとめ方をし，それぞれの訴えに対して考えられる原因を取り除くための最適な前処置を，これまで述べてきた処置の中から選んで行うことになる．この点の詳細については，『レンナーとバウチャーの部分床義歯の臨床』(クインテッセンス出版，1993)を参照していただきたい．

V章

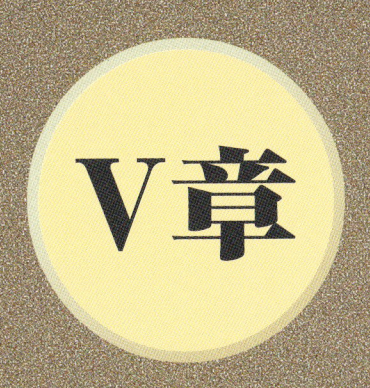

各補綴システム別の治療の進め方

1. ワンピースキャストプレート症例　（野首孝祠）——— *157*
2. レジン前装クラスプを用いた金属床義歯症例　（野首孝祠）——— *159*
3. 支台歯に対して前処置を行い，合理的設計を行ったクラスプデンチャー症例　（小野高裕）——— *161*
4. 極度の近接咬合を有し，口蓋隆起の著明な症例　（野首孝祠）——— *164*
5. 歯冠修復とアタッチメントにキャストクラスプを併用したパーシャルデンチャーとのワンユニット症例　（野首孝祠）——— *166*
6. 広範なリハビリテーションとなった症例　（野首孝祠）——— *168*
7. テレスコープ義歯による機能回復例　（五十嵐順正）——— *170*
8. 短縮歯列として処置した遊離端欠損症例　（五十嵐順正）——— *174*
9. 顎義歯：上顎の小さな顎欠損部の封鎖と中空軽量化を行った症例　（加藤一誠）——— *176*
10. 顎義歯：下顎の大きな変位を伴う再建がない下顎顎欠損症例　（加藤一誠）——— *177*

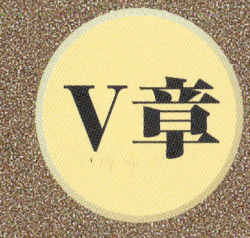

V章 各補綴システム別の治療の進め方

本章では，これまでの基本的な設計理念に基づきながら，実際の症例に沿った形で解説する．すなわち，症例のほとんどは患者の要求に応じつつ，いくつかの選択肢の中からもっとも適していると考えられる計画を決定し，製作されたものである．

1. ワンピースキャストプレート症例［図V-1a～h］

1 患者：59歳，女性（初診；1979年11月）

2 主訴：7 6 5|6 欠損による咀嚼障害

3 現病歴：7 6 5|6 の欠損は，数年前にう蝕が原因で他院で抜歯され，そのまま放置されていた．そのために，顎堤と上顎歯との間隙がきわめて少なくなっている．その他，4|にインレーが，|5 7 にはクラウンが装着されている．とくに再製の必要性は認められない．

4 治療経過の概要

①臼歯部欠損の長期間放置による咬合の低下がうかがわれるために，顎機能検査を行ったが，顎関節や顎筋の機能に異常は認められず，咀嚼障害以外，日常生活には不満を訴えていないため，これ以上咬合の低下を起こさない工夫が必要と考えられる．

②|6 の欠損に対してブリッジが適当と考えられるが，|5 7 のクラウンの再製を患者が希望しておらず，客観的にも再製の必要性が認められなかったことと，さらに，反対側の7 6 5|の欠損に対するパーシャルデンチャーの支台装置がこれらの部位まで及ぶことからも，そのままの状態で保存することとした．

③したがって，7 6 5|6 欠損に対するパーシャルデンチャーを設計，製作するに際して，とくに7 6 5|の間隙量が狭いことに対する対応と，将来，より低位咬合になる危険性を防止するための工夫が必要と考えられる．

5 設計の概要

まず，4 3|5 7 におけるレストによる支持の確保のためレストシートを設けた．ついで，上下顎間関係を維持するためと，既製の人工歯が使用できないくらいの少ないスペースに対する処置として，6 5|の各人工歯排列相当部の一部にコバルトクロム合金による支柱を設け，これに咬合させ，その周辺に歯冠色のレジンで人工歯様の構造を製作した．なお，|6 の欠損に対してはすべて金属で修復を行った．また，クラスプの設計は審美性を考慮し，3|3 4 には鉤腕を設けず，支持と把持には十分な配慮を行った．すなわち，4|には近心よりエーカースクラスプ，3|には切縁と舌面にレスト，4|5 7 には咬合面レスト，|5 7 にはガイドプ

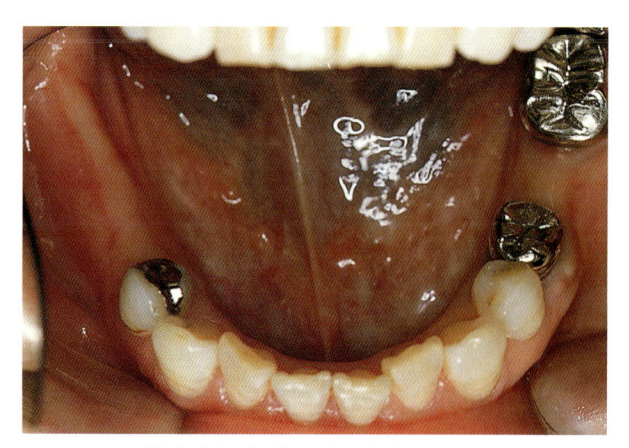

Ⅴ章 各補綴システム別の治療の進め方

図 V-1a 口腔内状況（下顎咬合面観）．

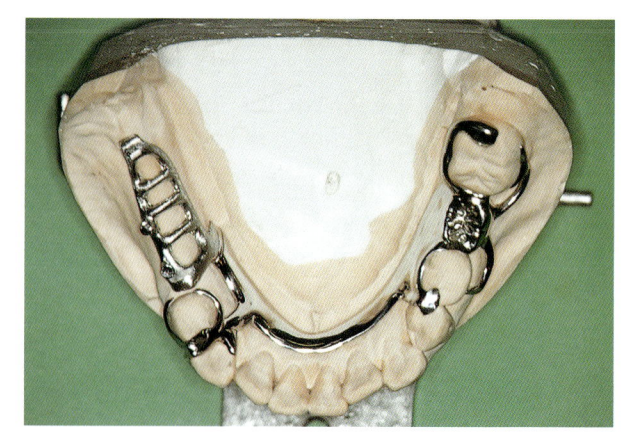

図 V-1b 下顎金属床義歯（フレームワーク，咬合面観）．

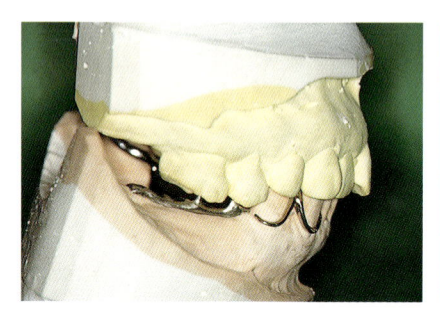

図 V-1c 下顎金属床義歯（フレームワーク，右側面観）．

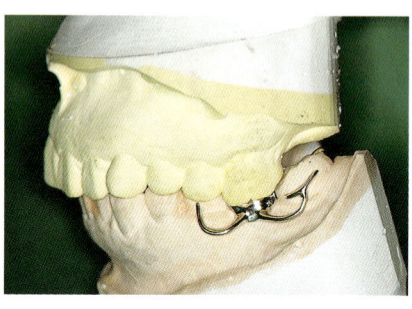

図 V-1d 下顎金属床義歯（フレームワーク，左側面観）．

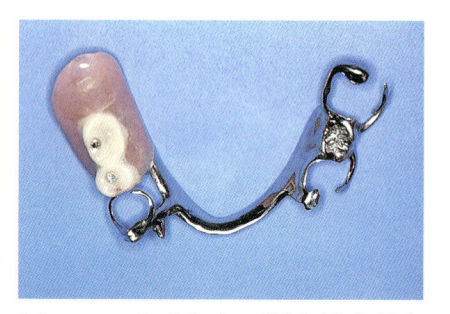

図 V-1e 完成した下顎金属床義歯（1980年2月，装着時）．

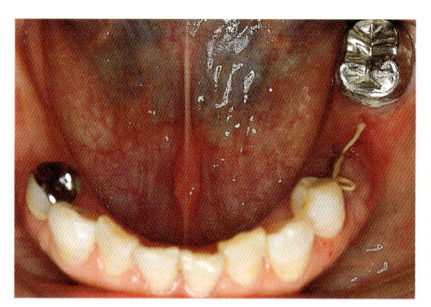

図 V-1f 歯根破折による$\overline{5}|$抜歯後の口腔内（1990年3月）．

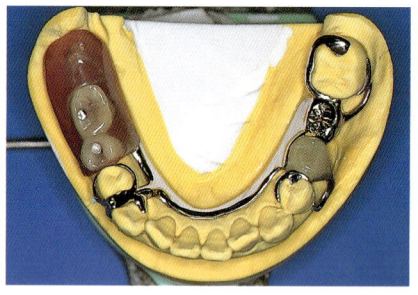

図 V-1g $\overline{5}|$抜歯のため，$\overline{4}|$に対して支台装置（Ⅰバークラスプ）を製作し，電気鑞着法を用いて，旧義歯のフレームワークに修理を行った．追加した後，$\overline{5\ 6}|$に対しては光重合レジンを用いて人工歯部分の修復を行った．

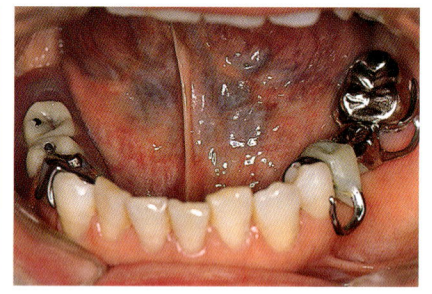

図 V-1h 修理した下顎金属床義歯を口腔内に装着．

レーンにバークラスプをそれぞれ設け，全体としてワンピースキャスト・プレートとした．

6 経過観察中において生じた問題点に対する対応

患者が初診より4年2か月後に大阪から東京へ転居したため，しばらく定期的な検査が行えなかったが，8年後の1988年2月と1989年2月にリベースや咬合調整などを行った．その時点ではそれ以外に口腔内の異常を訴えておらず，客観的にも変化はみられなかった．しかし，1990年3月，$\overline{5}|$に歯根破折が認められたため抜歯を行い，直ちに修理を行った．同年7月には$\overline{4}|$に対してⅠバークラスプを設計，製作し，元のフレームワークに鑞着し，$\overline{5\ 6}|$に対して光重合レジンを用いて人工歯部分を修復した．その後は，年に二度のプラークコントロールと，口腔内と義歯の経過観察を行って，装着27年後（2007年5月）においても十分な機能を保っている．

2. レジン前装クラスプを用いた金属床義歯症例 [図V-2a～h]

1 患者：54歳，女性（初診；1992年7月）
2 主訴：7̄6̄の欠損による咀嚼障害と4̄5̄6̄7̄の違和感
3 現病歴：1984年5月に7̄6̄5̄を除去後，重篤な歯周疾患のため7̄を本院で抜歯し，他院にて5̄のクラウンと，7̄6̄の義歯が製作された．しかし，粘膜の痛みと不快感のために義歯をほとんど使用せず，そのまま放置していた．

1992年7月，7̄6̄欠損の補綴のためと，左側上顎臼歯部の違和感を訴えて当補綴科をはじめて受診した．同年8月に歯槽膿瘍のため上顎歯を抜歯し4̄－7̄欠損となったが，義歯に対する不安が強く同時に上下顎に義歯を装着することを拒んだ．それ以外には義歯の装着に障害となる所見は認められない．

4 治療経過の概要

7̄6̄欠損に対して，一般に片側で義歯の構成を考えるか，両側にまたがった構成にするかは議論の多いところである．できるだけ小さくするほうが感覚的にも，咀嚼や発音に対しても良好と考えられ，多くの利点があげられる．その反面，回転や移動などさまざまな義歯の動きに対する抵抗の効果として，支台間線が1本しか引けない片側性よりも多数の支台間線が得られる両側性のほうが断然有利であることは，オールのないボートと，ローリングに対して両方にバランスがとれるオールを備えたボートとの違いと同じ理屈である．

義歯の設計に際して，各支台間線を中心として発生するローリング，ピッチング，ヨーイングの回転に対していかに抵抗させるかが重要である．そのた

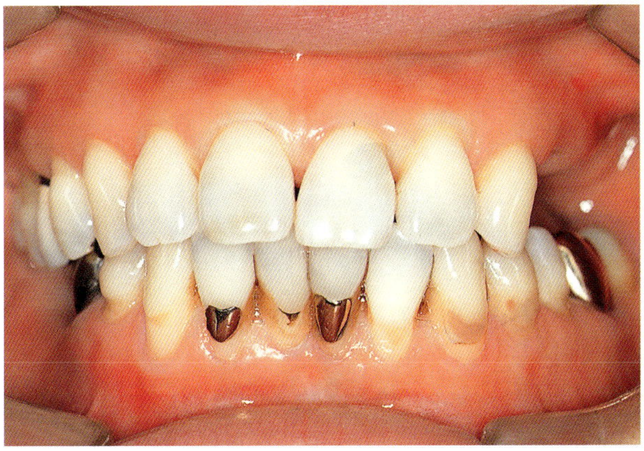

図V-2a 口腔内状況（正面観）．

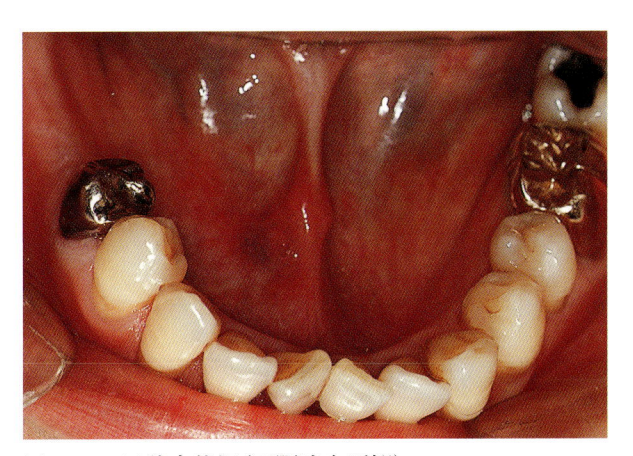

図V-2b 口腔内状況（下顎咬合面観）．

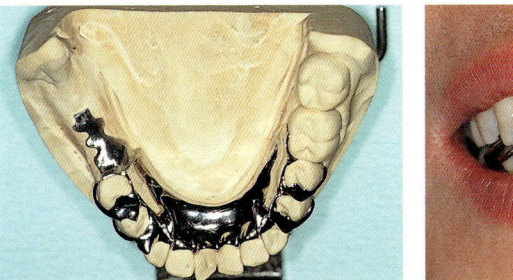

図V-2c 下顎金属床義歯（フレームワーク，咬合面観）．

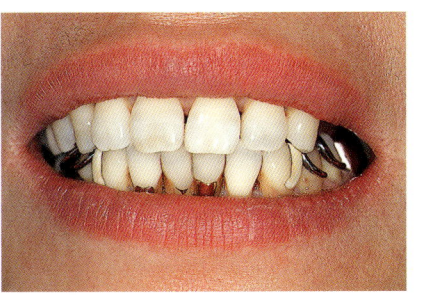

図V-2d 下顎金属床義歯を装着した状態での患者の口腔内状況（正面観）．審美性を考慮し，3̄|3̄頬側鉤腕に対してレジンコーティングを施した．

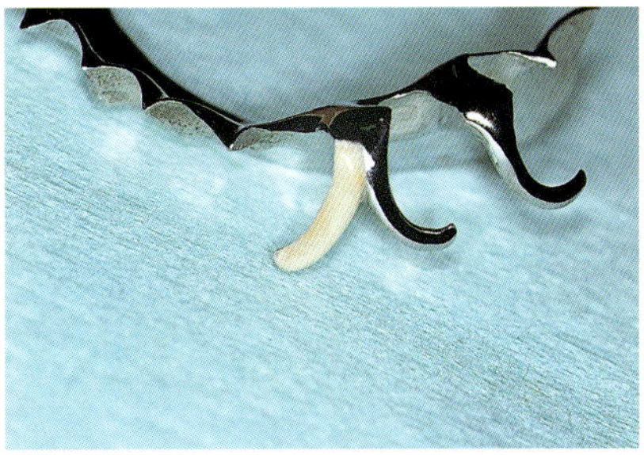

図V-2e シリコーターシステムを用いて，3̄頬側鉤腕表面に対して接着性レジンコーティングを施した．

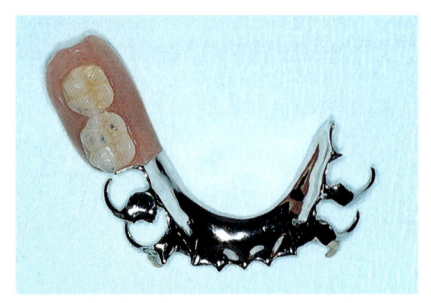

図V-2f 完成した下顎金属床義歯. 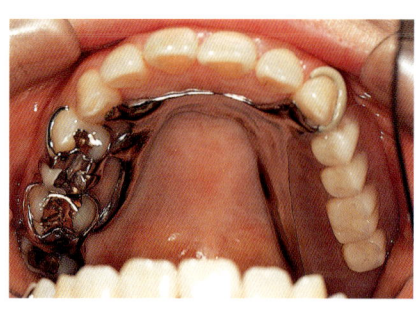　　**図V-2g** 上顎金属床義歯を装着した口腔内. 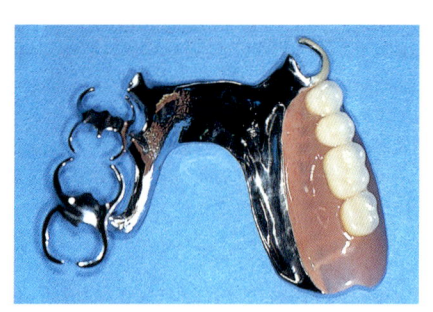　　**図V-2h** 完成した上顎金属床義歯. |3 頬側鉤腕表面に対して，下顎と同様に接着性レジンコーティングを施した.

めに，義歯の動きに対して抵抗できる欠損部顎堤粘膜は正常であるか，ぶよぶよしていないか，広さや隆起は十分であるか，支台歯の周辺歯肉や歯根膜および歯槽骨など歯周組織は健康であるか，歯槽骨は歯根長の2/3以上存在しているか，生活歯であるか，また失活歯であるか，その場合歯根周辺に病巣はないか，歯内療法は正しく行われているか，咬耗はないか，う蝕はないか，これまでの義歯経験において歯や粘膜に異常はなかったか，あるいは機能的や感覚的な問題はなかったか，偏心運動における誘導は犬歯誘導かグループファンクションか，あるいは天然歯誘導タイプか義歯誘導タイプか，咬合干渉はないか，ブラキシズムやクレンチングなどの異常習癖はないか，咀嚼運動の特徴としてグラインディングタイプかチョッパータイプか，それに下顎であるか上顎であるか，などが検討項目としてあげられよう.

　本症例においては，患者のこれまでの義歯に対する不満を少しでも解消する目的で，まず右側下顎の義歯を製作した．これは，患者が左側上顎臼歯部の違和感を3年前より覚え，両側で咀嚼する際の不安を抱いたため，装着の必要性の動機づけはできていると判断したからである．それに，上顎の歯槽膿瘍によって抜歯後の組織の回復に少し時間をかける必要があったことも，下顎の義歯を先行させる理由になった.

5 設計の概要

　下顎の顎堤においては，頬粘膜と舌の運動による境界で囲まれた領域がそれほど大きくとれなかったことと，|5 に対する抵抗力として歯根周辺の支持組織の状態から考慮して不十分であったため，それに同欠損部の旧義歯が片側性であることに対する患者の不安もあって，本義歯では両側性の義歯とした.

　支持機構としては，欠損部顎堤に加えて，5|5 の咬合面レストと基底結節上に設けたプレートとし，把持機構については|5 6 の舌側歯軸面に接触させたプレートと5 4 3|3 4 5 に設けた鉤腕，5| の隣接面板によって確保した．また，維持機構については，5 4|4 5 とし，3|3 については遠心側（ニアーゾーン）のみの走行とし，鉤尖をアンダーカット領域には入れず把持のみを期待した．しかし，外観上の問題があるため，3|3 のみの鉤腕表面に接着性レジンコーティングを施し，金属色を少しでも目に触れないよう試みた.

　一方，上顎については4歯欠損ということもあり，同様に両側性の義歯とした．まず，支持機構としては，欠損部顎堤に加えて，7 6 5 4 3|3 にレストを設け，把持機構としては欠損部顎堤の斜面に加えて，口蓋部を走行する連結装置，それを介しての左右の支台歯の軸面上に鉤腕を設けた．維持機構は，連結装置の辺縁を残存歯からすべて離開させ，しかも口蓋中央から後方も被覆しないような構造にしたため，できるだけ広い範囲の支台歯に求めた．なお，|3 については下顎と同様に鉤腕表面にレジンコーティングを施し，外観の改善を試みた.

　その後，装着14年後（2007年3月）のリコール時においても良好な経過をたどっている.

3. 支台歯に対して前処置を行い，合理的設計を行ったクラスプデンチャー症例 [図 V-3a～q]

1 患者：62歳，男性（初診；1994年9月）
2 主訴：上顎両側臼歯部欠損による咀嚼障害
3 現病歴：患者は，これまで 7 5|5 6 7 欠損に対してパーシャルデンチャー（レジン床）を装着していたが［図 V-3a, b］，歯周疾患のために 6| を抜歯し，7 6 5|5 6 7 欠損となった［図 V-3c］．旧義歯［図 V-3b］は，口蓋部を開放したレジン床義歯であったが，とくに大きな不満はなかった．次に製作する義歯については，長期間使用できる金属床義歯を希望しており，十分な機能性と耐久性とともに，快適性，外観面の調和を強く求めていた．

4 治療経過の概要

本症例では，支台歯に対する補綴的前処置以外の前処置は終了している．したがって，研究用模型上で支台歯および顎堤の形態［図 V-3d］，対咬関係やデンチャースペース［図 V-3e］などを検査し，義歯の設計とともに支台歯に対する前処置の内容を検討した．

義歯の設計は，図 V-3f に示すように 4 3|3 4 を支台歯としてレストとIバークラスプを設定し，旧義歯と同様に口蓋部を開放しながら高い剛性を確保するために閉鎖型ホースシューバーを採用した．

支台歯に対する前処置としては，支持および把持機構を確立するためにレストシートおよびガイドプレーン［図 V-3g］を形成し，また維持機構を確立するためにはサベイラインが低く，アンダーカットがやや不足している 3|3 唇側面に，ディンプル［図

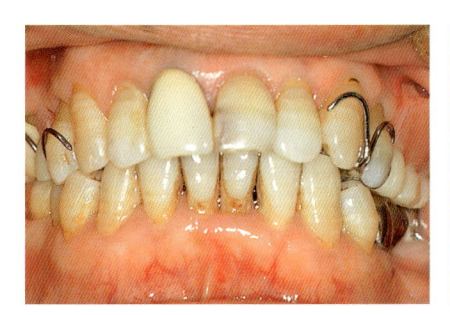

図 V-3a 口腔内状況（正面観）．

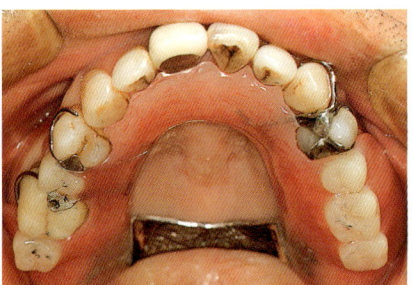

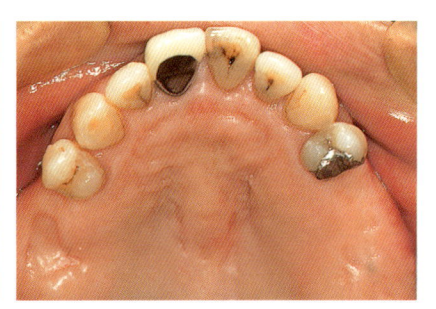

図 V-3b 口腔内状況（上顎咬合面観，旧義歯装着時）．

図 V-3c 口腔内状況（上顎咬合面観，義歯未装着時）．

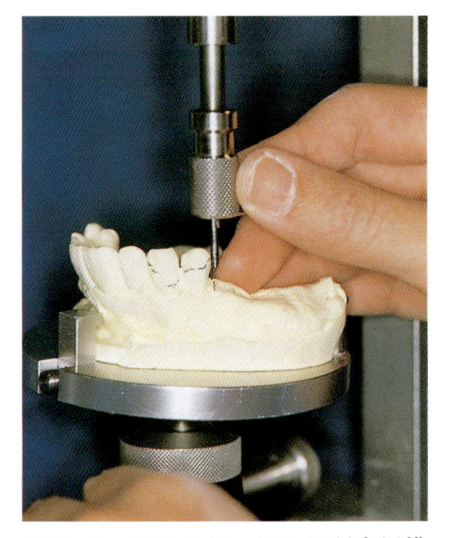

図 V-3d サベイヤーによる研究用模型上での検査．

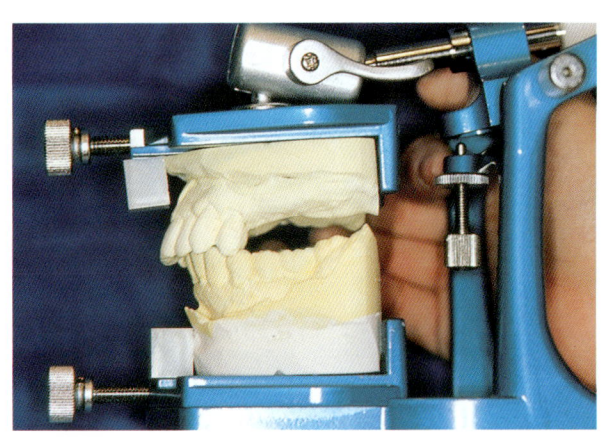

図 V-3e 研究用模型上での顎堤の対咬関係，デンチャースペースの評価．

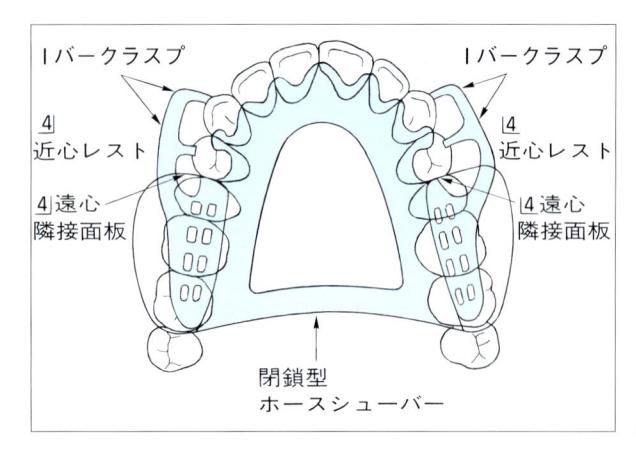

V章　各補綴システム別の治療の進め方

図V-3f　最終義歯の設計.

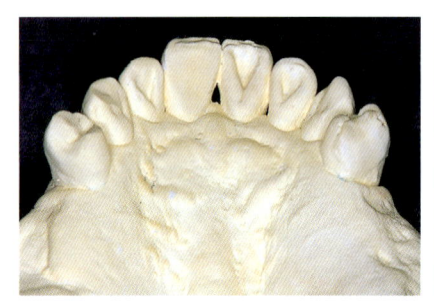

図V-3g　支持および把持機構の確立のため，適切なレストシート，ガイドプレーンを付与する.

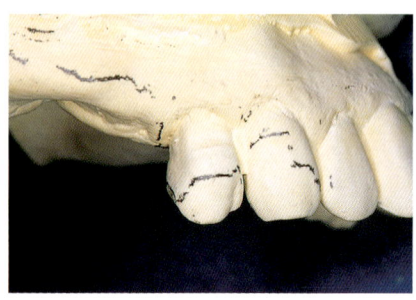

図V-3h　ディンプルを形成し，アンダーカットを付与する.

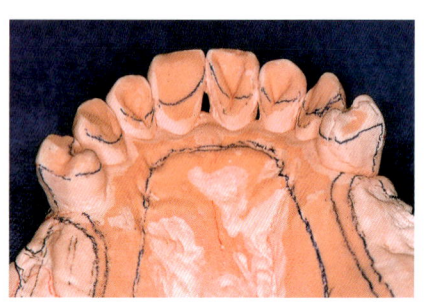

図V-3i　作業用模型上への義歯床外形線の記入.

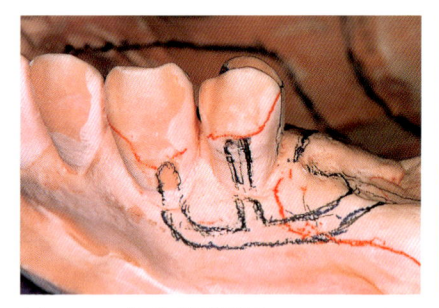

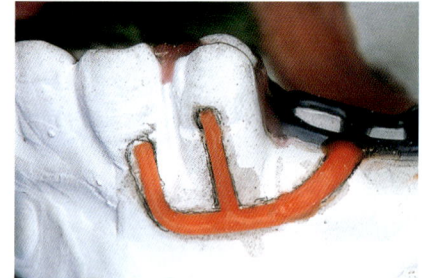

図V-3j　作業用模型上へのバークラスプ外形線の記入.

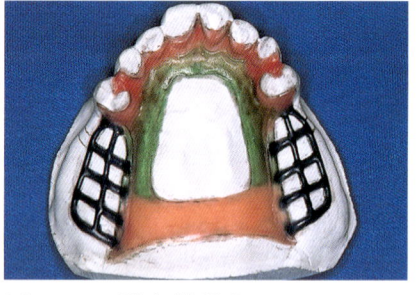

図V-3k　耐火模型上でのフレームワークのワックスアップ.

図V-3l　耐火模型上でのバークラスプのワックスアップ.

V-3h]を形成することにした．

5 設計の概要

支台歯に対する前処置終了後，最終印象を採得し，製作した作業用模型上にフレームワークの外形線を記入する［図V-3i, j］．次に，複印象を行って製作した耐火模型上で，フレームワークのワックスパターンを製作する［図V-3k］．Ιバークラスプの製作は，作業用模型上で鉤腕長と鉤尖のアンダーカット量を計測し，クラスプ設計システムの簡便法（Ⅲ章93ページ参照）を利用して，既製ワックスパターン（RAPID FLEX，デグサ社）の太さ（パターンのカット量）を決定し［表V-1］，耐火模型上に貼り付ける［図V-3l］．図V-3mに完成したコバルトクロム合金製メタルフレーム，図V-3nに完成義歯を示す．このようにして製作されたパーシャルデンチャーは，十分な支持機構，把持機構，維持機構と高い剛性を有し，口腔内において緊密な適合と機能的安定性が得られている［図V-3o, p］．また，Ιバークラスプの鉤尖の位置を歯肉縁に近く設定したため，外観の維持に十分な効果が得られた［図V-3q］．

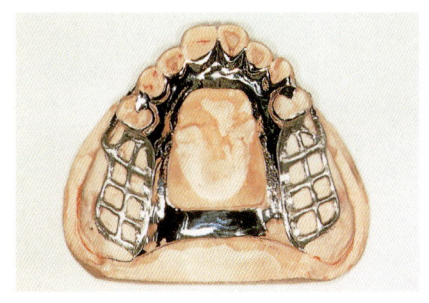

3. 支台歯に対して前処置を行い，合理的設計を行ったクラスプデンチャー症例

図V-3m 上顎金属床義歯（フレームワーク，咬合面観）．

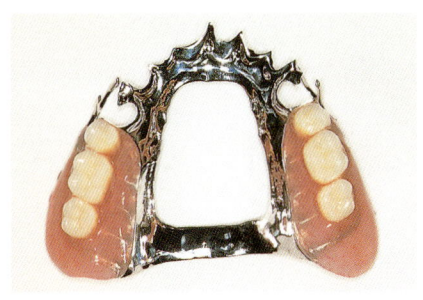

図V-3n 上顎金属床義歯の完成．

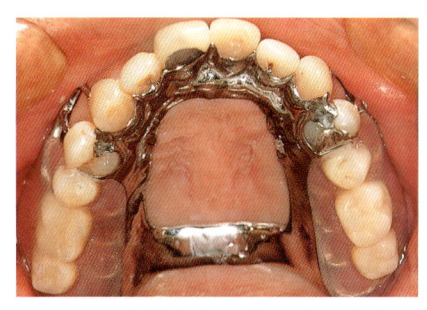

図V-3o 上顎金属床義歯を口腔内に装着した（咬合面観）．

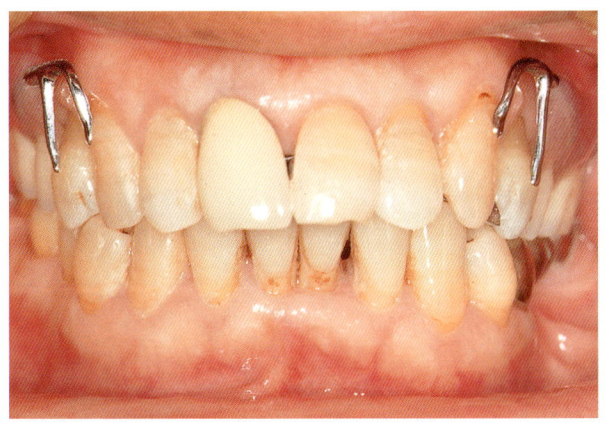

図V-3p 上顎金属床義歯を口腔内に装着した（正面観）．

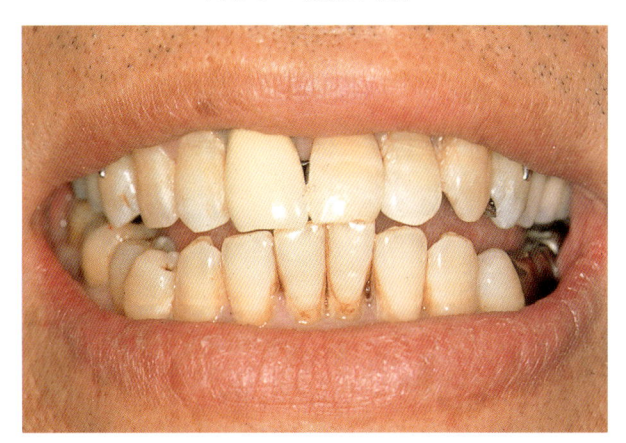

図V-3q 口唇と支台装置の関係．Ⅰバークラスプの鉤尖を歯肉縁近くに設定しているため，外観の維持は良好である．

表V-1 Ⅰバークラスプの鉤腕の曲げ剛性（gf）

鉤腕長(mm)	\multicolumn{16}{c}{ワックスパターンのカット量(mm)}
	0	1	2	3	4	5	6	7	8	9	10	11	12	13	14	15
6	702	826	964	1120	1294	1488	1702	1938	2198							
7	496	580	676	780	900	1030	1176	1336	1510	1702	1912	2140	2388			
8	370	432	500	578	662	758	862	976	1102	1238	1388	1550	1726	1918	2124	
9	288	336	388	446	510	582	660	746	840	942	1054	1174	1306	1448	1600	1764
10	234	270	312	356	408	462	524	590	664	742	828	922	1024	1132	1350	1376
11	194	224	256	294	334	378	428	480	538	602	670	744	824	912	1004	1104
12	164	188	216	246	280	316	356	400	448	500	556	616	680	752	826	908
13	142	162	186	210	238	270	302	340	380	422	468	518	572	630	694	760
14	124	142	162	184	208	234	262	292	326	362	402	444	490	538	592	648
15	110	126	142	162	182	204	230	256	284	316	350	386	424	466	512	560
16	98	112	128	144	162	182	202	226	252	278	308	340	372	410	448	490
17	88	102	114	130	146	162	182	202	224	248	274	302	330	362	396	432
18	82	92	104	118	132	148	164	182	202	222	246	270	296	324	354	386
19	74	84	96	108	120	134	150	166	182	202	222	244	268	292	318	346
20	70	78	88	98	110	122	136	152	168	184	202	222	242	266	288	314
21	64	72	82	92	102	114	126	140	154	168	186	204	222	242	264	
22	60	68	76	84	94	106	116	128	142	156	170	188	204	222		
23	56	64	72	80	88	98	108	120	132	144	158	174	188			
24	54	60	66	74	82	92	102	112	122	134	148	162				
25	50	56	64	70	78	86	96	104	116	126	138					

V章 各補綴システム別の治療の進め方

4．極度の近接咬合を有し，口蓋隆起の著明な症例 [図V-4a～h]

1 患者：62歳，女性（初診；1993年5月）
2 主訴：上顎両側臼歯部欠損による咀嚼障害
3 現病歴ならびに現症：1992年に他医院にて上顎パーシャルデンチャーを装着したが，破折，修理を繰り返し，当科を紹介されて来院した．本症例は，きわめて上下顎間関係の近接した状態であり，約1.5 mmとわずかな間隙量しかなく，しかも口蓋隆起は前後径19 mm，左右径15 mm，高さ4.5 mmと大きく膨隆していた．開口初期に左側顎関節部にわずかな雑音が触知されたが，最大開口量は53 mmで自発痛もない．

4 治療経過の概要

まず，顎関節雑音に対する治療と，近接咬合に対する対応を兼ねた前歯部で8 mm挙上した咬合挙上床を装着し，症状の軽減とともに約半年かけて前歯部で5 mm挙上した状態まで低下させた．1994年7月その咬合高径で機能を目的とした治療用義歯を製作し，昼間にはこの治療用義歯を，夜間には咬合挙上床を使用させた．

その後，顎関節症の治療によって，開口量は無痛で55 mmとなり，雑音もなくなりほぼ完治したと思われる．同時に，治療用義歯の咬合高径は，1994

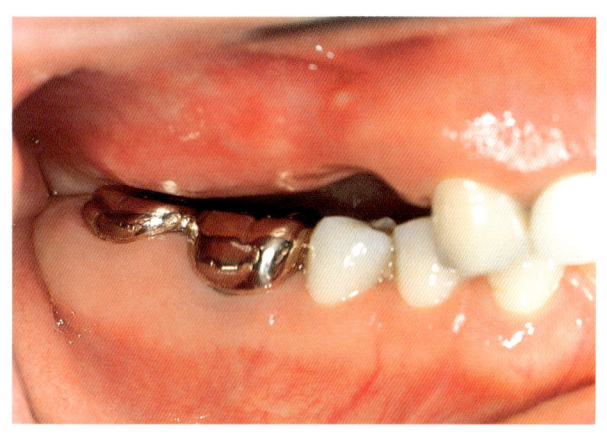

図 V-4a　患者の口腔内状況（右側面観）．上下顎顎堤が近接した状態で，十分なデンチャースペースがないのがわかる．

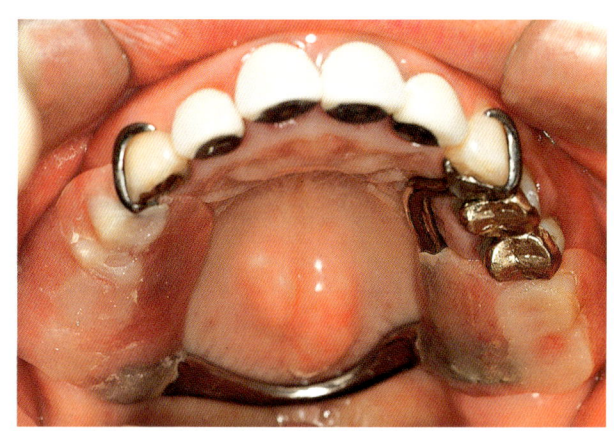

図 V-4b　旧義歯装着時の口腔内状況（上顎咬合面観）．

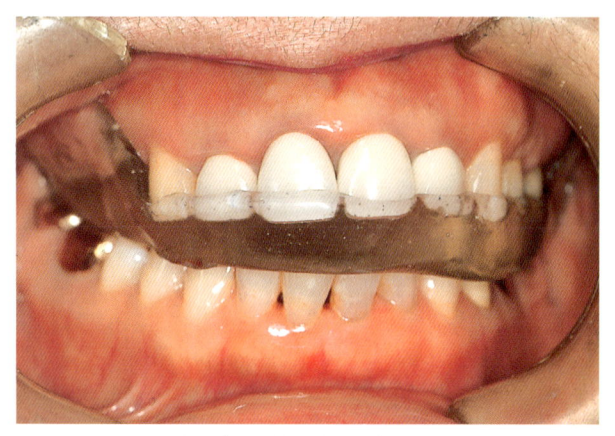

図 V-4c　咬合挙上床装着時（正面観）．前歯部で8 mmとし，顎関節雑音に対する治療と近接咬合に対する対応を目的として咬合挙上床を適用した．

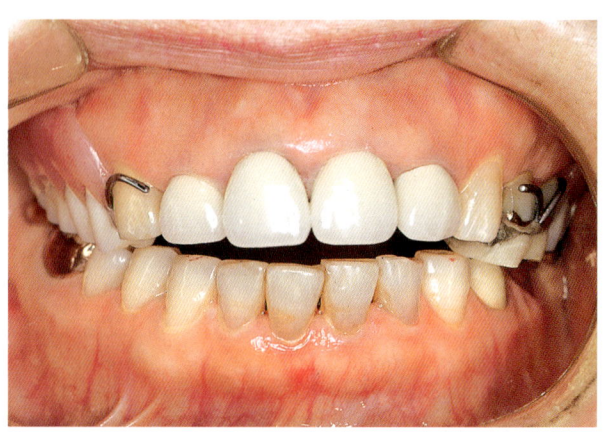

図 V-4d　治療用義歯装着時（正面観）．昼間の使用を目的として，前歯部で5 mm挙上している．

4. 極度の近接咬合を有し，口蓋隆起の著明な症例

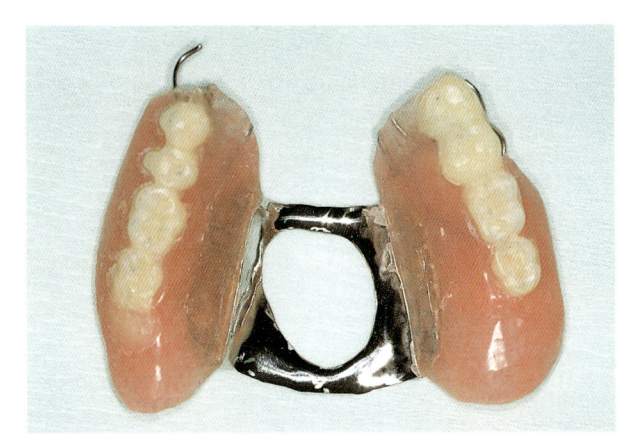

図 V-4e 治療用義歯（咬合面観）．咬合面は平坦とし，装着後の咬合調整により前歯部で 3 mm の挙上量となっている．

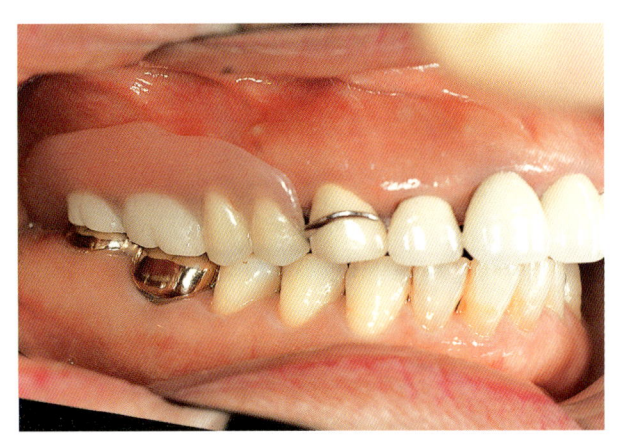

図 V-4f 最終義歯の装着時（右側面観）．初診時と比較して，前歯部で 1.5 mm 挙上している．

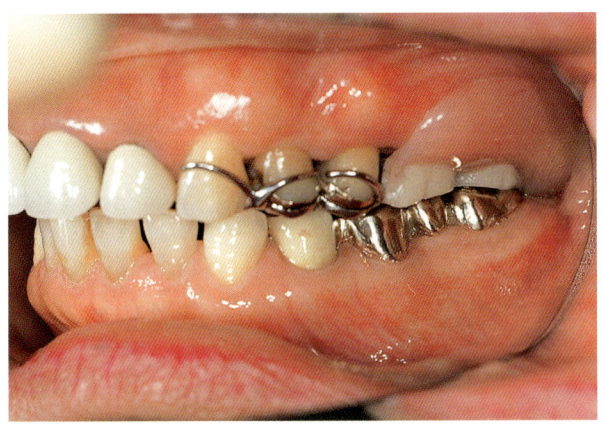

図 V-4g 最終義歯の装着時（左側面観）．

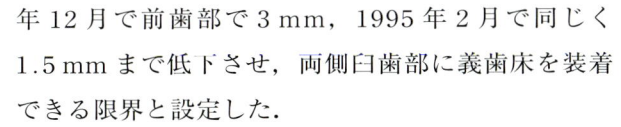

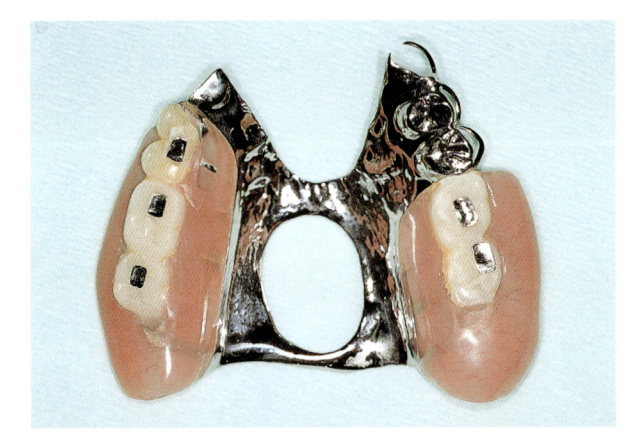

図 V-4h 最終義歯（咬合面観）．

年 12 月で前歯部で 3 mm，1995 年 2 月で同じく 1.5 mm まで低下させ，両側臼歯部に義歯床を装着できる限界と設定した．

その他，|4 5 の歯周疾患に対する歯周治療と，3| の歯内療法の再治療については，それぞれの診療科に依頼し，歯周的ならびに保存的前処置を終了したのち，3| については，支台築造と陶材焼付鋳造冠を装着した．その際，3| は舌面にレストシートをあらかじめ設けたサベイドクラウンとした．

5 設計の概要

咬合高径は，前述したように前歯部で中心咬合位より 1.5 mm 挙上させることにより，|4 5 においては下顎と咬合しなくなるため，メタルフレームで咬合面をカバーするアンレーレストの形をとった．また，3|3 にも舌面レストを設けて，健康な顎堤部も加えた支持機構と把持機構の確立を図った．

2＋2 の口蓋側は，歯肉縁の開放によって生じると考えられる発音の障害を少しでも解消するために，歯肉縁から十分離した床辺縁の位置を設定した．さらに，口蓋隆起の領域は開放形態とした．フレームワークには，人工歯排列部位に金属で支柱を立て，咬合支持の確保を行うとともに，レジンによる人工歯部分の補強の役目も兼ねた構造とした．

維持機構については，顎堤における維持があまり期待できないために，3|3 4 5 のすべての支台歯に対し 200～250 g の維持力を有するエーカースクラスプを設けた．

その後，装着 10 年後（2006 年 3 月）のリコール時においても，良好に経過していることが確認されている．

V章　各補綴システム別の治療の進め方

5. 歯冠修復とアタッチメントにキャストクラスプを併用したパーシャルデンチャーとのワンユニット症例 [図V-5a～h]

1 患者：41歳，女性（初診；1985年7月）
2 主訴：4|1 2 の自発痛
3 既往歴：びらん性胃炎のために投薬中であり，また最高血圧が95で低血圧症であるが，とくに治療は受けていない．そのほか，全身的には特記すべき事項はない．
4 現病歴ならびに現症：4|1 2 には急性歯周炎，③4⑤ には慢性歯周炎が認められ，その他 5|6 のインレー周辺には二次う蝕が発生している．
5 治療計画の概要
a) 歯周病科において全顎にわたる歯周治療
b) 4|1 2 の抜歯後，暫間義歯の製作
c) ③4⑤ のブリッジの撤去，|5 の抜歯，|4 5 の暫間義歯への人工歯追補
d) 5|6 のインレーの除去，|6 のインレーの再製
e) ⑤4③ のブリッジ（Stern G/Lアタッチメントの付与），|3 のクラウン（ICアタッチメントの付与），|1 2 4 5 欠損に対するパーシャルデンチャーを同時装着

6 治療経過の概要

　1985年7月に，4|1 2 の急性歯周炎のため来院し，直ちに歯周病科にて処置を受けたが，骨吸収が著しく，動揺も水平・垂直的に激しく保存不能と診断され，抜歯と同時に暫間義歯を装着した．ついで，③4⑤ のブリッジについても歯周疾患の進行が著明で，とくに⑤の所見が顕著であったため，同ブリッジを撤去し，|5 のみの抜歯を行い，1週間後に|4 5 の人工歯追補を行った．1か月後，|3 の歯頸部より排膿がみられ，8mmのポケット形成が認められたため，精査したところ遠心側根面に穿孔が

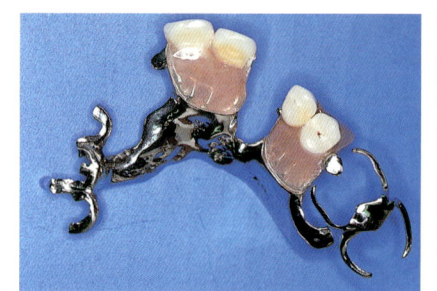

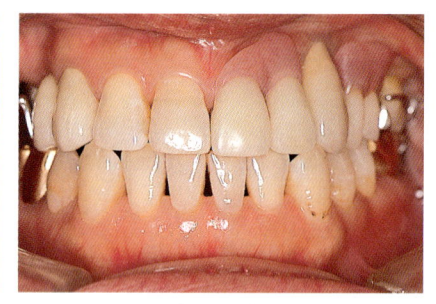

図V-5a　上顎金属床義歯．

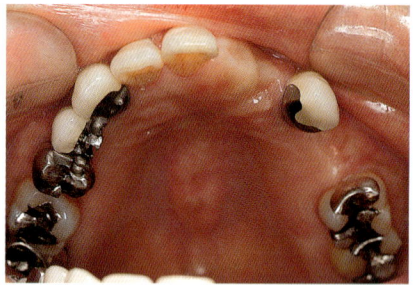

図V-5b　口腔内状況（咬合面観，義歯未装置時）．

図V-5c　口腔内状況（正面観，義歯装着時）．

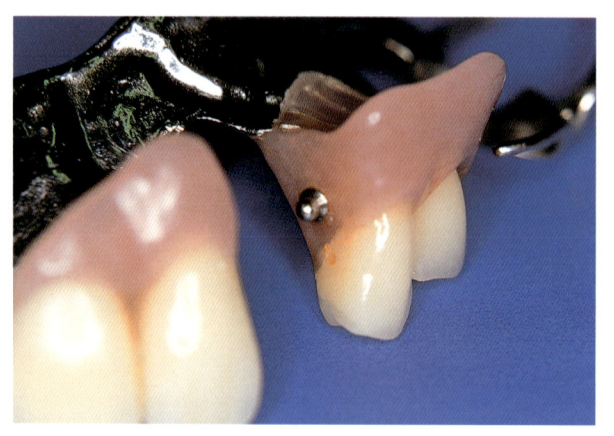

図V-5d　|3 の金属の中にICアタッチメントを付与している．写真は義歯床内に組み込まれたICアタッチメントの雄部（メール部）を示す．

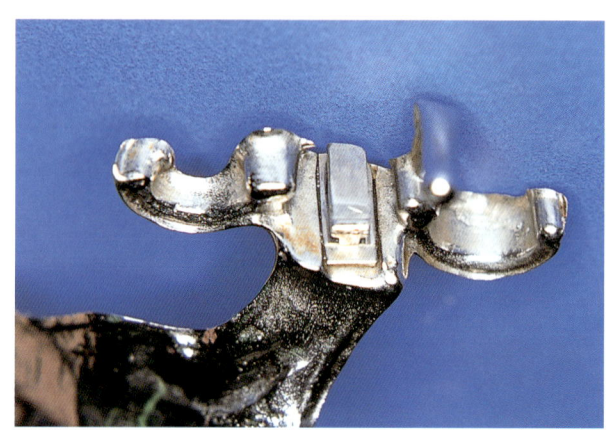

図V-5e　4| のポンティック内にStern G/Lアタッチメントを用いた．写真はStern G/Lの雄部（メール部）とスタビライザーを示す．

166

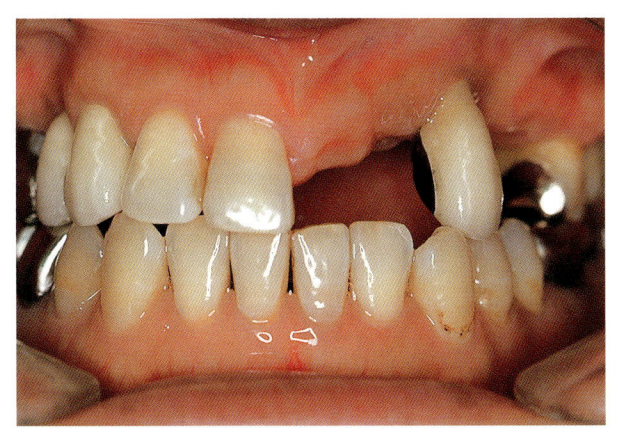

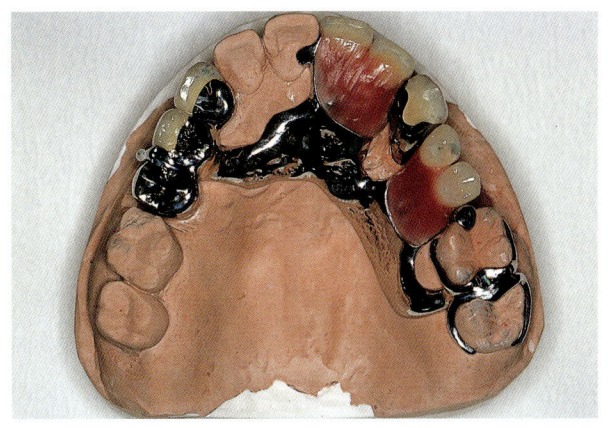

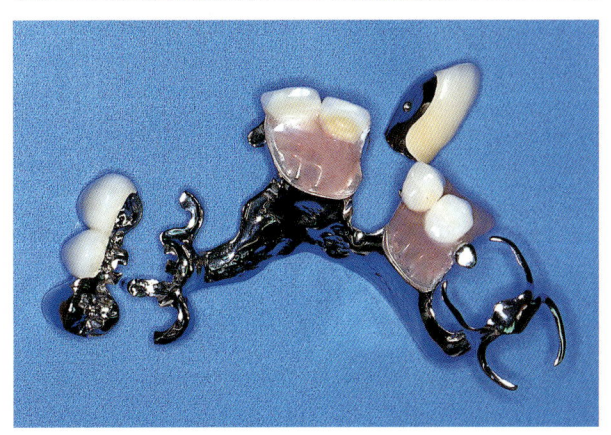

5. 歯冠修復とアタッチメントにキャストクラスプを併用したパーシャルデンチャーとのワンユニット症例

図V-5f　口腔内状況（正面観，義歯未装着時）．
図V-5g　ピックアップ印象を行い，作業用模型上に装着した⑤4③ブリッジと|3陶材焼付鋳造冠に合わせて蝋義歯を製作した．
図V-5h　⑤4③ブリッジ，|3陶材焼付鋳造冠および完成したアタッチメント義歯．

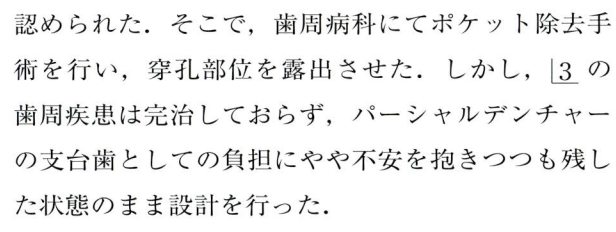

認められた．そこで，歯周病科にてポケット除去手術を行い，穿孔部位を露出させた．しかし，|3の歯周疾患は完治しておらず，パーシャルデンチャーの支台歯としての負担にやや不安を抱きつつも残した状態のまま設計を行った．

　そのほか，保存的前処置としては，5|6のインレー周辺に二次う蝕が認められたため，|6に対してはパーシャルデンチャーの支台歯としてレストシートを設けるためのインレーを再製して合着し，5|に対しては，⑤4③のブリッジとしての支台歯の役割と，パーシャルデンチャーの支台歯としての役割を兼ねた設計とした．

7　設計の概要

　|1 2 4 5欠損に対するパーシャルデンチャーを設計・製作するためには，まず|1 2 4 5に加わった機能力を，⑤4③と，1|6 7に対してレストなどの装置で支持機構を確立させる．さらに，この症例では|3の歯周組織が不良で十分な支持が期待できないために，顎堤粘膜との良好な適合性を有する義歯床の製作と，中心咬合位と偏心咬合位における天然歯との調和のとれた咬合関係の確立が不可欠であり，二次固定の必要性も考えられる．この点は長期的な経過観察においても重要なチェック項目である．

　次に，審美性を向上させるために4③|3を陶材焼付鋳造冠とし，クラスプの使用を避け，|3の金属の中にICアタッチメントを付与させた．パーシャルデンチャーによってその外観を障害しないために，支台装置としては4|のポンティック内にStern G/Lを用い，支持，把持，維持の各機構をより確実なものとし，さらに5 3|の口蓋側から隣接部にかけてレッジレストを設け，各アタッチメントと連結した把持機構を組み入れた．

　装着から22年経過した現在（2007年6月）も半年に1回の割合で，プラークコントロールとともに経過観察を行っており，良好な経過をたどっている．

167

V章 各補綴システム別の治療の進め方

6. 広範なリハビリテーションとなった症例 [図V-6a～m]

1 患者：男性（初診；1993年3月）

2 主訴：長期に及ぶ欠損の放置による咀嚼障害，外観の不良

3 現病歴：生来病弱だったが，口腔内のう蝕，歯周病について歯科医院に通院して処置をしたことはほとんどない．今回，定年を機に歯科を受診する決意をしたという．咬頭嵌合位は残存歯でかろうじて確保されているが，著しい低位咬合となっていた（Eichner B3）．欠損部は $\frac{7}{765}\ \frac{32}{21}\ \mid\ \frac{4567}{56}$，残存歯は $\frac{\ \ \ 654\ \ \ 1\mid123\ \ \ }{8\ \ \ 43\ \ \ \mid1234\ \ \ 7}$ であり，補綴処置に入る前に，どの残存歯を保存するか，あるいは抜歯するか十分検討して，前処置を行う必要がある [図V-6a～c]．

4 治療経過の概要

①前処置：残存歯には高度の咬耗が認められるが，個々の歯周組織は $\overline{7|}$ を除いてポケットも2～4mmで，支台歯となっても問題はなく，初期治療で効果があがるものと思われた．$\underline{4}|1\ 2\ 3$，$\overline{7|}$ は根管処置が必要である．低位咬合となっていたので，暫間義歯もかねて上顎にスプリントを設計，経過をみながら咬合挙上することとした．

②義歯設計：上顎は $\underline{4}|$ の根管処置後，全部鋳造冠とし，一方咬合平面をそろえるための咬合面を削合する．$1|1\ 2\ 3$ は根管処置後，前装冠として修復するが，前方部の歯根膜支持を確保するため，$1|1\ 2\ 3$ を連結冠とし，$|3$ の舌側にレストを設定する．上顎にはレストを3箇所設定でき，歯根膜支持要素が優位であり，大連結子をパラタルストラップとする．

下顎は，$|\overline{7}$ の保存が可能であればケネディーⅢ級欠損となるため，通常の多隙性パーシャルの設計も検討したが，残存歯の形態を回復するためには，歯冠形成が必要であることから，患者とも相談の結果，全支台歯を含む可撤ブリッジとした．

③インフォームド・コンセント：②の設計案に基づき，治療時間，治療費，修復法，補綴装置の経年

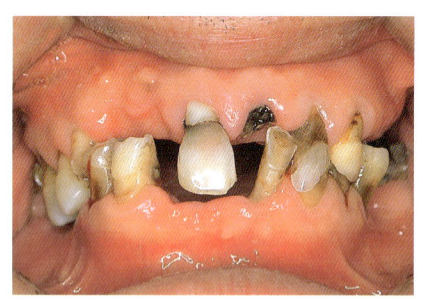

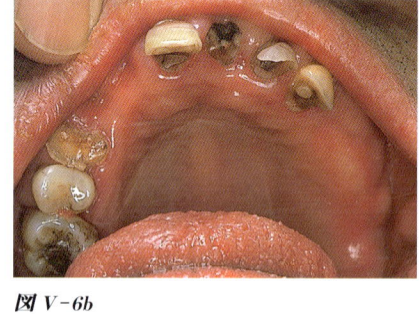

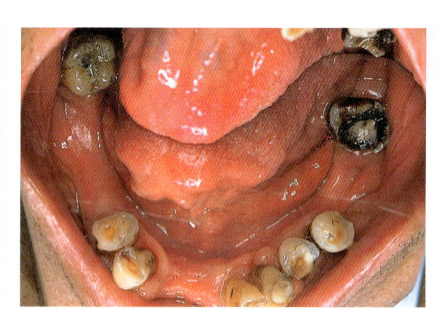

図V-6a　図V-6b　図V-6c

図V-6d

図V-6a 咬合支持は咬耗した小臼歯部でかろうじて保たれている．二次的な低位咬合となっており，広範なリハビリテーション処置が予想される．

図V-6b 初診時の上顎．$1|1\ 2\ 3$ のうち，$1|$ は失活歯であるが，他はかろうじて生活歯を保っている．$\underline{4}|$ は咬耗が激しく，咬合挙上をしながら抜髄を行った．

図V-6c 初診時の下顎．$|\overline{7}$ の根管処置と，全般的な歯周処置が必要と思われた．残存歯は咬耗，歯冠破折などがあり，歯冠形態の修復が必要と思われた．

図V-6d 上顎残存歯，歯冠修復終了時．$1|1\ 2\ 3$ は連結した硬質レジン前装冠とした．$|3$ の遠心にレスト，舌側に頬側Iバークラスプに対抗するブレイシングアームを受け入れるショルダーを形成した．$\underline{4}|$ は全部鋳造冠とし近心レストを，$\underline{6}|$ には遠心レストを設定した．

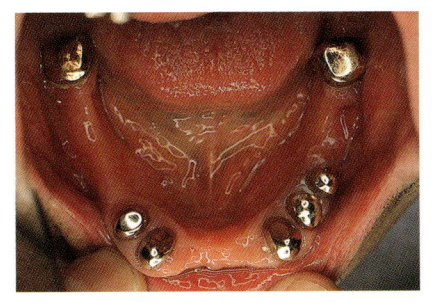

6. 広範なリハビリテーションとなった症例

図 V-6e 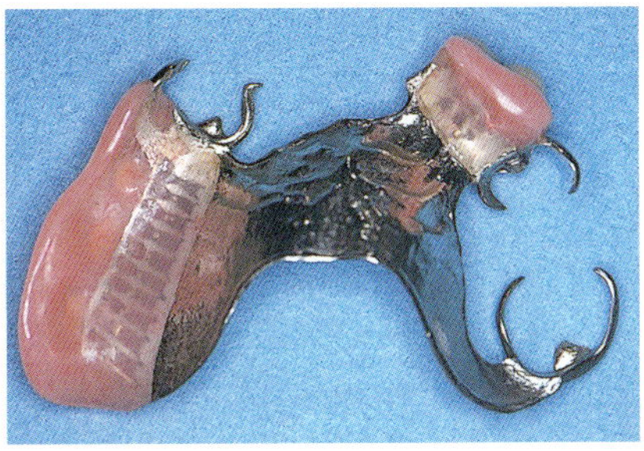   図 V-6f 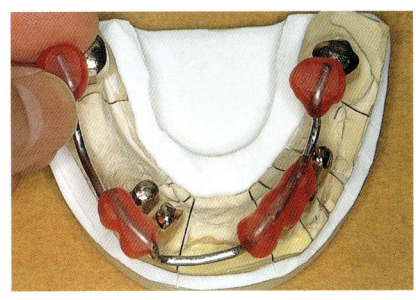   図 V-6g

図 V-6e　下顎の残存歯にコーヌスクローネ内冠が装着されている．
図 V-6f　上顎のコバルト・クロムのワンピースキャストパーシャル．レストは 6 4|3 に，有床部は左側で非可動範囲部，右側は顎堤の欠損を回復するにとどめ，大連結子はパラタルストラップとした．
図 V-6g　下顎の可撤ブリッジは支台歯数が 7 歯と比較的多いため，位置がずれないように，内冠の位置決め印象のとき，全内冠上に連結したコーピングを置き，この上から既製トレーで印象採得を行った．
図 V-6h　下顎の完成したコーヌスクローネ支台の可撤有床ブリッジ．

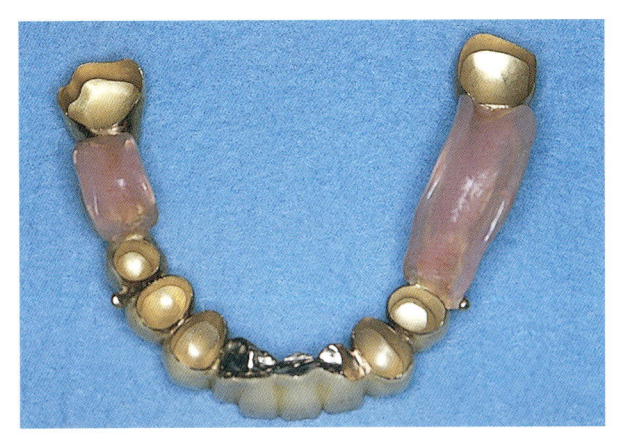

図 V-6h

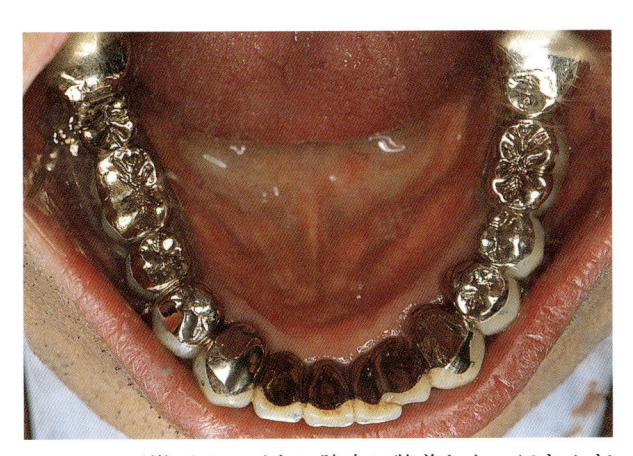

図 V-6i   図 V-6j

図 V-6i　可撤ブリッジを口腔内に装着した．ほとんど歯列上の設計となった．
図 V-6j　上下顎の義歯を装着したところ，|3 の I バークラスプは前装冠唇側の金属部に設定した． 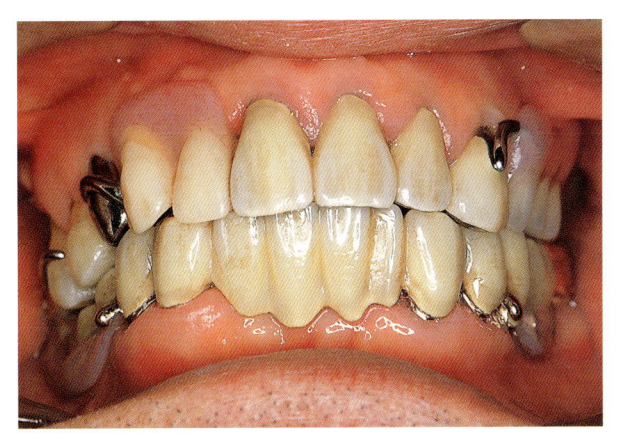

的耐久性を説明した結果，上顎は固定部のクラウンを健康保険の範囲で，パーシャルデンチャーは一般診療で行うこと，下顎については装着感，外観の回復，耐久性の説明により，全残存歯を含む可撤ブリッジの設計案を採用することとなった．
④製作：下顎の可撤ブリッジ製作は，支台歯が 7 歯と比較的大型の義歯となったため，両側欠損部を有床型とし，とくに予後不良が予想された|7 の将来的な喪失に備えた．
⑤完成義歯：初診からほぼ半年後の 1993 年 8 月末に義歯を装着した［図 V-6d～k］．

5 経過観察

初期的な予後が確認されたのち，ほぼ，年 2 回の間隔で経過観察を行ってきた．装着 5.5 年後の 1999 年 3 月，予後不良が予想された|7 が歯周炎で脱落した．あらかじめ|5 6 欠損部は有床形態としてい

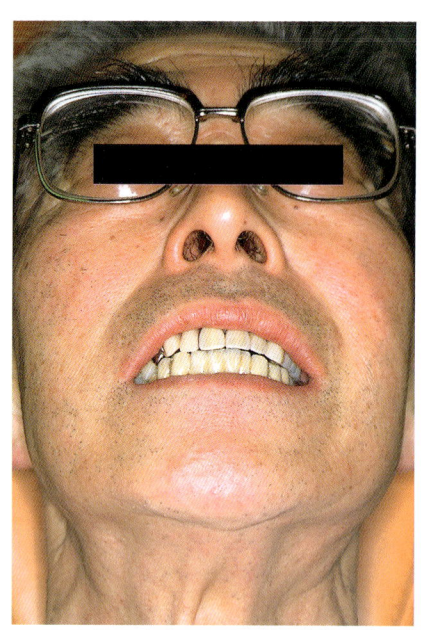

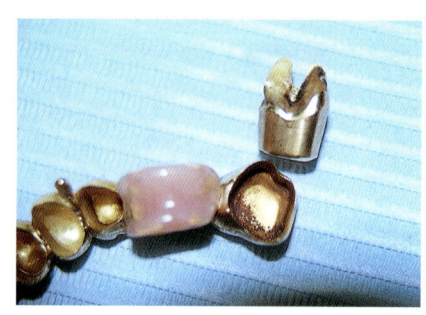

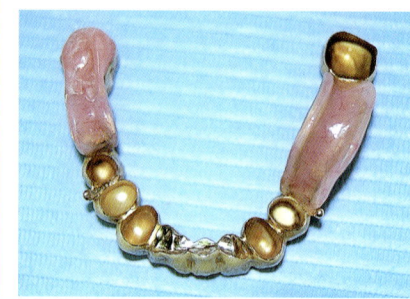

V章　各補綴システム別の治療の進め方

図 V-6k　形態的な回復も十分に得られた．
図 V-6 l　装着5.5年後に7⏋が脱落した．
図 V-6m　7⏋の外冠を常温重合レジンで埋め，欠損部顎堤に適合させて同部を遊離端義歯に変更した．

たので，抜歯窩治癒後，7⏋部にも有床形態を延長し，下顎可撤ブリッジをケネディーⅡ級の遊離端義歯に変更して使用してもらったが，患者の評価は以前と変わらず良好なものであった．最近，口腔清掃を怠りがちなこともあり，経過観察のたびに，より徹底した指導を行っている[図 V-6l, m]．

患者は治療終了後7年目に認知症を発症し，来院しなくなった．9年目の2002年に死去されたとの知らせを家族から受けた．

7. テレスコープ義歯による機能回復例 [図 V-7a～q]

1 患者：46歳女性（初診；1994年10月）

2 主訴：ブリッジ支台歯の破折と片側脱離，疼痛．外観の不良

3 現病歴：20歳代後半から，主にう蝕治療後，歯冠破折クラウンによる修復，脱落，ブリッジへの移行などをたびたび繰り返し，上下顎とも臼歯部はほとんど治療されている．上顎右側の遊離端欠損は放置していたが，最近，上顎前歯部が強く接触することを自覚し，左側ブリッジの前方支台歯が脱離したため来院した[図 V-7a, b]．

4 治療経過の概要

①調査・診断：上顎ブリッジの前方支台歯⏌3は，歯根破折を生じており保存できないため，後方支台歯を保護するためからも早期に抜歯する．残存歯は 2 1⏌1 2　　7 となり，前方歯群の歯根膜支持をどのように求めるかが問題となる．咬合接触は Eichner B3 であり，早期に暫間義歯を装着し，その後に個々の支台歯の前処置を行う．顎機能に問題はなく，即座に欠損補綴治療に移行する．下顎に 8 4⏌支台のロングスパーンブリッジがあり，患者は食渣の滞留を訴えたので，有床型の可撤ブリッジに変更する可能性を説明した．

②前処置：⏌3は抜歯し，上顎暫間義歯を製作する．⏌1に対し根管処置を行い，歯周組織は比較的問題がなく，口腔清掃指導とスケーリングをさらに徹底させる．上顎は前歯部が弱体であることから，これらを連結することとなった．

③インフォームド・コンセント：以上に基づき，上

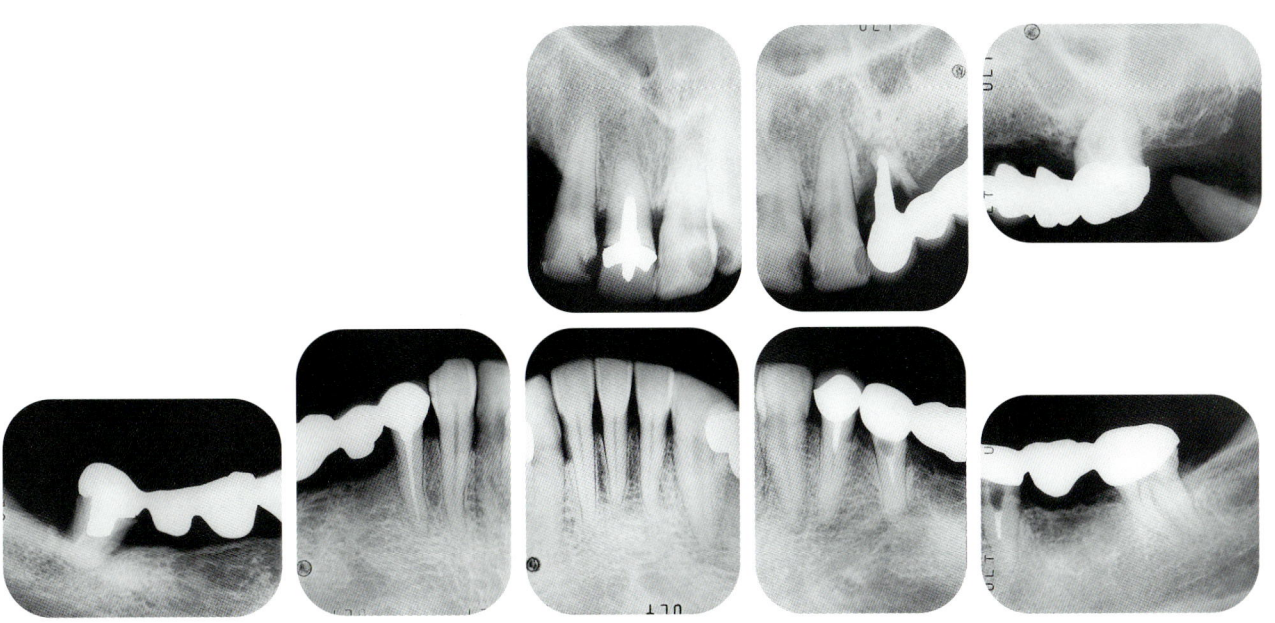

7. テレスコープ義歯による機能回復例

図 V-7a 残存歯のエックス線像．|3 の抜歯，1| の再根管治療が予想される．下顎右側ブリッジは 8 4| 支台であるが，臨床所見としては 8 4| とも，ポケットの深さや動揺度ともほぼ正常である．

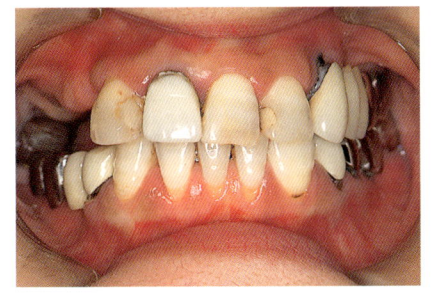

図 V-7b 初診時の口腔内．右側欠損部は放置されていた．

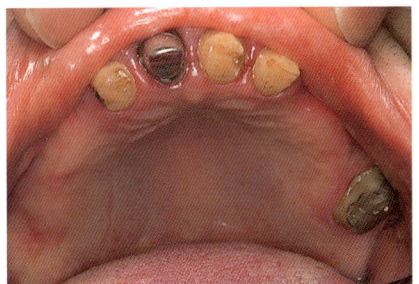

図 V-7c 上顎の支台歯形成が終了した．これに先立ち，1| の根管処置，|3 の抜歯が行われた．

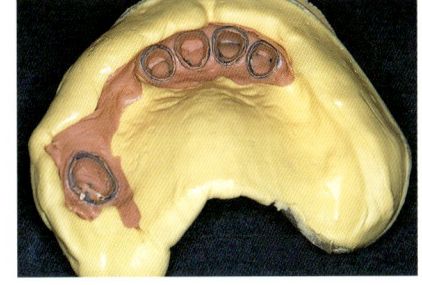

図 V-7d レジン製個歯トレーおよび既製トレーによる，支台歯の精密印象．

顎は通常のパーシャルではかなり大型の有床部が付着すること，および前歯部を歯冠形成するメリットとデメリットについて説明する．本症例では，義歯と一体となる設計が望ましいこと，また可撤性の義歯ではあるが，装着しているときはブリッジと同様であることも説明し，理解を得た．

④製作：上顎 4 前歯と |7 の歯冠形成を行ったのち，個歯トレーにより印象採得した［図 V-7c, d］．

内冠を製作後，口腔内に装着し，個人トレーにて内冠位置決め印象を行った．

印象には最終義歯の有床部形態を記入した．下顎のロングスパーンブリッジを撤去後，支台歯形成を修正し，個歯トレーにて印象採得後，内冠を通法にて製作した．咬合採得後，半調節性咬合器に上下顎模型を装着し，外冠と可撤部を製作した［図 V-7e～g］．

⑤完成義歯：上顎 2 1|1 2 7 をコーヌスクローネとした．3|3 は側方滑走運動をさせるため，ポンティックとし，6 5 4|4 5 6 部は硬質レジン歯とした．

下顎は 8 4| をコーヌスクローネとした．前方歯は硬質レジンによって，全面前装を行った［図 V-7h～k］．

171

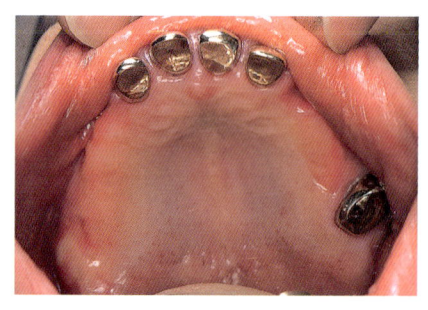

Ⅴ章　各補綴システム別の治療の進め方

図Ⅴ-7e　製作された内冠を口腔内に試適.

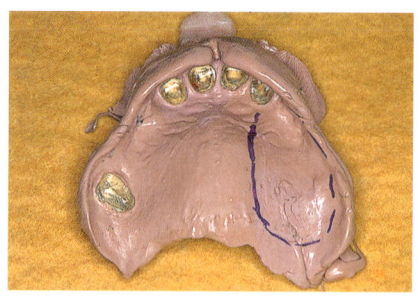

図Ⅴ-7f　内冠上にコーピングを被せ，個人トレーにて内冠位置決め印象を行う.

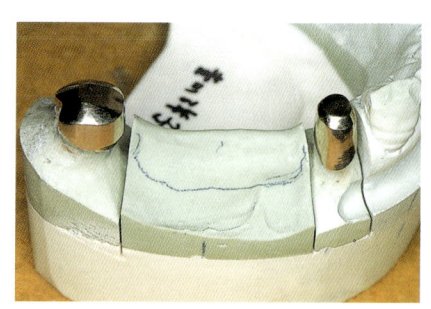

図Ⅴ-7g　下顎ロングスパーンブリッジは可撤有床ブリッジに変更する．8 4| の内冠が完成した．

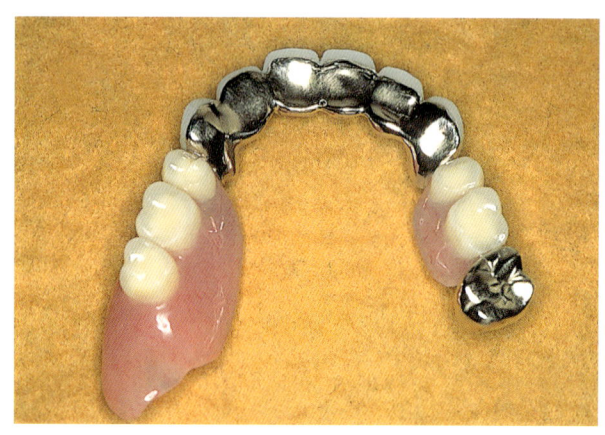

図Ⅴ-7h　上顎可撤部は歯列上の設計とし，大連結子は設けなかった．3|3 は側方滑走運動を確保するために，ポンティック構造とした．

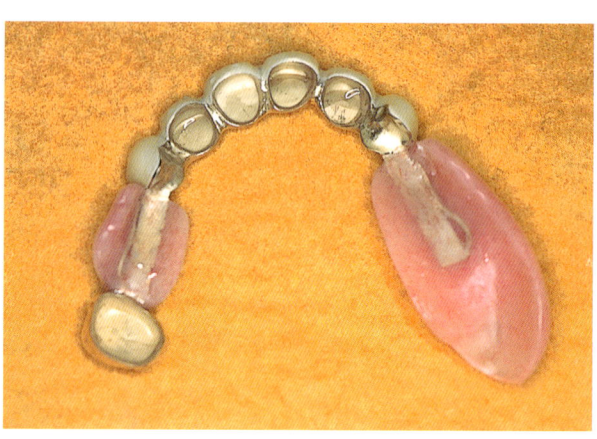

図Ⅴ-7i　欠損部上の有床部は，遊離端部では非可動部でほぼ最大，中間欠損部も有床型とした．

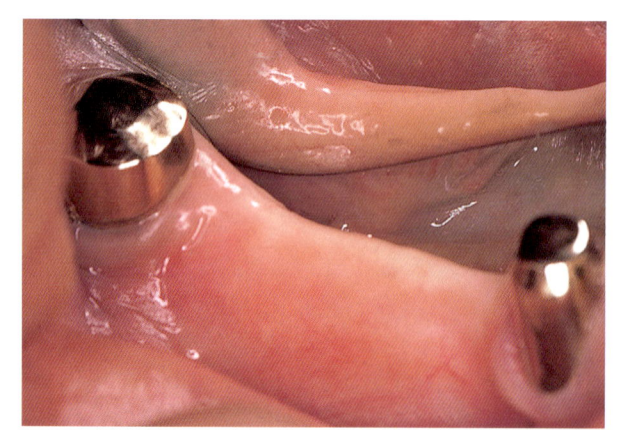

図Ⅴ-7j　8 4| の内冠装着.

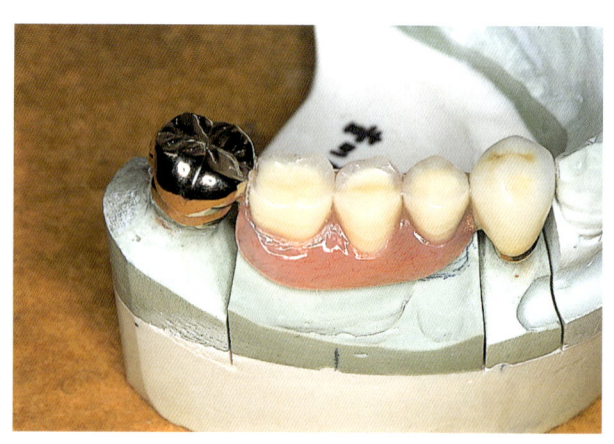

図Ⅴ-7k　模型上の下顎可撤有床ブリッジ 4| は全面前装とした．

5 経過観察

　患者は上下顎テレスコープ義歯に十分満足している．年2回の経過観察を行っているが，装着2年後に |2 の前装がはずれ，修理したほかは，良好な経過を示した［図Ⅴ-7l, m］．

　その後，2004年 |7 が歯根破折し，同部外冠を義歯から切り離しレジン床とした．前歯4歯の維持力では義歯全体の維持にとって不足であることが次第

172

7. テレスコープ義歯による機能回復例

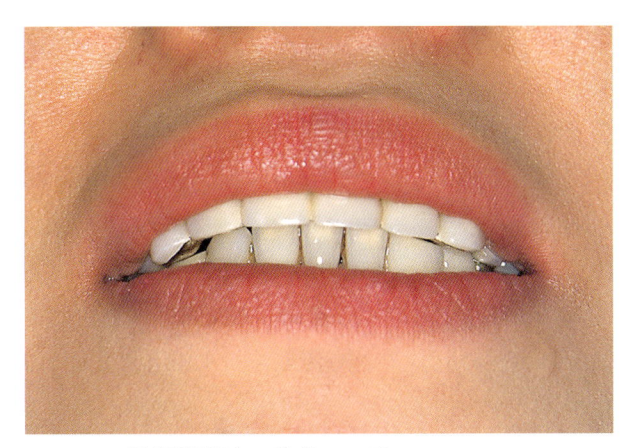

図V-7l 経過観察時の患者の口元.

図V-7m 外冠前装部(|2)がはずれたため，技工室で修理を行った.

図V-7n 2004年に義歯の再製作，再治療が必要となり，可及的に軽量であることを追求するため，内冠，外冠フレームワークすべてに純チタンを適用した.

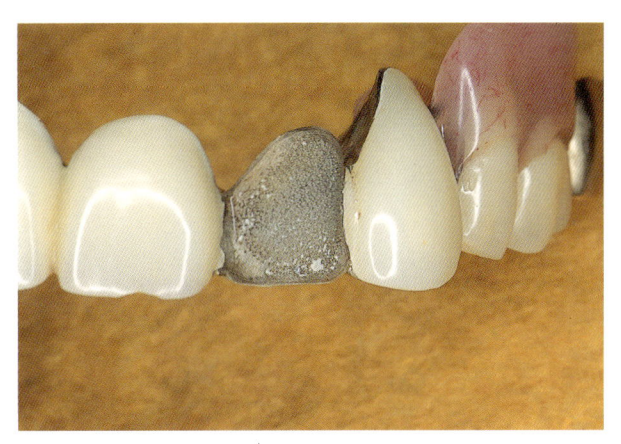

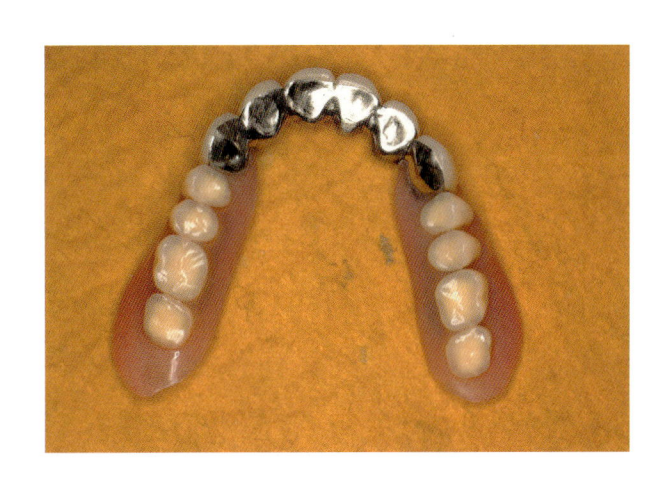

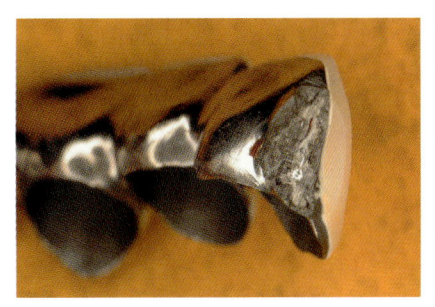

図V-7o, p 2007年に追加したバーと外冠部が破折した. 7o|7p

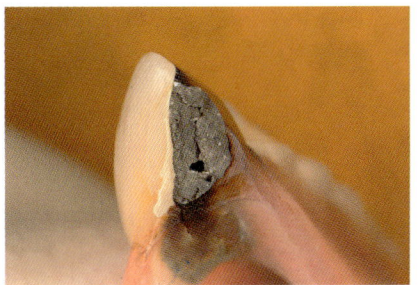

図V-7q 破折部のチタン材料の補修はレーザー溶接により行い，患者をお待たせし，ほぼ1時間で完了した.

に明らかとなり，義歯の再製作，再治療が必要となった．そこで，今回は可及的に軽量であることを追求するため，内冠，外冠フレームワークすべてに純チタンを適用することとした．チタンの鋳造，テレスコープの製作は松本歯科大学技工部と共に行った［図V-7n］．装着1年目に外冠とスケルトン部の境界で破折し，強度不足が明らかとなったため，追加的なパラタルバーを付加して，今日に至っている．

2007年3月，追加したバーと外冠部が破折した．チタン材料の補修はレーザー溶接により行い，患者をお待たせし，ほぼ1時間で完了した［図V-7o～q］．今後も経過を観察していく．

8. 短縮歯列として処置した遊離端欠損症例 [図V-8a〜h]

1 患者：75歳，女性（初診；2007年3月）

2 主訴：咀嚼困難

3 現病歴：患者は10数年前から上下顎両側臼歯部で次第に歯が動揺し，欠損を生じたという．初診時には欠損部が7 6 5|5 6 7，7 6|4 6 7で，下顎はケネディーⅢ-1級，上顎はⅠ級であった．8|は根管治療が行われていた．咬合支持は第一小臼歯から前方で確保されており，Eichner B2の状態であった．前年，近医にて下顎欠損に対し，部分床義歯による遊離端欠損の補綴処置を行ったとのことであるが，違和感が強くほとんど使用しないうちに装着できなくなってしまったという．全身的なバックグラウンドとして，2年前に大腸癌の摘出手術を受けており，現在も通院，経過観察中であるとのことであったが経過は良好である．

4 治療経過の概要

　口腔内所見として，残存歯の歯周組織は健康で，歯周ポケットは1〜2mmで，プロービング時の出血も認めなかった．残存歯はすべて生活歯または根管処置済みで歯冠形態もほぼ正常であった．欠損部顎堤の形態は正常で，被圧変位性も正常であった．患者は可撤性義歯以外の治療法を望んでいるがインプラント治療は受けたくないとのことであった．

　治療方法として，上下顎欠損は左右側別個の小さなテレスコープ義歯で4箇所補綴する案，また上顎|4欠損は通常の，下顎欠損は遊離端ブリッジにより第二小臼歯まで補綴し，上下顎とも短縮歯列として治療する案とを提示し，それらの治療アウトカム，想定される効果，治療に伴う問題等を説明した．上記の2案とも支台歯として③　⑤，下顎は4 3，

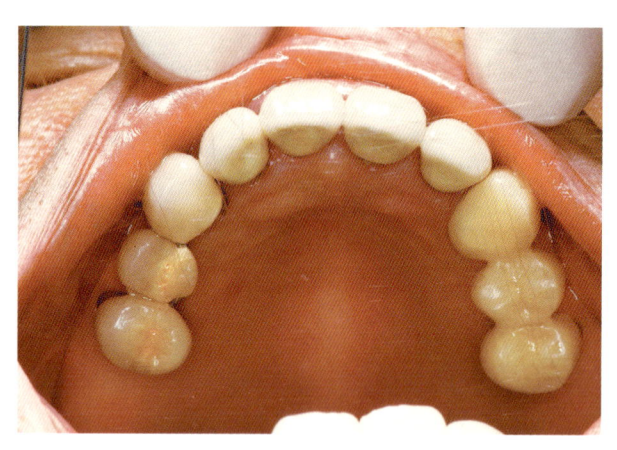

図V-8a |4欠損は通法による③4⑤固定性ブリッジで補綴した．まず，テンポラリーを装着．

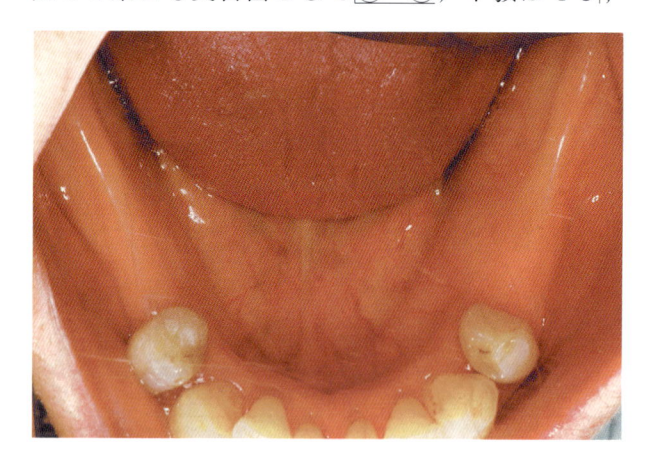

図V-8b 下顎は両側とも第二小臼歯から後方が欠損している．

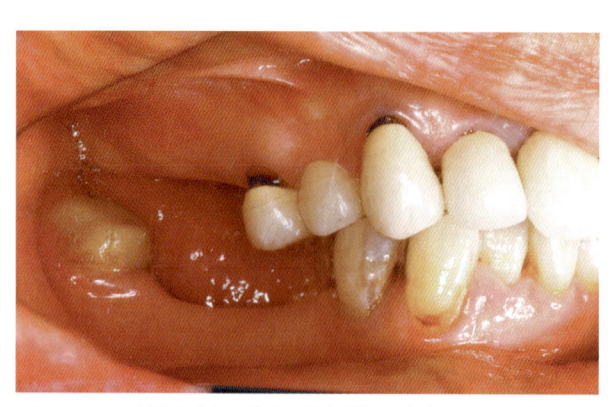

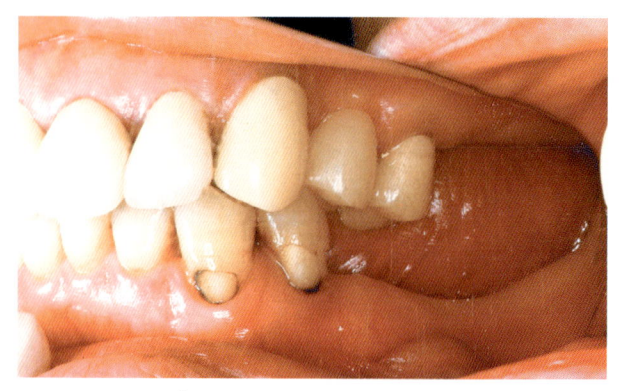

図V-8c 下顎右側は7 6 5|欠損，後方の|8が存在するが，これは放置する．

図V-8d 下顎左側は|5 6 7欠損．咬合支持は小臼歯部で確保されている．

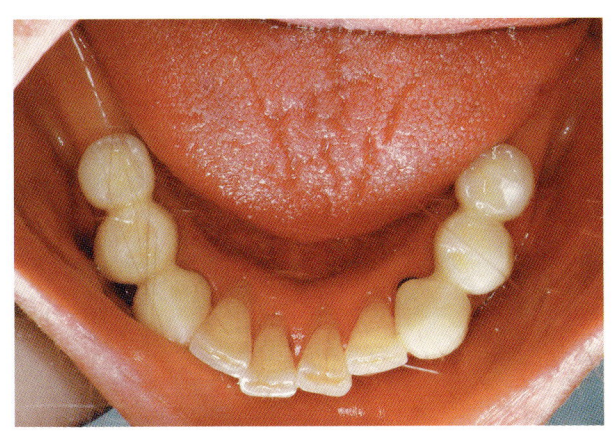

8. 短縮歯列として処置した遊離端欠損症例

図 V-8 e 下顎両側第二小臼歯欠損を延長ブリッジで補綴したところ．

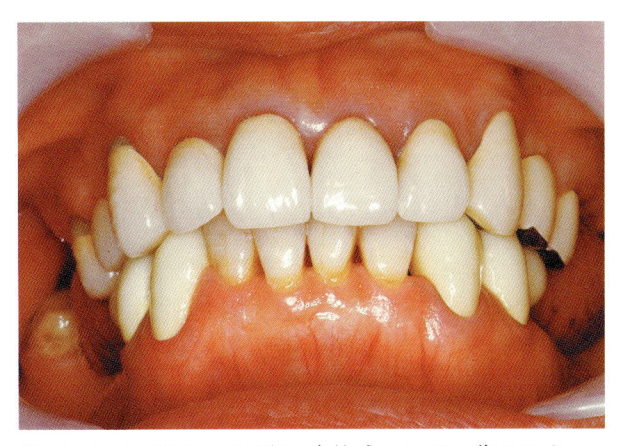

図 V-8 f 上下顎の正面像．自然感はほぼ回復された．

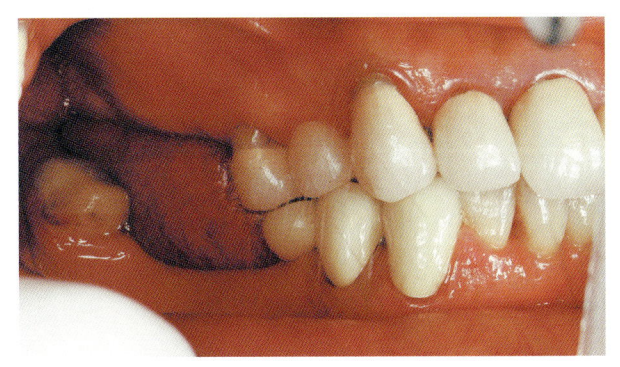

図 V-8 g 上下顎の欠損補綴が終了し，第二小臼歯までの「短縮歯列」として治療が終了した．

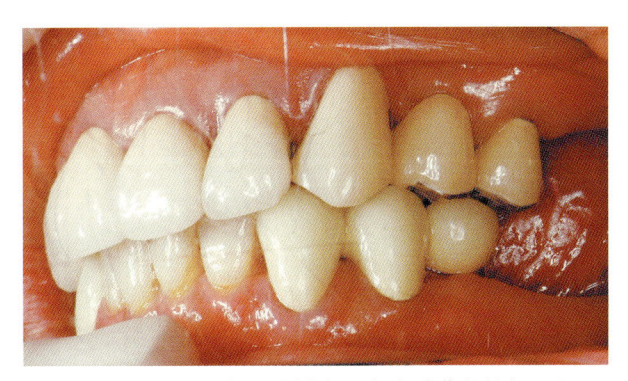

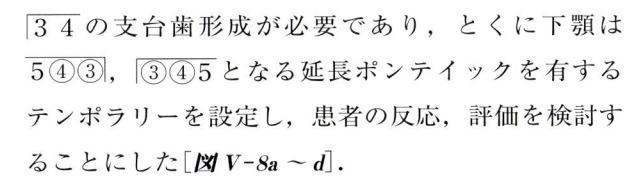

図 V-8 h なお，側方運動様式は犬歯誘導を付与した．

3|4 の支台歯形成が必要であり，とくに下顎は 5④③，③④5 となる延長ポンテイックを有するテンポラリーを設定し，患者の反応，評価を検討することにした［図 V-8 a〜d］．

支台歯形成，テンポラリー装着2週間後の問診（医療面接）では「もうこれで何でも十分食べられるし，格好もよく，違和感もない」との評価．後方の欠損は，あっても支障ないとのことであった．

そこで，上下顎遊離端欠損は「短縮歯列」として処置するように，下顎は咬合面まで全装した硬質レジンブリッジで補綴した［図 V-8 e〜h］．このような「短縮歯列」の概念についてはⅠ章で理論的な背景と歴史的な考え方の変遷について示したところであるが，臨床的には，

①咬合力が過大でなく，咀嚼に大きな力を必要としない．後方歯で噛みしめる習慣がない．
②高齢の患者．

③遊離端義歯，インプラント義歯が適応できない患者．
などの条件が考えられる．

現在までのところ，「短縮歯列」を適用してもよいかどうかの科学的根拠はなく，一般的には遊離端欠損は有床義歯，インプラントどちらかの方法で補綴するのが通法である．しかし，この患者の場合のようにどちらも適応でない場合には第三の方法として考慮すべき場合が出てくる．

なお，遊離端ブリッジの支台歯支持能力についての基礎的検討によれば犬歯・第一小臼歯，または小臼歯2歯を連結する場合に，小臼歯程度の長さのポンテイックであれば，過大な咬合力・クレンチング等が生じない場合には，各々の支台歯が過重負担を生じるおそれはないことが示されている．

本症例はパーシャルデンチャーを用いていないが，臨床の場面において同様な判断を迫られるケースも想定されることから，あえて供覧した．

175

9. 顎義歯：上顎の小さな顎欠損部の封鎖と中空軽量化を行った症例

[図 V-9a 〜 f]

1 患者：53歳，男性（初診；1989年1月）
2 主訴：上顎左側顎欠損による発音，咀嚼嚥下障害
3 現病歴ならびに現症：数年前に左側上顎癌の診断にて，上顎部分切除術後に顎欠損部の封鎖のため上顎栓塞子を装着したが，鼻咽腔閉鎖不全と咀嚼嚥下障害を訴えている[図 V-9a]．

4 治療経過の概要

① 診断と治療方針：発音，嚥下障害は使用中の上顎栓塞子の不適合によると診断され，リライニングにて直ちに鼻咽腔封鎖不全は改善した．外科的封鎖も考えられたが，再手術を希望しないことと，顎欠損部粘膜の治癒状態に問題がないことから最終補綴を金属床による上顎顎義歯とする方針とした．

② 前処置：顎欠損部に対する最近接歯は，歯槽骨の負担能力が小さいこと，1|は歯冠形態を残したままで鉤歯にすることが困難であること，および鉤腕の設定が外観不良であることなどの理由により根面キャップとした［図 V-9a, d, e, f］．

③ インフォームド・コンセント：1|は生活歯であるが，根面キャップとするため抜髄処置の必要性があること，および金属床は高額であるが，顎欠損部周囲の支持能力が低いため，義歯の垂直的動揺で生じる鉤や連結子部の破損の防止に強度が必要であることや装着感の利点などについて説明した．

④ 顎義歯の封鎖性と軽量化：上顎の顎義歯では鼻咽腔の封鎖性がもっとも重要であるが，印象採得時に顎欠損内部に印象材が入り込むトラブルを避けるため，印象が不十分になりやすい［図 V-9a, b］．確実な封鎖性のためにはオルタードキャスト法における修正印象法を行うこと（コレクタワックス ＃4 EXTRA SOFT，マイナーデンタル社）が安全で有効である［図 V-9c］．また，栓塞部は充実性にするとかなり重くなり，鉤歯の負担になるので軽量にする必要がある［図 V-9d, e］．栓塞部の軽量化法には種々あるが，本症例では清掃性を考慮し，中空とした．

前もってくりぬく予定の部位の石膏コアをとっておき，栓塞部の壁の厚みを強度や今後の調整分を配慮し，カーバイドバーで可及的に内部を削除した．削除後に蓋を製作するが，あらかじめ採得しておいた石膏コアでパラフィンワックスを軟化圧接し，ワックスパターンとして石膏コアのまま埋没し，加熱重合レジンで製作した［図 V-9d］．蓋の接着にはスーパーボンド（サンメディカル社）を用いた．

他の簡便な方法としては，石膏コアを同じく利用して床用の光重合レジンシートを圧接し，製作する方法がある．

5 経過観察

液状の食物でも漏れはなく，また，金属床で軽量となったために，装着感も良好とのことであった．

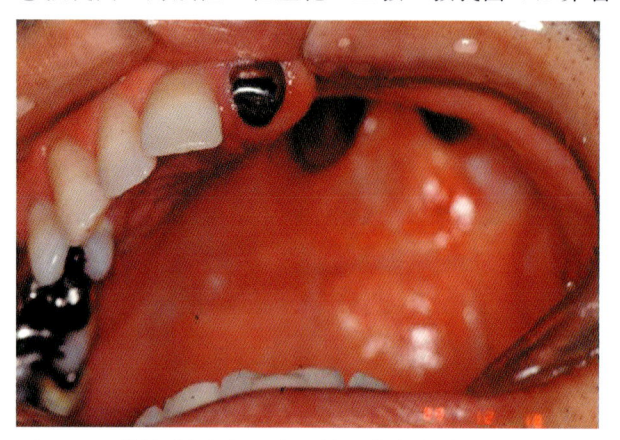

図 V-9a　顎欠損は小さく，軟口蓋部も残っているが，2か所で鼻腔と交通している．

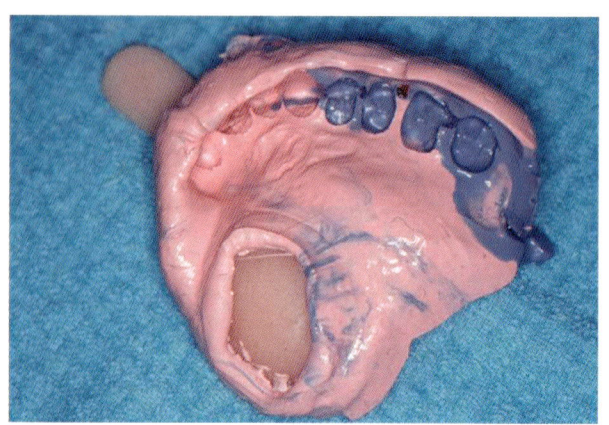

図 V-9b　印象材が顎欠損部に迷入しないように（ガーゼなどで塞ぐ）印象採得した．

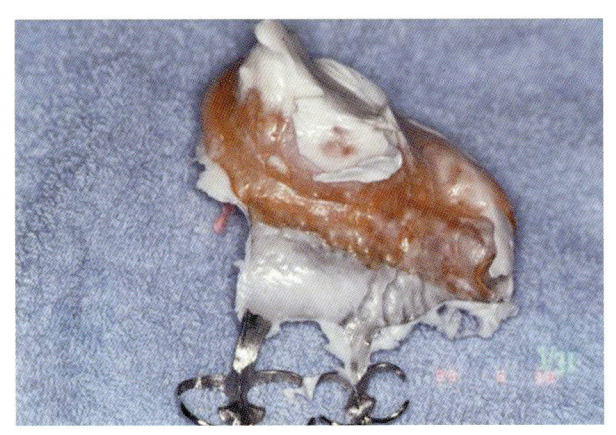

図V-9c 封鎖を完全にするために修正印象法を行ったときの適合検査状態を示す.

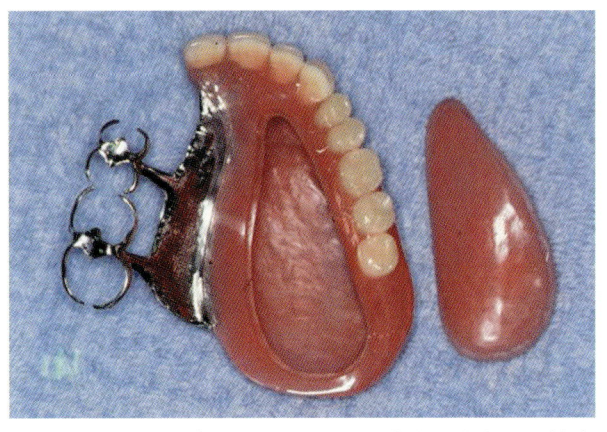

図V-9d 上顎顎義歯の重量による脱離を防ぐため栓塞部の内部をくりぬいた.

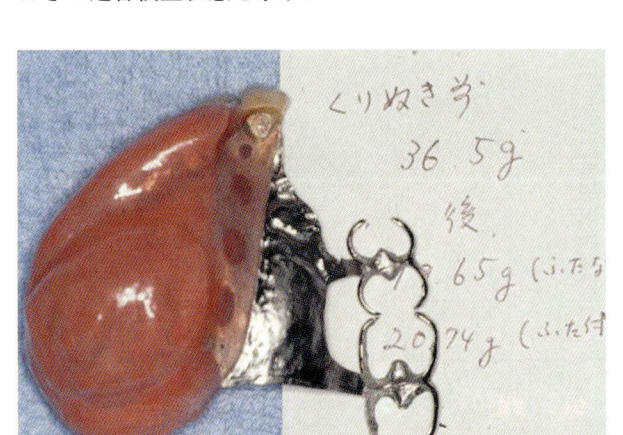

図V-9e 約16g(43%)の軽量化を図ることができた.

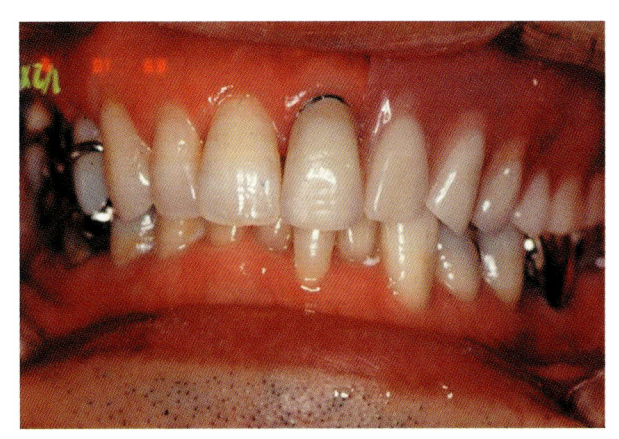

図V-9f コーピング部人工歯唇側は床をつけず,人工歯基底面の削合部は光重合レジンで補修した.

10. 顎義歯:下顎の大きな変位を伴う再建がない下顎顎欠損症例 [図V-10a〜f]

1 患者:61歳,男性(初診;1989年2月)

2 主訴:下顎左側顎欠損による咀嚼障害

3 現病歴ならびに現症:数年前に左側下顎癌の摘出と下顎骨部分切除後の再建術が行われたが,たび重なる感染で再建部は除去されている[図V-10a].とくに下顎が著しく欠損側へ変位したことによる咀嚼障害が問題となっている[図V-10b].また,上下顎共に要治療歯が多数観察された[図V-10c].

4 治療経過の概要

①診断と治療方針:再度の下顎の再建術を望んでおらず,下顎の変位による顎関節症状を訴えていない.また,変位は大きいが,回転による動揺は小さいのでとくに顎位の修正は行わず,メタルオクルーザルテーブルを上顎部分床義歯の口蓋部に設置する方針とした[図V-10d, e].

②治療:上顎の人工歯は,本来の歯列と咬合平面を配慮して排列した.下顎は,上顎歯列弓に収まる範囲(右側中切歯〜右側第二大臼歯)まで歯冠修復を行った.左側の前歯部は,上顎歯列に交叉するため干渉しないように根面板の形態にレジン充填し,顎欠損部の有床義歯補綴処置は行わなかった[図V-10f].

③メタルオクルーザルテーブルの製作:義歯装着後に咬合調整が必要になることから,オクルーザル

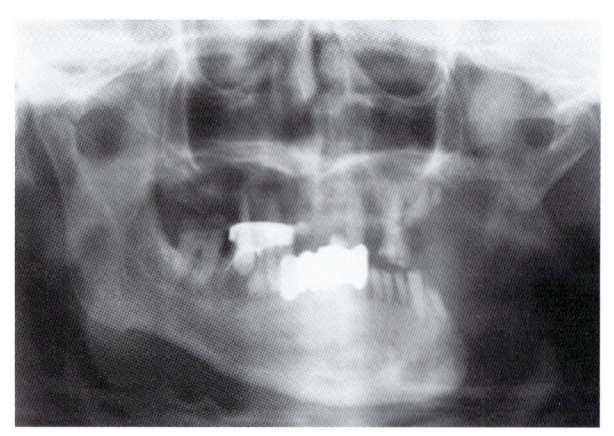

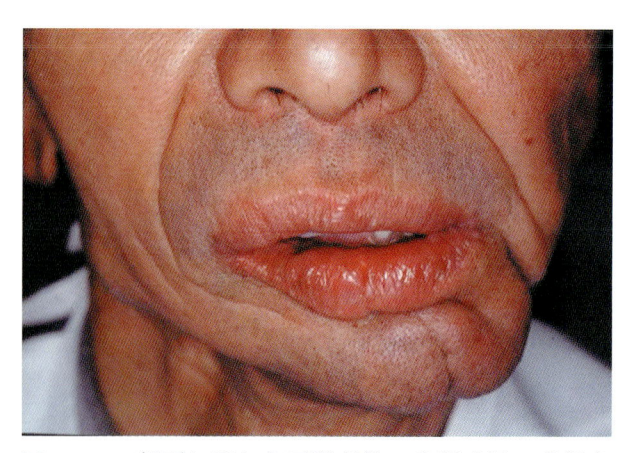

V章　各補綴システム別の治療の進め方

図V-10a　左側が非再建である．右側の下顎頭は関節窩に深く収まっている．

図V-10b　顔面に現れた下顎変位．患側は深い手術痕が残っている．

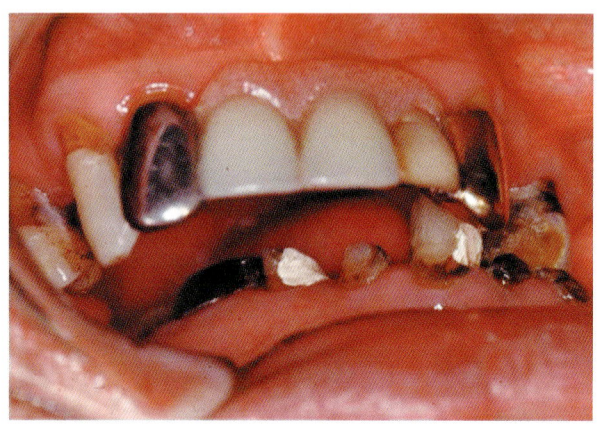

図V-10c　大きい下顎の患側への変位．上顎左側犬歯と下顎右側犬歯で咬合接触している．

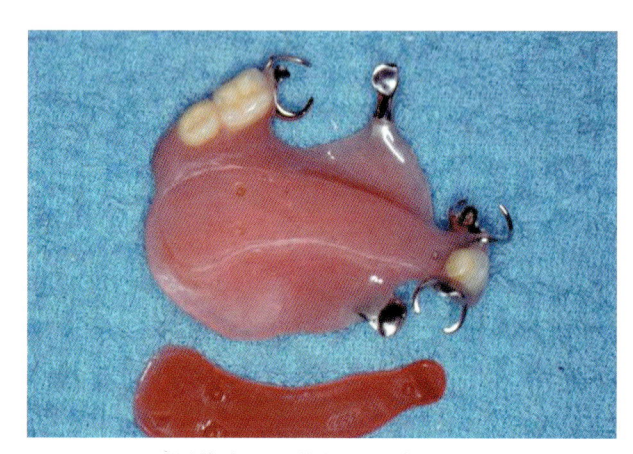

図V-10d　上顎義歯の口蓋部に設定したオクルーザルテーブルはパターンレジンで咬合接触面を作り，のちにこの部分は金属に置換する．

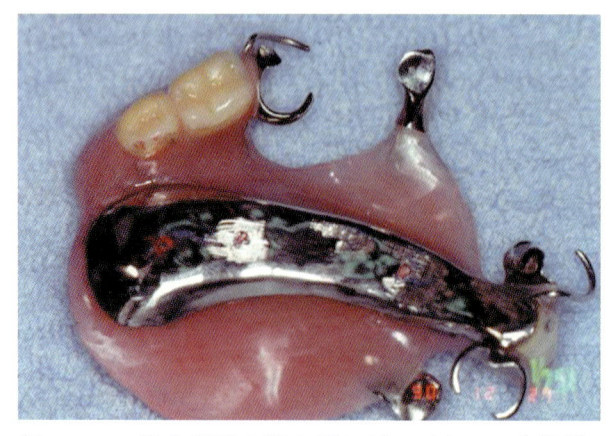

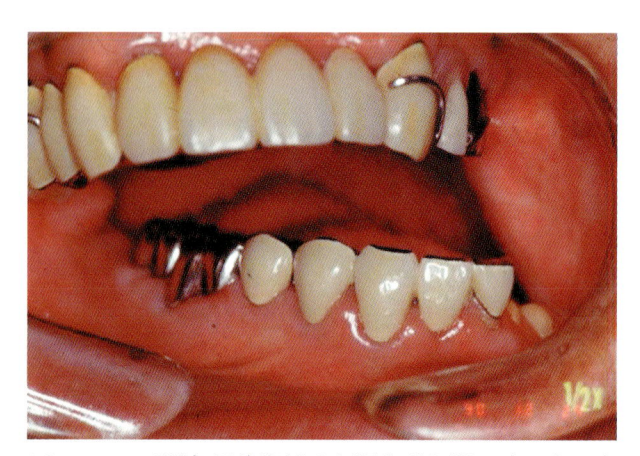

図V-10e　咬合調整の済んだレジンパターンを埋没，鋳造，研磨し，完成したオクルーザルテーブル表面をメタルプライマー処理後，所定の位置で接着した．

図V-10f　下顎左側前歯部は上顎歯列と閉口時に交叉するため，干渉しないように根面板形態にレジン充填を行った．

178

テーブルは，はじめは床用レジンのままとし，磨耗しやすいことから，最終的に金属に置換することとした．すなわち，咬合関係が安定してきたところで咬合接触面を約1mmの厚みで削除し，保持孔も形成する．ワセリンを削除面に分離材として塗布し，パターンレジンを元の形に築盛する．数日後に再来を約束し，咬合接触関係が記録されたレジンパターンを取り外し［図V-10d］，埋没，鋳造，研磨，できあがったオクルーザルテーブル表面に対してメタルプライマー処理を行い，スーパーボンド（サンメディカル社）で接着する［図V-10e］．完成までの暫間用には即時重合レジンを餅状にして圧接して製作する．仮着材としてはテンポラリーセメントハードを用いる．他の簡便なオクルーザルテーブルの磨耗対策としては，咬合接触状態を見て，床用レジン部に数歯分ずつアマルガム充填を直接行うという方法がある．

5 経過観察

本症例は舌の障害が軽度であったため，オクルーザルテーブルによる咀嚼嚥下は不十分ではあるものの可能となった．舌および頬粘膜などの口腔軟組織の機能が咀嚼嚥下に非常に重要な役割を果たしたものと考えられる．

VI 章

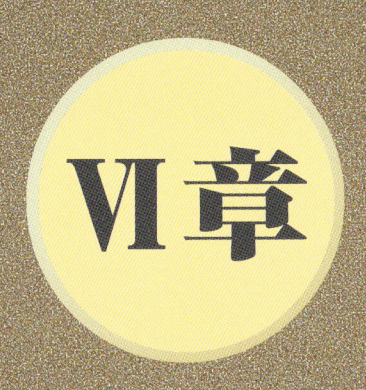

義歯の装着，経過観察の方法とメインテナンス

1. 義歯の装着 （五十嵐順正・小野高裕）─────── 183
   1 試適ならびに調整　183
   2 装着時の患者指導　185
2. 経過観察と調整，メインテナンス （五十嵐順正・池邉一典）─────── 186
   1 装着直後の問題点と対応　186
   2 長期的な経過観察　186
   3 パーシャルデンチャーの治療効果の評価　189
3. パーシャルデンチャーの長期的経過からわかったこと （五十嵐順正・野首孝祠）─────── 190
   1 クラスプデンチャーの経過　191
   2 アタッチメント義歯の経過　195
   3 テレスコープ義歯の経過　197
4. 経過観察からみた義歯のあるべき設計 （五十嵐順正）─────── 202
   1 欠損の形態，残存歯数　202
   2 残存歯の機能状態　202
   3 欠損補綴に対する基本概念　204
   4 歯科医師，歯科技工士の知識と技術水準　204
   5 義歯に関する口腔清掃　204
   6 有床義歯における顎堤粘膜支持の巧みな使い方　205

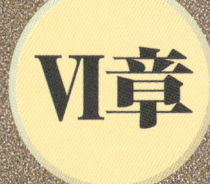

VI章 義歯の装着，経過観察の方法とメインテナンス

1 義歯の装着

1 試適ならびに調整

1．クラスプデンチャーの場合

　通常パーシャルデンチャーは，蝋義歯の試適を行って各構成要素の点検・調整を行ったのちに装着する．したがって，装着当日の最終試適においては，その前段階における試適がどのような状態で行われたかによって点検事項が異なる．たとえば，前段階において金属部が完成し義歯床部がワックスで製作された状態であれば，金属部の形態や適合性については，すでに確認されているのでその適合性について再点検すればよい．しかし，金属部が未製作の蝋義歯であった場合は，装着当日に形態と適合性の両者を点検・調整することになる．また，有床部の外形については，蝋義歯の試適の際に点検されていても，その後の埋没・重合・研磨という技工過程の中で形態が変化している可能性がある．とくに，作業用模型上の残存歯部におけるブロックアウト操作，蝋義歯辺縁部の模型への焼き付け操作，レジンの重合操作などが，完成した義歯の形態ならびに適合性に大きく影響することを念頭に入れたうえで，装着時の試適に臨まなければならない．

　装着当日の試適においてしばしば経験されるのは，義歯の口腔内への挿入にあたって抵抗が感じられ，患者が苦痛（残存歯が強く圧迫される感じ）を訴えることである．この場合，まず残存歯部のブロックアウトの不足やレジン重合時の収縮による義歯床と残存歯部との過度の接触などを疑い，点検する．こうした義歯床における諸問題がない場合は，金属部の適合不良を疑い，クラスプや隣接面板が支台歯と接触する面の適合性を点検する．そして，各部位の過度の接触を除去し，患者が苦痛を訴えないことを確認しながら義歯を挿入する．

　レストが正確に適合していることが確認できた場合，①義歯床粘膜面の適合性，②義歯床外形，③義歯咬合面の順に点検を行う．義歯床粘膜面の適合性については，遊離端義歯の場合，レストを適合させた状態で義歯床後部を押さえながら義歯の動揺の有無を確認する［図VI-1］．動揺が触知され義歯床粘膜面の不適合を疑う場合，また中間欠損義歯の場合においては，最初から適合検査材を粘膜面に塗布し

VI章 義歯の装着，経過観察の方法とメインテナンス

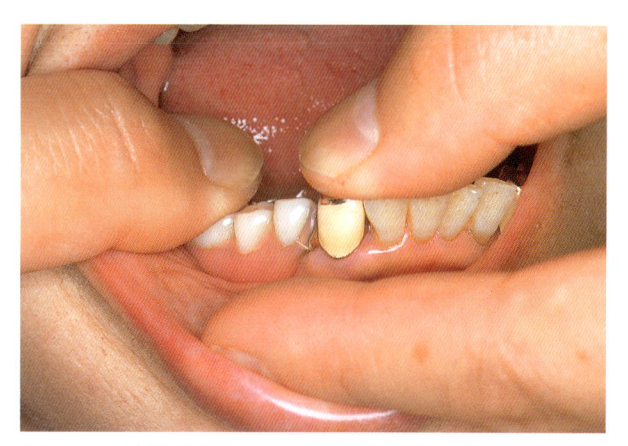

図VI-1 遊離端部に間欠的な力を加え，触診で同部の動揺を感知する方法も的確に行える．そこで，ライナー法とこの方法とを併用するのがよい．

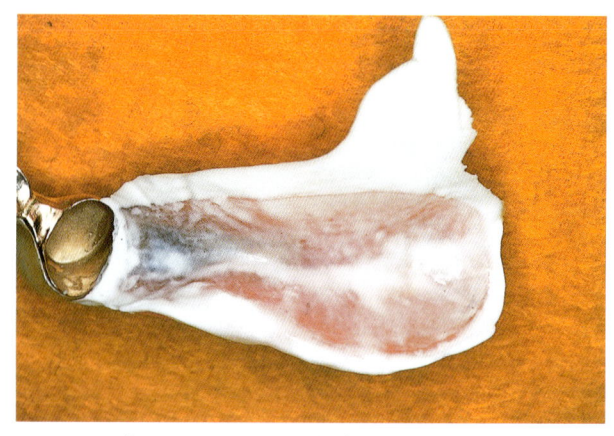

図VI-2 床下にシリコーン印象材を介在させ，視診によって床の適合をチェックする方法．適合検査にはシリコーンライナーを床下に適用し，その厚みをみる方法が一般的である．

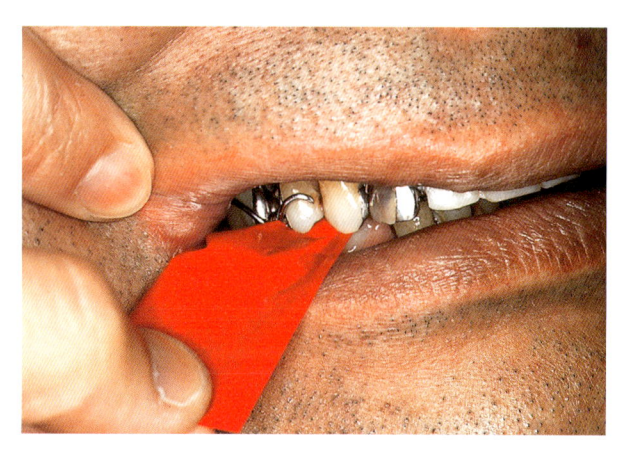

図VI-3 経過観察時，一番目の実施事項は咬合接触の確認である．これには咬合紙の引き抜き試験が適している．

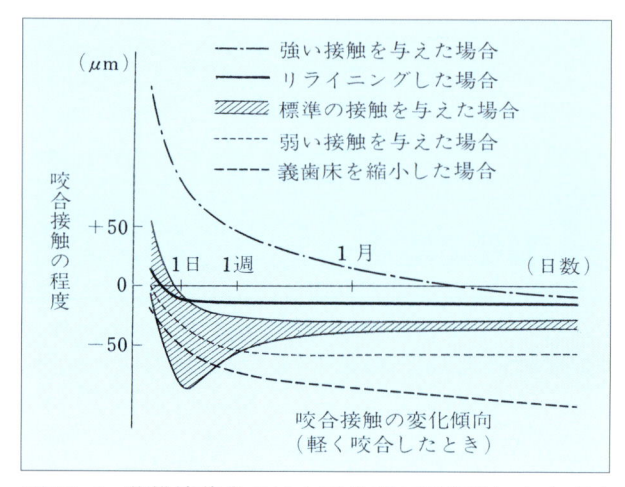

図VI-4 遊離端義歯では人工歯部が装着時にやや高くなっていても1日後で天然歯とほぼ同一となり，その後，徐々に低くなっていく(腰原：補綴誌，26：361，1982)．

て被膜の厚さで適合性をチェックする［図VI-2］．もし，粘膜面に間隙がある場合は，レストを正確に適合させた状態でリラインを行う．次に，義歯床外形については，前回の試適時に適切に調整されていても技工操作中に延長されている可能性を疑い，口唇，舌，頰を運動させた場合に，筋の付着部を被覆していないことを確認する．さらに，咬合接触状態については，粘膜面の適合が確立したうえで，咬合紙を用いた引き抜き検査［図VI-3］を行って十分な接触が得られていることを確認し，咬合紙などによって早期接触部位が検出されれば削合を行う．と

くに，金属部については，レストと対合歯との接触に注意する．ただし，パーシャルデンチャーの口腔内における位置は，装着から数日間に若干沈下する傾向がある．したがって，有床部については，装着時に100％の調整を行わないことが賢明であると考えられる［図VI-4］．一方，義歯床粘膜面が適合していながら，レストに浮き上がりを生じる場合がある．その原因として典型的なものは，印象の際の顎堤粘膜への加圧が過大であった場合である．オルタードキャスト法を用いた場合に生じやすいので，注意を要する．

2. コーヌス・テレスコープ義歯の場合

可撤ブリッジやコーヌス・テレスコープ義歯では多くの場合，義歯の試適後にクラウン（内冠）の仮着を行い，義歯を装着して一定の期間を置き，支台歯の偏位や欠損部顎堤との適合の改善などを確認のうえ，クラウンの最終合着を行う．仮着期間は，テレスコープ義歯ではおよそ3日から長くても7日程度であり，この間患者には，2,3日間は支台歯が押されて軽い痛みを生じることがあること，クラウンの仮着中はできるだけ義歯を取りはずさないことなどを説明しておく必要がある．また，テレスコープ義歯は維持力が強固であるため，義歯床が過長であると軟組織を損傷し潰瘍を生じる可能性が高い［図IV-5］．義歯床部の外形が適切かどうかを点検するには，内冠をはずした状態で義歯を試適し，浮き上がりの有無を確認する．

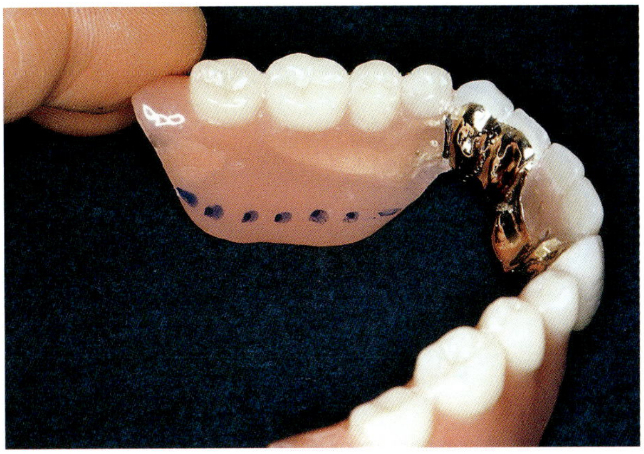

図VI-5 有床部の床外形は全部床義歯とパーシャルデンチャーとでは全く異なる．とくにテレスコープ義歯では義歯が動かないため，床が過長であると潰瘍を生じる．図は装着時に過長となる部位を示す．

2 装着時の患者指導
1. クラスプデンチャーの場合

装着時の患者指導は，パーシャルデンチャーの治療効果を十分に発揮させるうえで非常に重要であることは言うまでもない．とくに，初めてパーシャルデンチャーを装着する患者や，旧義歯に比較して設計が大きく異なる新義歯を装着する患者にとっては，はじめは装着自体の違和感に戸惑い，装着に随伴する痛みや機能障害に大きな失望を抱くのも無理からぬところである．それを乗り越えてうまくパーシャルデンチャーを使いこなしてもらうために，歯科医師は万全の配慮に努めなければならない．具体的には，パーシャルデンチャーの取り扱い方法と，生じたトラブルの対処の方法に関する指導を行う必要がある．

まず，装着操作においては，レストに指先を置き，咬合平面に対して垂直方向に加重し，欠損部顎堤に義歯が適合するまで持続させ，正確に装着してはじめてゆっくり咬合するよう指導する．その途中の位置から咬合しながら義歯を装着するのは，クラスプの変形や破損につながるので危険であると伝えることが重要である．撤去するときは，クラスプの把持部を爪で保持し，咬合平面に対して垂直方向に力を加えて取りはずす．着脱に関する一連の操作は，必ずチェアサイドで患者に鏡を介して見せながら何回も実践させ，十分習得してもらうことが肝要である．

また，装着直後に予想される問題点（違和感，疼痛など）について説明し，この中で義歯装着のもっとも妨げとなる疼痛が生じた場合にはいったん義歯をはずし，次回来院直前の1,2回の食事に義歯を装着して使用するよう指示する．これは，疼痛部位がはっきり検出できることによって，調整をスムーズに行うためであることを説明しておく．

2. コーヌス・テレスコープ義歯の場合

その構造上，装着位置と装着経路は，クラスプデンチャーと比較して厳密であるため，装着方法の習得はむしろ容易である．問題は撤去であり，十分に設計され精密に製作された場合は過剰な維持力を生じないが，患者が撤去するのに困難を感じるような維持力となった場合には，内外冠の接触関係が過剰になっていないか，外冠の咬合接触が他部位より強くないかについての点検が必要である．また，患者には毎食後必ず一度は撤去するよう薦めることが望ましい．

2 経過観察と調整，メインテナンス

1 装着直後の問題点と対応
1．クラスプデンチャーの場合

　新義歯装着直後の問題点は，ほとんど装着から3〜7日後に現れるので，最初の診察はこの期間内に行う．前述したように，義歯装着の最大の妨げとなる疼痛の原因は，義歯の沈下，咬合負担の集中，着脱時の過剰な接触による支持組織の傷害，義歯床の過長による可動粘膜の傷害などがあげられる．患者が欠損部顎堤の疼痛を訴える場合，その痛みが義歯の着脱時に起こるものか，装着中に常時起こるものか，あるいは咬合時や咀嚼時に起こるものかについて，まず点検する．疼痛が着脱時の場合，欠損部顎堤や歯槽部の骨隆起部のアンダーカット部に床辺縁が設定されていないかを点検する．疼痛が咬合接触時に生じている場合は，たんに義歯床粘膜面をリリーフするだけではなく，咬合接触状態を慎重に点検し調整を行う必要がある．また，この期間に義歯の維持に低下を認めることがある．その場合，単純に鉤腕だけを調節するのではなく，義歯床全体の支持組織への適合性を点検することが望ましい．

　初めてパーシャルデンチャーを装着する場合や，旧義歯と比較して大連結子などの構成要素の形態を大きく変更した場合は，装着当初の違和感や発音の不自由さを訴えることがある．これらに対する順応は少なくとも2〜4週間の期間を要することを説明し，患者の理解を得る．

　装着当初の期間においては，残存歯ならびに義歯の清掃状態もチェックし，正しいブラッシング方法と義歯の管理方法を習得させておくことが，長期的な経過によい影響を与える．

2．コーヌス・テレスコープ義歯の場合

　可撤ブリッジの場合と遊離端義歯，複合義歯の場合，さらに支台歯数が1〜3本程度の多数歯欠損では対応が異なる．

もっとも影響がでるのは，装着直後からの経時的な義歯の沈下で，これにより咬合接触と義歯床下の加圧，圧痕，潰瘍形成などが種々の程度にみられる．

　可撤ブリッジの場合，義歯の沈下はほとんど支台歯の機能的沈下の範囲であり，中間有床部分があっても同部が大きく加圧されることはほとんどない．咬合調整は装着初日にすべて行い，ワンユニットの咬合面形態を完成させる．ただし，全顎的な設計となることが多いので，義歯製作途上での咬合記録，製作，完成後の咬合器上での咬合調整を重視しなければならない．

　後方遊離端義歯を含む症例でとくに残存歯部が天然歯列で構成されている場合，装着時の咬合は外冠ならびに人工歯部は咬頭嵌合位をやや高位とする．その量は，30 μm の咬合紙2枚分約60 μm 程度とし，患者にその旨を告げ，装着後約1週間で義歯の沈下をみながら慎重に残存歯と補綴歯列との咬合接触を均等にする．テレスコープ義歯では，多くの症例で支台歯の支持は，遊離端欠損部の顎堤に比べ3〜4倍優位であるので，一般的なクラスプ義歯より有床部の沈下傾向は少ない．義歯床辺縁の可動軟組織に過剰に床が延伸している場合には削除する．多数歯欠損症例の場合は，床外形も大型となり，全部床義歯に近づく．辺縁封鎖を求めた場合には，床縁の設定には全部床義歯と同様の配慮が必要で，咬合の付与もバランスドオクルージョンに近づくことが多い．

2 長期的な経過観察
1．クラスプデンチャーの場合

　一般的に，装着初期の調整が終了すると，1か月目，2か月目，3か月目に検査を行い，その後は長期的な経過観察（リコール）に移行する．その間隔は，通常の症例で6か月ごと，歯周組織に問題があった症例や咬合位を変化させた症例では3か月ごとが目安である．パーシャルデンチャーの使命は，歯の欠損に伴う外観・機能の低下を回復するだけでなく，残存組織の健康を保ち，欠損を拡大させないことにある．したがって，長期的な経過観察においては，

2. 経過観察と調整, メインテナンス

表 VI-1　長期経過症例における検査項目.

支持組織	補綴装置	口腔機能
・う蝕の有無 ・歯周疾患の進行度 ・顎堤の吸収度 ・床下粘膜および他部位の口腔粘膜の異常の有無	・義歯の維持・安定性 ・義歯床粘膜面の適合性 ・咬耗の程度と咬合接触状態 ・破損の有無 ・汚れ(デンチャープラーク, 歯石, 着色, 変色など)	・咀嚼・嚥下 ・発音 ・唾液分泌(口腔乾燥の有無)

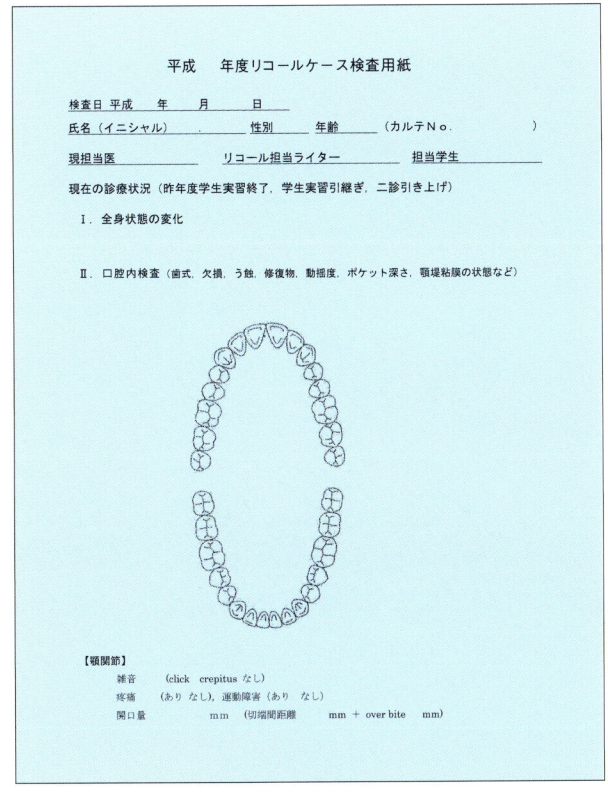

図 VI-6　リコールケース時のチェックシート.

義歯だけではなく支持組織を含む多項目の検査を行うことになる[表 VI-1].パーシャルデンチャー装着者においては,とくに歯周組織の状態について常に注意を払い,歯周疾患が進行しないようリコール時に定期的に歯石除去や清掃指導を行うことが望ましい.

義歯のチェック方法の一例として,大阪大学歯学部附属病院咀嚼補綴科で使用しているリコール症例の義歯に関するチェックシート[図 VI-6]を示す.義歯の維持に関しては,術者が撤去する際の抵抗度で評価する.義歯の適合性は,義歯床とレストに関して,視診,触診ならびに適合検査などによる各種検査(装着の項参照)を行って評価する.顎堤の吸収により有床部に不適合が認められる場合は,リラインを行う.義歯清掃状態に関しては,デンチャープラークの付着度を視診で評価するが,その際に歯垢染色液を用いたほうが正確に評価できる.

長期経過症例においては,義歯の破損などのチェックが非常に重要である.大阪大学歯学部附属病院咀嚼補綴科において,リコールに応じて来院し

187

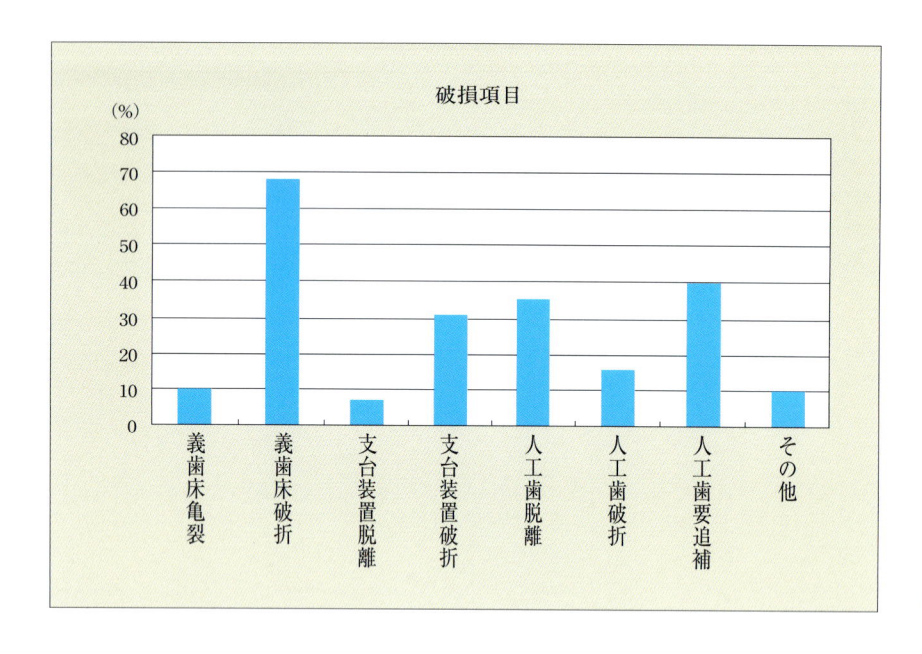

図 VI-7 破損の内訳.

た臨床実習症例（上顎124症例，下顎85症例，平均装着年数3.5年）の経過観察では，**図VI-7**に示すような部位に破損が認められた．部位別の頻度は，義歯床がもっとも高く，人工歯，支台装置の順となり，機械的強度の弱い部位から破損する傾向にあることがわかる．したがって，義歯床部の構造的な補強（Ⅲ章参照）が重要となってくる．また，残存歯の抜歯やクラウンの再製による不適合が破損の起因となっている症例が多く認められ，長期経過においては，こうした処置に対応した適切な義歯の調整がポイントとなることが示された．

2．コーヌス・テレスコープ義歯の場合

1993年，Igarashi YとGoto Tは10年以上のコーヌス・テレスコープ義歯装着者211症例についての経過観察を報告した．同義歯を使用中の者は152症例，平均装着年数12年，平均年齢62歳（男性43％，女性57％）であった．これらの症例をケネディーⅠ級（29例），Ⅱ級（54例），Ⅲ級（45例），および少数残存歯症例（24例，以下FRと略す）の4群に分けて比較した．

i）人工歯の咬合接触

咬合紙の引き抜き抵抗によって，咬合の緊密性を評価した．咬合接触の緩いか，あるいは全くない者は，FR群では54％となったが，Ⅰ級ならびにⅡ級群では1/4強にとどまった．一方，Ⅲ級群では4％とわずかであった．

ii）義歯の動揺

義歯人工歯咬合面部へ間欠的な指圧を加えて，触診によって義歯の動揺の程度を判定した．FR群では46％の者が，視診で判別できるほどの大きな動揺を示した．ほかの症例群では動揺なしか，触診で認める程度の者が大多数であった．

iii）リライニング

152症例のうち，約1/3の55例においてリライニングが行われた（同一症例での重複を含む）．なかでもFR群では，24例中22例の92％もの高い頻度となった．遊離端を含むⅠ級群では55％，Ⅱ級群では28％であったが，中間欠損のⅢ級群ではわずかに4％であった．装着期間との関連はとくに認められなかったが，2〜6年の間が頻度が高かった．

iv）義歯の維持力

FR群では58％の者が維持力の不足を示した．また，Ⅰ級群では1/4が弱い維持力であったが，Ⅱ級およびⅢ級群では維持力不足の者はわずかであった．

表VI-2 コーヌスクローネ義歯の破損頻度と破損部位

歯の欠損型	破損内容							頻度
	外冠前装部	義歯床部	人工歯脱落	スケルトン部	内冠脱落	コア脱落	歯根破折	
ケネディーI級	6	5	8	7	6	5	7	44/29(152%)
ケネディーII級	8	7	5	2	3	4	5	34/54(63%)
ケネディーIII級	11	1	3	4	2	3	4	28/45(62%)
少数歯残存	3	4	6	7	4	5	6	35/24(146%)
計	28 (20%)	17 (12%)	22 (16%)	20 (14%)	15 (11%)	17 (12%)	22 (16%)	

v) 義歯の破損

義歯部のいろいろな種類の破損が141例とかなりの頻度で起こっている(同一症例での複合を含む). ことに, I級群とFR群では破損の頻度が150%にも及び, 1症例が1.5回破損したことを示した. 表VI-2に破損の内容ごとの頻度を示すが, 歯の欠損別との関連は認められなかった.

vi) 支台歯の状態

支台歯は, I級群が29症例170歯, II級群が54症例148歯, III級群が45症例172歯, 少数歯残存(FR)群が24症例40歯, 総数530歯であった. FR群では中等度の炎症の者が40%, 5mm以上のポケットの者が35%, 視診でわかる動揺M2の者が28%であった. これに対して, ほかの群ではいずれも数%から10%ほどであり, FR群の経過がかなり不良な状態を示した.

調査より以前に喪失した支台歯は, I, II, III群では10%前後であったが, FR群では35%に及び, 支台歯の1/3が失われたことが示された.

vii) 義歯の使用中止

義歯の使用中止に至った者は27例であったが, FR群が15例と過半数を占めた. 使用中止の原因は, 歯周疾患が17例ともっとも多く, ついで支台歯の破折が6例であった. なお, 経過不明および死亡の者が32例あった.

以上のように, 10年を越える長期経過の調査結果からみると, 個々の症例については改良すべき点も認められたが, コーヌス・テレスコープ義歯が臨床的に価値のある装置であることが示された.

ここで後述するKörber Eらの, 主にクラスプ義歯を対象とした経過観察(193～195ページ参照)と本調査を比較してみる. 本経過観察の対象群の分類をKörber Eの提唱するTübingen分類(193ページ参照)に分類しなおし, Körber Eの調査した装着後8年の症例群と平均装着年数12年の本経過観察群との成功率について比較した.

その結果, A, B群では, Körber Eの調査で70～80%であったが, 本調査群では90%以上となった. D群では前者が20%, 後者が100%, E群では前者60%, 後者75%であり, 前者では個体数不足であったC群でも, 後者は40%以上の症例が成功と判定された[図VI-8, 図VI-9].

3 パーシャルデンチャーの治療効果の評価

ここまで述べてきたように, パーシャルデンチャーによる補綴治療においては, 正確な検査と診断に基づく治療計画, 適切な設計, そして装着, さらに装着後の適切な調整とメインテナンスによって所定の治療効果を得ることができる. しかし, 社会の高齢化が進行する今日, ますます高まる良質な欠損補綴治療の要求に応えるためには, 患者の主観的な満足度だけでは十分とは言えない. パーシャルデンチャーによって咬合と咀嚼機能がどれだけ改善されているかを客観的に評価することが重要である.

大阪大学歯学部附属病院咀嚼補綴科では, パーシャルデンチャーによる咀嚼機能の改善度を評価するにあたり, 一つの主観的方法である食品摂取状況アンケート[図VI-10]のほかに, 最大咬合力測定と咀嚼能力検査の2種類の客観的方法を用いている.

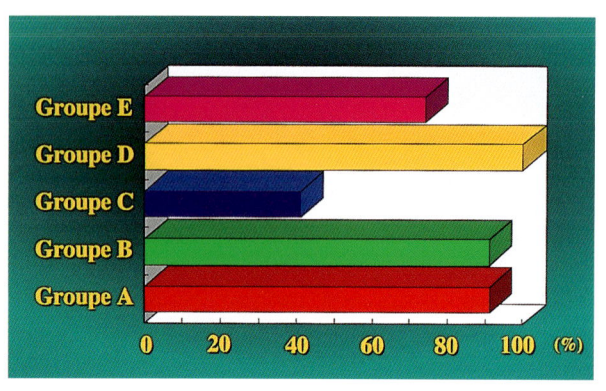

Ⅵ章 義歯の装着，経過観察の方法とメインテナンス

図 Ⅵ-8 Igarashi, Goto(1997)によるコーヌスクローネ義歯装着後12年の義歯使用率（欠損型の分類はTübingen分類による）．コーヌスクローネ義歯の優位性が明らかに示された．

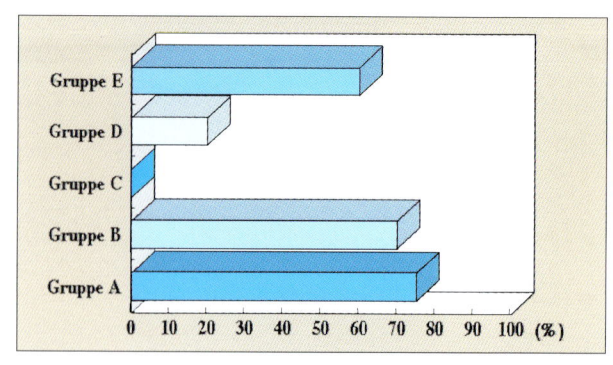

図 Ⅵ-9 パーシャルデンチャー装着後，8年目の成功率．歯の欠損型により経過は大きく異なる（Körber E）．

図 Ⅵ-10 摂取可能食品検査用紙．

咀嚼能力検査法には，固形食品を粉砕する能力を評価する方法，食品を口腔内で混合する能力を評価する方法，食塊を形成する能力を評価する方法などがあり，それぞれ異なる試験食品を用いている．

当科で用いている咀嚼能力検査法は，規格化された検査用グミゼリーを患者に一定回数咀嚼させ，その咬断片を回収して表面から溶出する成分（グルコース）の量から表面積の増加量を求め，これを咀嚼能率として評価するものである［**図 Ⅵ-11**］．当科では，臨床実習で新たに義歯を製作する症例において，旧義歯と新義歯の咀嚼能率を比較している．これまで188症例（男性76症例，女性112症例，平均年齢65.6歳）の咀嚼能力の改善度を分析した結果，各年齢層において，性別を問わず咀嚼能率の増加が認められたが，義歯の種類で比較した場合，咀嚼能率自体において片顎パーシャルデンチャーを装着している症例では，片顎あるいは上下顎にコンプリートデンチャーを装着している症例よりも高いものの，旧義歯からの改善率はやや低くなることが示された．これは，片顎パーシャルデンチャー症例の咀嚼能率がもともと高いこと，コンプリートデンチャーの場合，義歯の良否が咀嚼能力に対して深く影響することなどを反映している．このような咀嚼能力検査法を活用し，治療効果を評価し新たな問題点を見つけるとともに，さらなる治療内容ならびに技能のレベルアップにつなげる取り組みが，今後の歯科臨床においては必要不可欠になるであろう．

3 パーシャルデンチャーの長期的経過からわかったこと

パーシャルデンチャーを装着した後の長期的な経過観察は，個々の義歯の運命，それらが集積したうえでの義歯の設計概念の妥当性について，問題点を

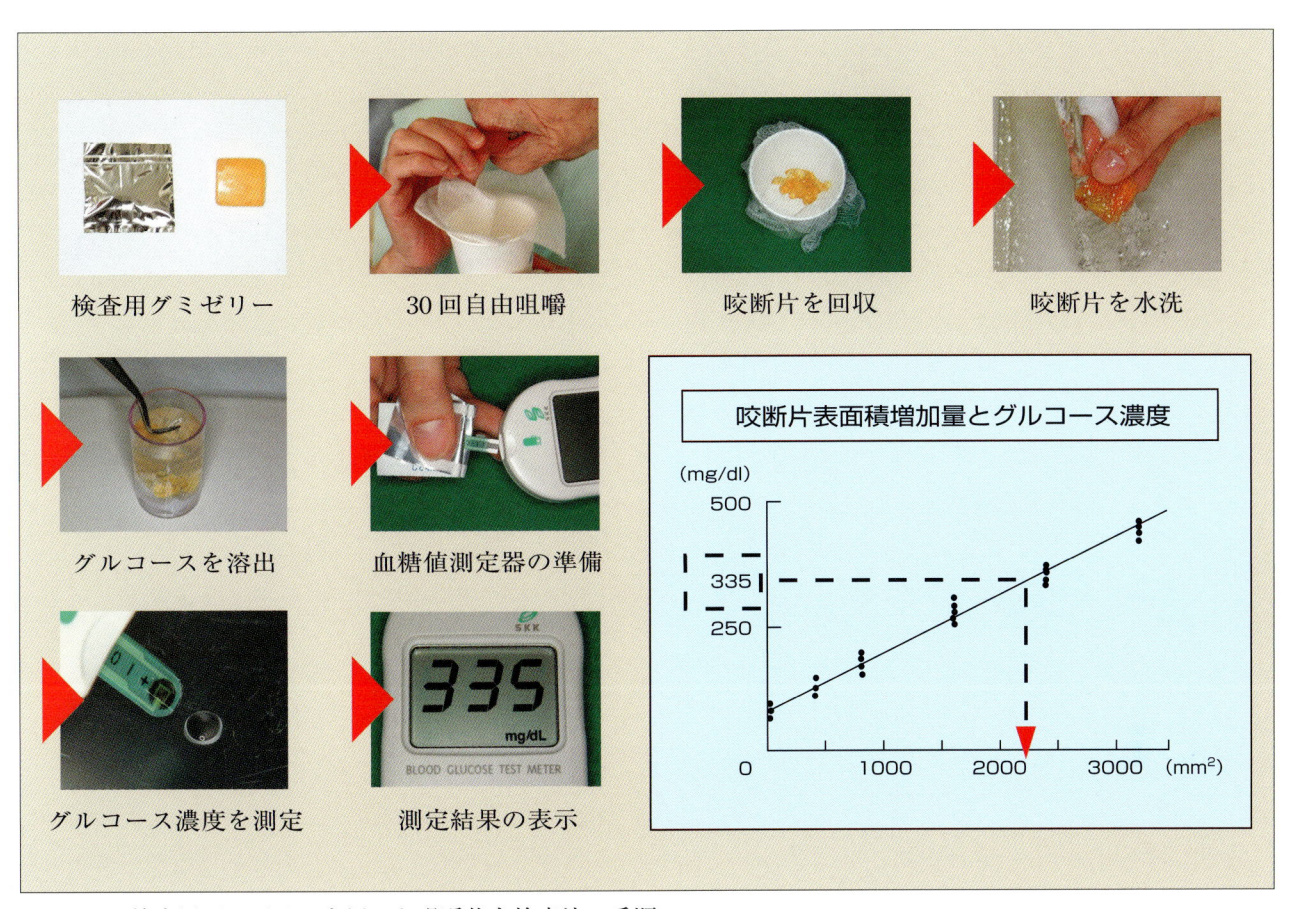

図 VI-11 検査用グミゼリーを用いた咀嚼能力検査法の手順.

掘り下げようという目的で，古くから多くの研究者によって行われてきた．歴史的な展望はさておき，いま現在パーシャルデンチャーを欠損歯列の治療装置として適用する場合，重要であると思われる経過観察の一部について触れてみたい．ここでは，便宜的にパーシャルデンチャーを支台装置別に大別し，そのグループの義歯の経過観察について考察する．

1 クラスプデンチャーの経過

クラスプデンチャーの経過についてのもっとも初期の仕事の一つは，AndersonとLammie（1952）の報告であり，クラスプの破折，変形が金合金製のものでも多く認められ，これは患者の不適切な取り扱いに起因しているものであろうとしている．

AndersonとBates（1959）の報告は，多年齢層に及ぶコバルトクロム製のパーシャルデンチャーについて行われ，コバルトクロム製の244個のクラスプのうち50個（20％），これに対して金合金製の16個のうち4個（25％）で維持力が消失していたと述べている．少数のものが破折していたが，大多数では大きな変形はみられなかった．ただし，装着年数との関係は明らかにされていない．維持力消失の原因として，支台歯の移動，過剰な機能力の負荷，患者の義歯取り扱いの不備などをあげている．

しかし，この結果の評価について，患者は装着当初こそ維持力に義歯の安定を期待するが，経過に伴い維持力が低下していっても，大きな問題は生じないことが判明した．

TomlinとOsborne（1961）の報告は，161症例のコバルトクロム製のパーシャルデンチャーにおいて，装着後3～5年のものでは123症例が装着されてい

て，そのうち89症例が患者の主観的評価では維持力は適当であるとされたが，客観的には不適切な状態であることが示された．

　Carlsson, HedegårdとKoivumaa（1965）の報告では，義歯装着後4年間の経過について30％程度の症例で維持力が消失していることが示された．

　このように，支台装置としてのクラスプは多くの場合，装着後に変形，破折を生じ，維持力が初期のものとは大きく異なってくること，しかし，患者の慣れによって，義歯全体の安定はそれほど維持力に依存しなくても大きな問題が生じていないことが示された．

　一方，義歯による口腔内の環境汚染，プラークの滞留，蓄積について，パーシャルデンチャーはどのような経過を示すであろうか．これには先のCarlsson, HedegårdとKoivumaa（1965），Bergman（1971, 1977）らの報告があるが，これらの総括として，Bergmanが1984年に行ったレヴューについて紹介する．

　口腔内の義歯がプラークの温床となっている可能性は否定できない．義歯で機能回復するメリットとプラークに起因する炎症性の変化の出現というデメリットとの兼ね合いのうえに義歯補綴が成立しているといっても過言ではない．とくに，義歯床が装着される欠損側隣接面と呼ばれる歯の近遠心面が他の頬舌側面の汚染よりも重要な問題となることが，Brill（1977）およびNakazawa（1977）によって指摘されている．この欠損側隣接面のプラーク滞留性を義歯の設計によって低下させる試みが行われ，歯にはガイドプレーンを形成し，義歯にはガイドプレートを設定し，歯頚部辺縁歯肉付近の空隙，いわゆるvoidを可及的に小さくし，プラークの滞留，歯肉の増殖を抑える設計が，Kratochvil（1963），BensonとSpolsky（1979）らによって提唱された．この設計について歯肉の増殖を抑制するという効果は，HoblikとStrahan（1979）によって確認されており，この時点で「辺縁歯肉は可及的に義歯で被覆しない，もし被覆するときは最小面積で，適合面はスペースを与えずぴったりと適合すべきである」という一つの設計原則が得られた[図VI-12]．

　補綴側隣接面の歯頚部辺縁歯肉をOpenにするかCloseとするかについて，歯肉の増殖については以上のような結論が得られたが，プラークの滞留については仮に閉鎖型としても効果はないとするBatesとAddy（1978），また下顎の大連結装置についてリンガルバーとリンガルプレートとを比較し，プラークの滞留性について詳細な検討を行ったVafaとKotowicz（1980）によっても，この「Open or Close」という問題に決着はつかなかった．Brillによれば，プラークそのものよりもそれが存在する個体の反応のほうが問題であるということで，一概に設計とプラークの関係については答えが出ていない．

　しかし，後に述べるアタッチメントやテレスコープ義歯の経過と比較検討してみると，筆者ら自身としては閉鎖型のほうが望ましいように思う．

　いずれにしても，設計の差異よりも患者による口腔清掃習慣の獲得・実行のほうがより大きなウエイトを占めているわけで，この点からも，先に述べた予防歯学的な配慮のうち，患者への術前・術後の口腔清掃指導が重要である．

　わが国での経過観察の例として著名なものは，これまでも引用してきたが，東京医科歯科大学で系統的に行われたものである．これは1961，1968，1975年と3回行われている．これらは歯学部の学生が，指導者の下で臨床実習で製作した義歯患者について行われたものであり，その点考慮が必要であるが，雨森（1968）による義歯の使用状況の調査によると，調査対象義歯1,168症例のうち使用を中止したものは金属床義歯574症例中125症例，レジン床義歯594症例中193症例であった．

　不使用の状態は，装着後年限を経過するに従って増加する．およそ装着後5年を経過すると全体の60％が使用されなくなっていた．不使用の原因は，義歯の破折が29.3％，義歯の不適合が24.4％，支台歯のう蝕，喪失が22.5％と，上記の三者で不使用の原因の76.2％を占めていることがわかる．また不使用率は，装着後どの時期でも，レジン床義歯のほうが金属床義歯より常に10％ほど高率であったが，大きな差異は認められなかった．

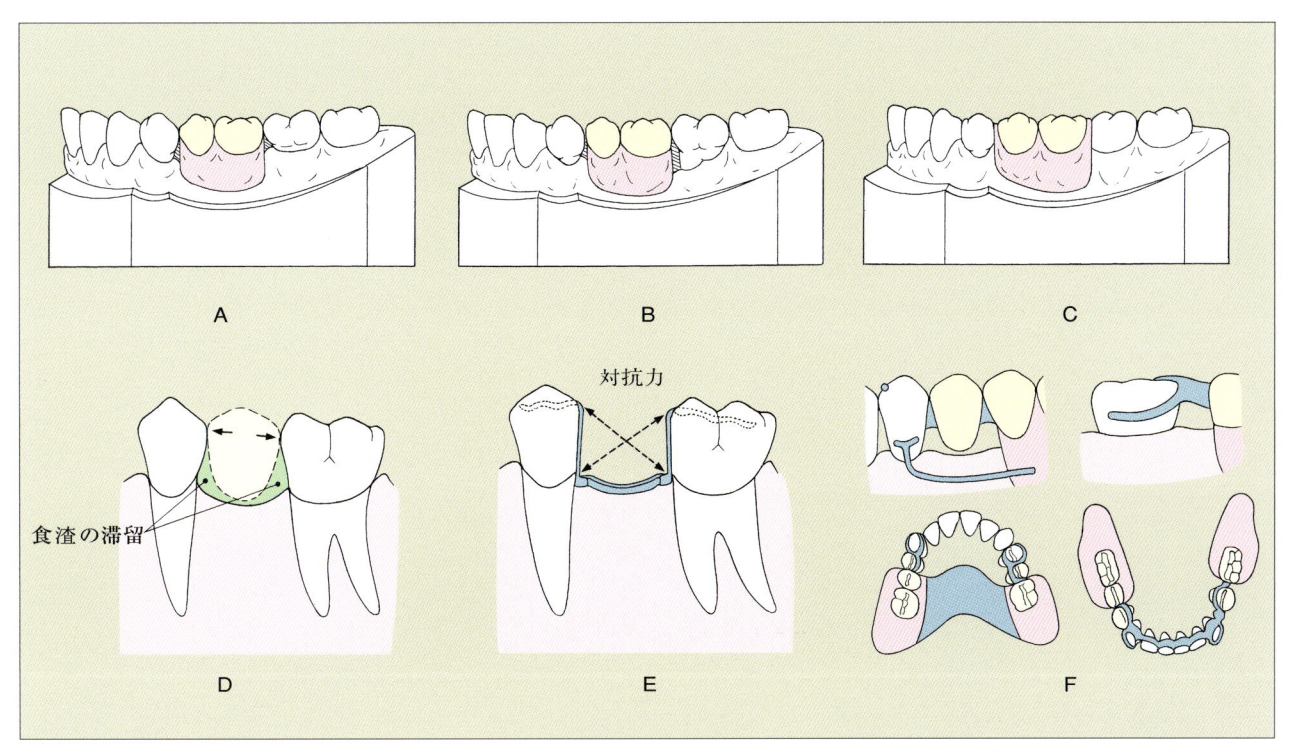

図 VI-12 Kratochvil ら，および Brill らによる欠損側隣接面の処理．二つの相反する処理方針がある．いずれにしても隣接面う蝕，歯周疾患の進行とともに，このスペース（void）が初発部位となる．
A：歯の欠損後，同一形態の人工歯を設定すれば，必ず斜線部のスペース（void）を生じる．
B：もしこのスペースが放置されれば，支台歯の歯周組織は大きなダメージを受け，歯肉退縮を生じる．
C：残存歯を形態修正し義歯を設定すればスペースはなくなり，正しい形態の回復ができる．
D：固定性のブリッジの場合，食渣の滞留部は大きく開放し，清掃可能とする．
E：パーシャルデンチャーでは欠損部隣接面形態を修正し，ガイドプレーンを設定したうえで，適合の良いガイドプレートを密着させると，上記の食渣の滞留を防ぐだけでなく，把持効果を生じ，義歯全体の安定に寄与する（A～E は Kratochvil による）．
F：Brill, Öall らは上記に反し，むしろ欠損側隣接面は開放し，ブリッジのポンティックと同様の処理を行うほうがより衛生的だと述べている．

この調査から類推されることは，義歯の寿命を可及的に長くするためには，先の主要な三つの不使用原因に対応できるような方策をパーシャルデンチャーによる欠損補綴処置に取り入れることであろうと結論づけられた［**図 VI-13**］．

Körber E（1963, 1987）の経過観察は，Tübingen 大学病院において装着されたパーシャルデンチャーについて，装着後3年，5年，8年，10年というようにかなり長期に行われている．まず，欠損型別の出現率を残存歯の歯列内配置に基づいた「チュービンゲン分類」（Tübingen Gruppeneinteilung）に従って示している．これは，A 群は全歯根膜支持型，中間欠損，B，C，D 群はいずれも歯根膜と顎堤粘膜の混合支持型であり，B 群はレストを結ぶ仮想回転軸が良好な場合，C 群はこの軸が良好でなく，義歯の不安定の予想される場合，D 群はこの軸が短く，C 群よりなお不安定が予想される場合である．E 群は孤立歯，または孤立歯群の場合で，ほとんど顎堤粘膜支持型の場合である．

1963年の調査では，調査対象は714症例であった．これらのグループ別の欠損型の出現率は，調査年代が変化してもほとんど変わらず，A 群：22％，B 群：28％，C 群：12％，D 群：31％，E 群：6％であった．これらの症例群に装着後，3，5，8，10

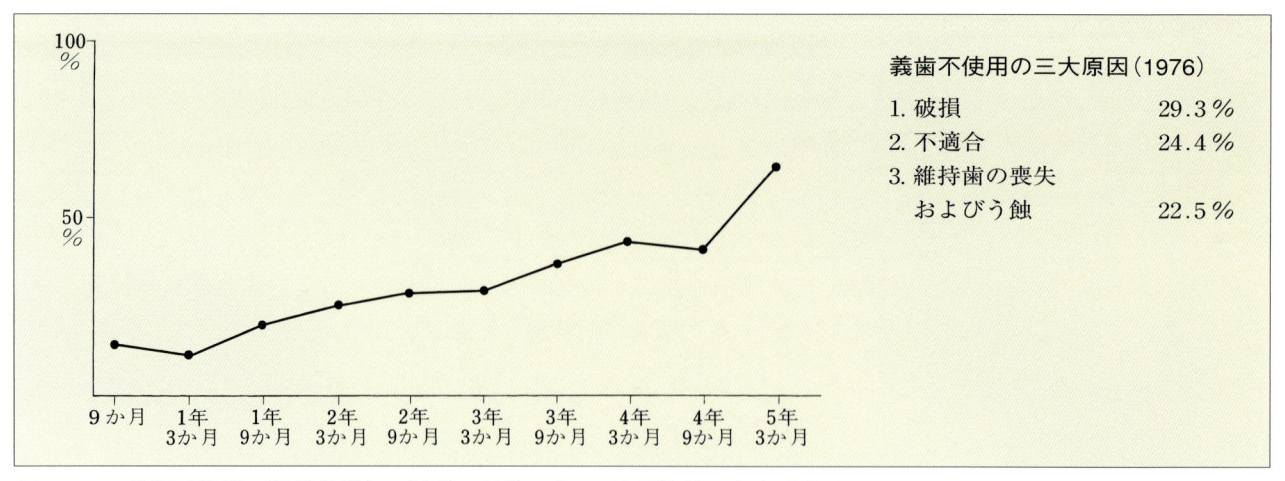

VI章　義歯の装着，経過観察の方法とメインテナンス

図VI-13　義歯不使用の経年的増加．装着5年後，約60％が装着できなくなる．

年目に検査を行い，次の点について評価した．その検査時点で成功例とされたものは，義歯の機能が十分で，構成要素も異常がない．失敗例とされたものは，義歯の機能が損なわれ，義歯床の沈下，咬合接触の異常，支台歯の動揺がみられたものとした．

その結果，装着後5年の455症例において，A群では成功率89％，B群では91％，C群では77％，D群では39％，E群では71％となった．このうち，全歯根膜支持型のA群の成功率が90％近いことは当然の結果であるが，混合支持型のB，C，D群で大きく成績が異なったことは，支台歯の配置，レストを結ぶ軸の長さ，歯列内安定性などによって，義歯床の沈下の様相が大きく異なったためであるとしている［図VI-14］．

またこの傾向は，支台装置にテレスコープ，鋳造鉤，バーアタッチメントなど，どのようなものを選択したかにかかわらず，成功率には無関係であることも示された．すなわち，B群とD群において，テレスコープ，鋳造鉤，バーアタッチメントの3支台装置について統計処理を行った結果，上記の傾向が示された．

さらに，患者の年齢の影響をみるため20～40，41～55，56～75歳という年齢階層別に成功率を検討すると，全体としては20～40歳の階層でもっとも成功率が高かった．しかし，個別の同一欠損ごとに検討すると，20～45と46～75という若年者と高齢者間の成功率の差異はみられなかった．この傾向は，A群に属する少数歯欠損の場合にも，D，E群などの多数歯欠損の場合にもみられた．しかし，41歳以上のグループで比較すると，41～55歳の階層での成功率よりも，56～75歳の階層での成功率が高いことが示され，これは欠損型が同一であれば，高齢者は中年の人々よりも補綴処置の成功の見込みが高いことを示したものである．

同様に，装着後8年目の経過観察によると，各グループ別の成功率は，A群で75％，B群で70％，C群では症例が認められない，D群では20％，E群では60％と高率であった．

この結果について，E群での成績は，このグループの症例ではそのほとんどについて，テレスコープ支台装置を用いたオーバーデンチャー（Cover denture, Deckprothese）の設計としたためであるとしている．

以上，Körber Eの多年にわたる経過観察を検討したが，これから示されることは，義歯の成功，不成功は，ほとんど欠損型によって規定されるということ，さらに欠損型によっては，多数歯欠損の場合のように，積極的にテレスコープ義歯の設計をすべきであること，高齢者でも適切な補綴処置を行えば，経年的に良好な結果の得られることなどである［図VI-9］．

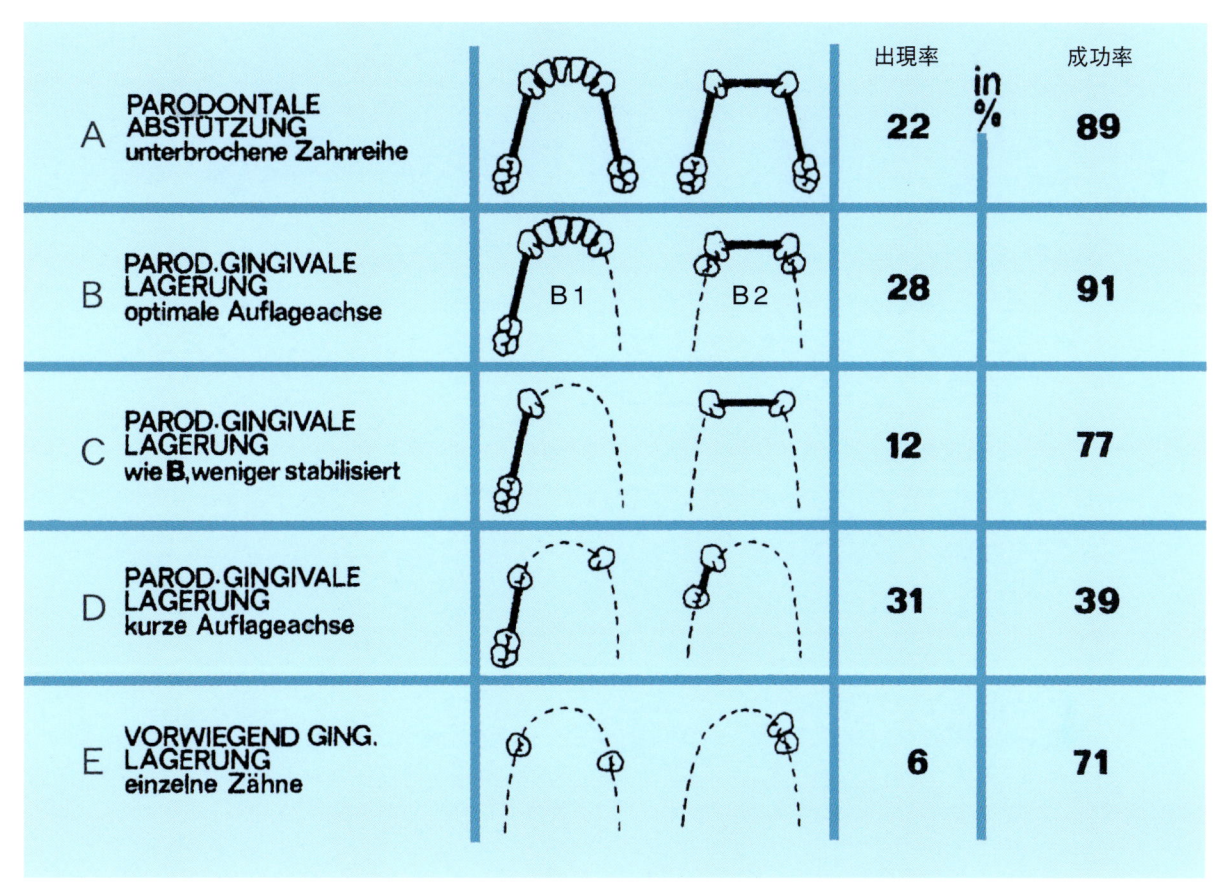

3. パーシャルデンチャーの長期的経過からわかったこと

			出現率 in %	成功率
A	PARODONTALE ABSTÜTZUNG unterbrochene Zahnreihe		22	89
B	PAROD.GINGIVALE LAGERUNG optimale Auflageachse	B1　B2	28	91
C	PAROD.GINGIVALE LAGERUNG wie B, weniger stabilisiert		12	77
D	PAROD.GINGIVALE LAGERUNG kurze Auflageachse		31	39
E	VORWIEGEND GING. LAGERUNG einzelne Zähne		6	71

図VI-14 Körber E(1987)によるパーシャルデンチャー装着後(5年目)の経過観察結果．欠損型によって経過の良否はほぼ予見される．

2 アタッチメント義歯の経過

　アタッチメントの適用症例についての報告はきわめて多いが，その経過観察となると報告はほとんどない．全般的な傾向から述べれば，1970年代から1980年代に行われたアタッチメントを応用した義歯の運命は，決して評価できるものではなかったように思われる．これは，アタッチメント義歯そのものに問題があったというより，正しい適応症の選択の欠如，支台歯と欠損部顎堤への負荷の配分法の誤り，支台歯そのものの選択の誤り等々，術者側と，製作者側双方の知識上・技術上の欠陥があったと思われ，これは後で述べるテレスコープ義歯の場合にも言えることである．

　Rantanenら(1972)の報告は，アタッチメント義歯102症例についてのもので，主に支台歯の健康状態について調査している．義歯は装着後最長6年までのもので，ほとんどが1～3年のものであった．症例の多くはケネディーI級で，大連結装置を有する設計であった．アタッチメントの総数180装置の72％が歯冠外アタッチメントであった．得られた結果をまとめると，以下のとおりである．

①同一顎内では，クラウンで歯冠修復された支台歯のほうが，そうでない天然歯よりも歯周組織の状態が不良であった．アタッチメントの種類，設置部位と炎症性変化の程度とは無関係であった．ポケットの深さも同様の傾向であった．

②歯冠内アタッチメントよりも歯冠外アタッチメントが設定された支台歯では，歯肉増殖がより顕著であった．

③54％の支台歯が臨床的に動揺度0と評価され，動揺量が1mm未満のものは42％であった．

　そこでRantanenらは総括として，

195

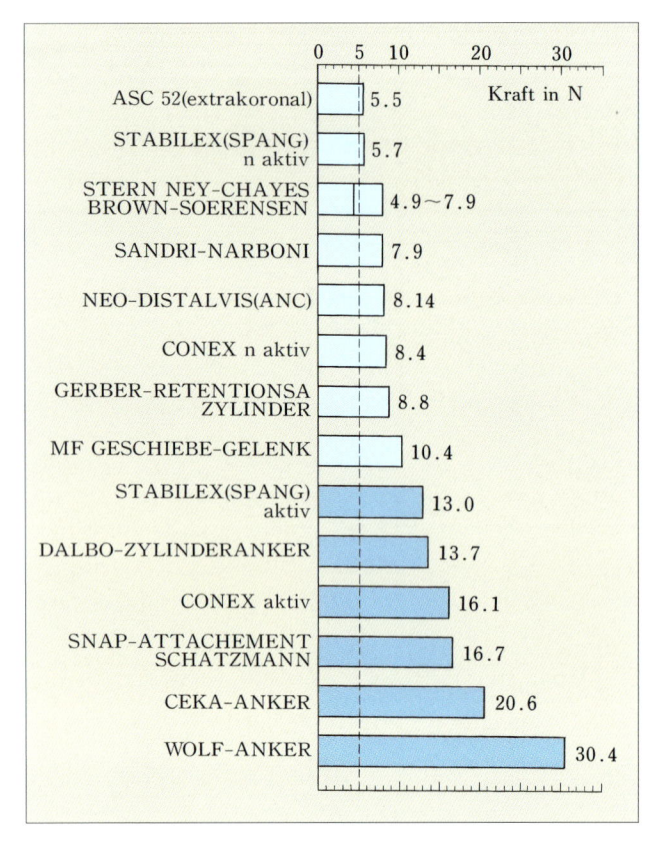

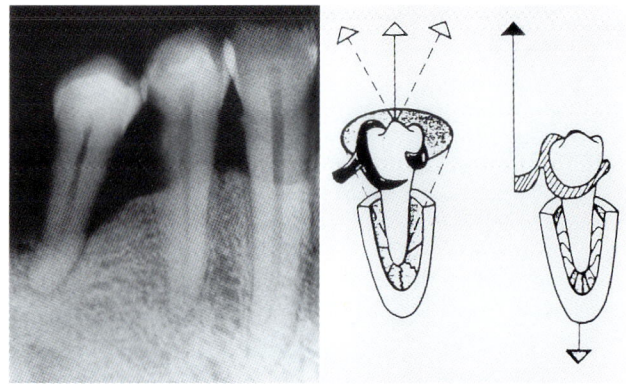

図 VI-15b 維持力が過剰な支台装置では義歯撤去時だけでなく，装着中に常に支台装置による撤去力が作用する．

図 VI-15a 既製アタッチメントの初期設定維持力．ヒトの歯に加わる側方許容量 0.5kgf(5N) の 10 倍近い値のものもみられる (Hofmannn M 1986 による)．

④支台歯の歯周炎の出現について，「歯冠外アタッチメントや，バーアタッチメントは支台歯の炎症を起こさずに設置するのは困難である」と述べている．

Lofberg(1982) は，下顎の犬歯を相互に連結したバーアタッチメントを有する 12 症例の義歯を，装着後 3 年目に調査した．義歯はすべて上顎全部床義歯に対合していた．支台歯である下顎犬歯の近心にはしばしば歯肉増殖がみられた．一方，支台歯の動揺度の変化は認められなかった．支台歯歯周の炎症性変化の原因は，義歯の構造に由来するものではなく，患者の口腔清掃のまずさによるものであるとしている．

先の Rantanen(1972) は，アタッチメント自体の経過についても調査している．180 の調査対象アタッチメントのうち 10 例が補修しなければならなかった．なかでも，6 例で支台歯のクラウンの再合着が必要であった．アタッチメントの維持力は，20％で著しく低下，4％は判定不能，16％で弱く

なっていることが判明した．

アタッチメントの維持力は，製作当初強力であっても義歯の着脱，義歯の動揺によって維持面が摩滅・摩耗する．さらに，Schwarz(1980) が指摘するように，歯冠外アタッチメントなどで欠損部顎堤の経過に合わせアタッチメントの基底部を削合する処置があるが，これなどは維持力を低下させることにつながるとしている．逆に，既製アタッチメントの多くのものでは，初期維持力の設定が大きく，離脱時に支台歯を引っ張る (extrusion) 危険性も指摘されている [図 VI-15]．

わが国における調査としては，真鍋 (1976) によるものがあげられる．これは，主に支台歯に生じる歯周炎に着目したもので，装着後，1 年から 3〜4 年，症例は 58 義歯，支台装置であるアタッチメントの総数は 107 装置であった．結果を要約すると，

①アタッチメントの種類を問わず，支台歯の歯周炎が 100％生じており，装着後の的確なメインテナンス対策が示唆された．

②支台歯周囲にリリーフスペースなどの空隙を設定すると，結果的に支台歯の歯周炎を増悪させることとなることが示された．

③支台歯と遊離端部との連結に全く遊びのない場合，従来想定されていたほど支台歯の過重負担は生じなかった．回転式の連結の場合，床下顎堤の吸収を生じやすく，義歯の動揺が過剰となりやすいことが示された．

以上によって，アタッチメント義歯の設計においては，

①遊離端欠損の長さがあれば，強固な連結がよい．小数歯欠損であれば，垂直方向の回転のみを許容するヒンジ（ガーニーヒンジなど）が考えられる．

②設計の段階で比較的メインテナンスフリーな形態を義歯に与え，装着前・後の口腔清掃指導，定期的リコールを行う．

③支台歯周囲の義歯構造は，可撤部分で閉塞（removable closure）し，それに対しテレスコープ冠などが形態的に望ましい．

などが示された．

水野（1987）は，アタッチメント義歯の臨床的な経過をまとめ，次のような問題点を指摘している．

①アタッチメントの構造，とくにスプリング，リーフの類が装着後短期間に破損する．

②大臼歯2歯欠損の遊離端義歯に歯冠外アタッチメントを応用した設計では，可撤部の人工歯とレジン床部の破損が著しい．

③固定部の連結冠（多くは第一，第二小臼歯）が脱落しやすい．これは失活歯で，築造を行った冠において頻度が高い．

④アタッチメントの連結機構に可動性を有するものでは，遊離端欠損の顎堤吸収を生じ，床の不適合，破損，支台歯の脱落，歯周炎を引き起こしやすい．

⑤アタッチメント自体の摩耗，摩滅が予想外に急速に進行し，初期維持力が失われやすい．

以上，アタッチメント義歯の経過についてみてきたが，一言でいうとアタッチメント義歯は，模型上はもちろんであるが，義歯装着当初こそ非常にコンパクトで審美的な設計が実現されるが，この成果を長年にわたって持続するにはアタッチメントそのものの選択にとどまらず，義歯の負担能力についての知識，これを実現するための高度な技工能力などが常に要求されるわけで，軽々に取り組むべきではないと言える．これは，すべての修復，補綴システムについて言えることであるが，知識と技術を高めてはじめて高度な設計が許されるのであり，責任のあいまいな処置は，術者個人にとどまらず歯科界全体の信用の低下にも結びつくのである．

3 テレスコープ義歯の経過

ここでは，主にコーヌス・テレスコープ（Konus telescope）義歯の経過観察について示す．

本書筆者の一人である五十嵐が，1979年6月Kiel大学補綴科へ研究，臨床上の教えを乞いに行ったときの話である．ちょうどオーバーアルツトが何人かのアシスタントを率いてコーヌス義歯の経過観察をしているのに出くわした．絶好の機会とばかり2，3日ついて回り，本場のコーヌスクローネ（Konuskrone）はどんな状態であるのかを知ることができた．

当時われわれは，コーヌスクローネを臨床に取り入れてまだ4～5年という状態であり，症例も多くはなく，教室での総数120症例程度といったところで，何より長期的な経過がどのようになるかについては，はなはだ疑問視する向きもあるような状態であった．もっとも，主体的に症例を扱っているわれわれの周囲では，そろそろ「クラスプ義歯の経過とは大分違う」という感触が出はじめていたが，その程度が精一杯であった．

Kiel大学での予後調査では，1979年の時点で，すでに6～9年の経過を有する症例が多々あり，その間修理，リラインなしなどというものもあり，大変すばらしい予後成績を示していたことと，そして何よりこのときの患者たちの清潔な口腔内の状態は，

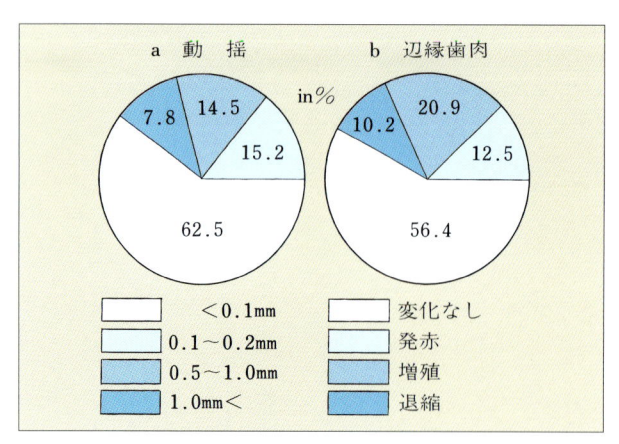

図 VI-16 支台歯の動揺の変化．支台歯辺縁歯肉の変化（Körber KH）．

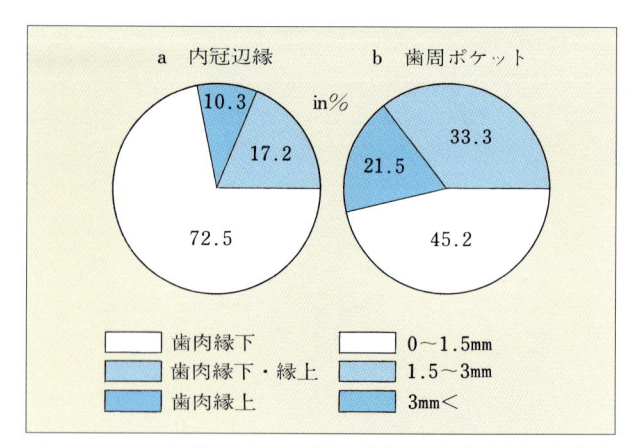

図 VI-17 支台歯内冠の辺縁の位置の変化（a）と支台歯歯周ポケットの深さ（b）（Körber KH）．

いまでも鮮明な記憶として残っている．このときの筆者の心証としては，コーヌス義歯はクラスプ義歯よりは経過が長く，機能状態も良好に保たれるというものであった．

その後，自分の臨床においても症例が増加し，装着後の経過も長期化しつつあり，1979年の自分の驚きが今日の日常となってきたことに，補綴医としての感慨を覚えるものである．

今日，コーヌスクローネ・テレスコープの臨床はパーシャルデンチャーや可撤ブリッジのスタンダードな技法の一つとして，広く臨床医の間に浸透しつつあるように思われる．歯科臨床のうち，とくに歯科補綴学は精密な臨床技術と技工処置がその基盤となっている．コーヌスクローネのような精密性パーシャルデンチャーでは，さらに精度が要求されるわけである．これに加えて，いわゆるリジッドサポート（強支持）の内容が十分理解されていないと，似非コーヌスを患者に適用してしまう危険が生じる．ここでは過去に行われたコーヌスクローネに関する経過観察を概括し，そこから導かれ，また筆者らの臨床経験からみた臨床的示唆について，解説を行いたい．

1．Körber KH の経過観察（1973）

Körber KH は，『Konuskrone 第三版（1973）』においてコーヌスを支台装置とする可撤ブリッジ，パーシャルデンチャーの経過について述べている．

対象となった97名の患者は，歯周疾患の後処置として補綴が行われたものであり，とくに義歯の支台歯に着目して観察を行った．調査対象97名中，片顎のみ補綴された者61名，両顎の者36名であった．義歯の装着年数は4〜8年，平均6年であった．観察した支台歯の総数は362歯で，支台歯の動揺，辺縁歯肉の炎症状態，内冠辺縁の位置（歯肉退縮の有無），歯周ポケットの深さの4点を調査した．その結果は以下のとおりである．

① 支台歯の動揺：支台歯の水平的な動揺が1000μm以下では92.2％を占め，そのうち62.5％が100μm以下，15.2％以下が100〜200μmであった．

② 辺縁歯肉の炎症：正常な者は56.4％，炎症を認める者のうち12.5％が充血，20.9％が浮腫，増殖状態，また10.2％で退縮を認めた．

③ 内冠辺縁の位置：内冠辺縁が歯肉縁下にある者は72.5％，部分的に縁上・縁下の者は17.2％，縁上の者は10.3％であった．

④ 歯周ポケットの深さが1.5mm以下では45.2％，1.5〜3mmが33.3％，3mm以上の者は21.5％であった［**図 VI-16, 17**］．

このように，支台歯の歯周組織の状態は良好であり，これはいわゆるリジッドサポート理論の正しさを裏づけているとしている．すなわち，約半数の支

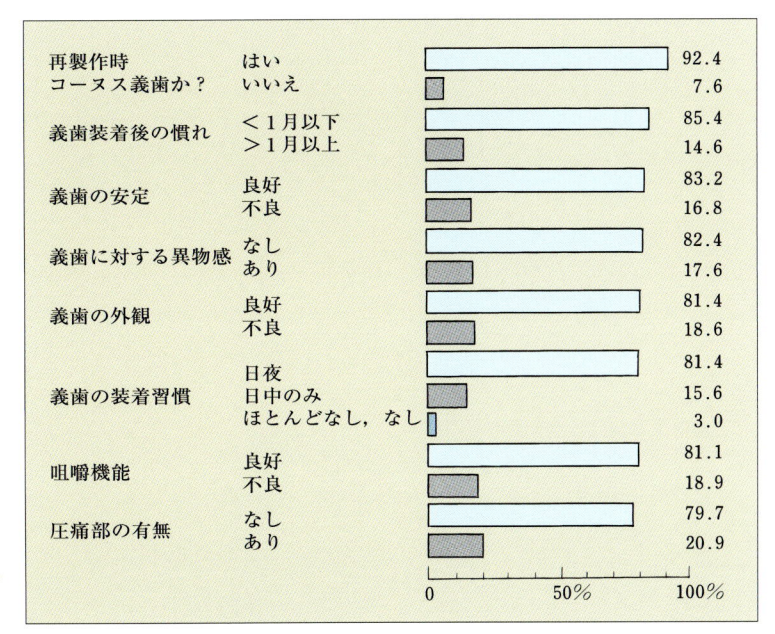

3. パーシャルデンチャーの長期的経過からわかったこと

図VI-18 コーヌスクローネについて，患者の主観的評価はおおむね良好であった．

項目	回答	%
再製作時コーヌス義歯か？	はい	92.4
	いいえ	7.6
義歯装着後の慣れ	＜1月以下	85.4
	＞1月以上	14.6
義歯の安定	良好	83.2
	不良	16.8
義歯に対する異物感	なし	82.4
	あり	17.6
義歯の外観	良好	81.4
	不良	18.6
義歯の装着習慣	日夜	81.4
	日中のみ	15.6
	ほとんどなし，なし	3.0
咀嚼機能	良好	81.1
	不良	18.9
圧痛部の有無	なし	79.7
	あり	20.9

台歯で歯周組織の所見は正常であり，とりわけ歯周ポケットが3mm以上の21.5％の支台歯においても，支台歯がコーヌス義歯に組み込まれ，固定作用を与えていれば動揺度は正常となると述べている．

2．Gernet Wらの経過観察(1983)

Gernet WとAdam PおよびReither Wらは，Freiburg大学補綴科において1971～1978年の間に，補綴科医員および臨床実習生によって，コーヌスクローネを支台装置とするパーシャルデンチャーを装着された患者1,747名について経過観察を行った．この研究の目的は次のとおりである．

支台歯に強く支持を求めたパーシャルデンチャーは，義歯の動揺を減少することが可能で，これが長期的に持続するものである．そしてその支台装置として，Körber KHによるコーヌスクローネが高い評価を受けていることは周知の事実である．コーヌスクローネを使用したパーシャルデンチャーは，臨床的にも歯科技工的にも金属床のパーシャルデンチャーよりも多大な労力と負担を要する．このようなコーヌスクローネによるパーシャルデンチャーの寿命が，平均5年といわれる金属床のパーシャルデンチャーよりも永続するものかどうか，また，支台歯の歯周組織に影響を及ぼすものは何かなどを知ることが必要と思われた．

1,747名の患者から522名を抽出し，これらに対しアンケート調査を行った．このうち270名(370症例)より回答があった．客観的な口腔内検査は，この中から一人おきに患者を選び，139名(190症例)について実施された．

その結果，アンケートに回答した370症例のうち312症例(84.3％)が，調査時点において義歯を装着していた．アンケートによってコーヌス義歯の患者による主観的評価を図VI-18に示す．コーヌス義歯を装着している患者は「もし，ふたたび義歯を作るとしたらコーヌス義歯にするか？」という問いに，9割を越す者が肯定をしている．装着後の義歯の慣れは85％で1か月以内であり，義歯の安定は良好である．異物感，外観，咀嚼感などについては80％以上の者が肯定的な回答を出している．さらに，圧痛部位を訴える者は20％にすぎず，患者の80％以上は日夜義歯を装着し続けていることがわかった．支台歯周囲から出血があると訴えた者は20％，支台歯の動揺を訴える者は13％で，変化なしは74％，むしろ減少している者は12％であった[図VI-19]．

口腔内検査によって支台歯の歯周組織を評価し，コントロールとしてコーヌス支台歯となっていない

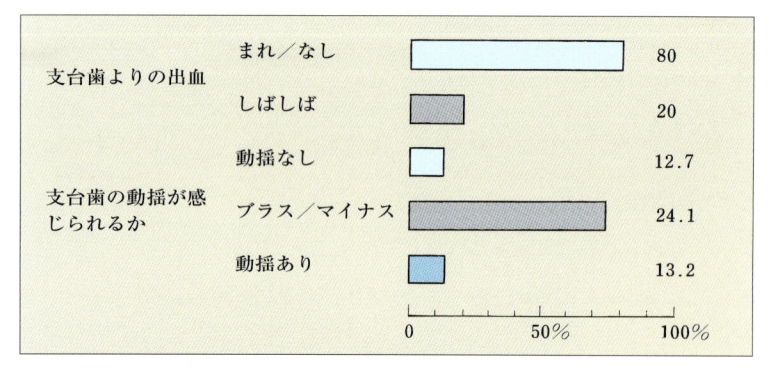

VI章 義歯の装着，経過観察の方法とメインテナンス

図 VI-19 コーヌスクローネの支台歯についての患者の認識.

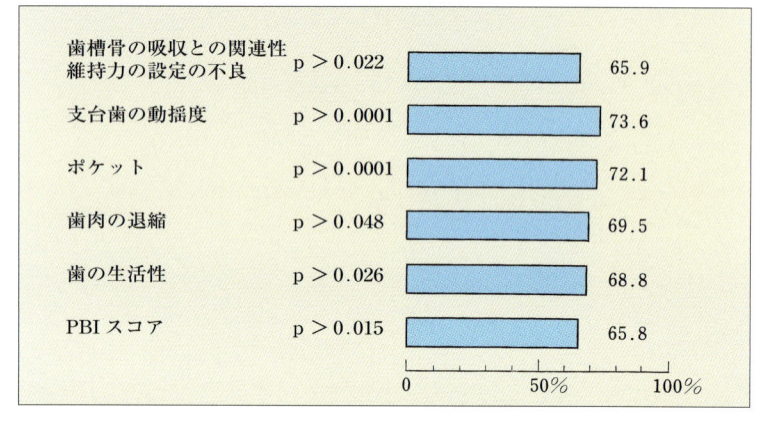

図 VI-20 歯槽骨の吸収と他のファクターとの関係.

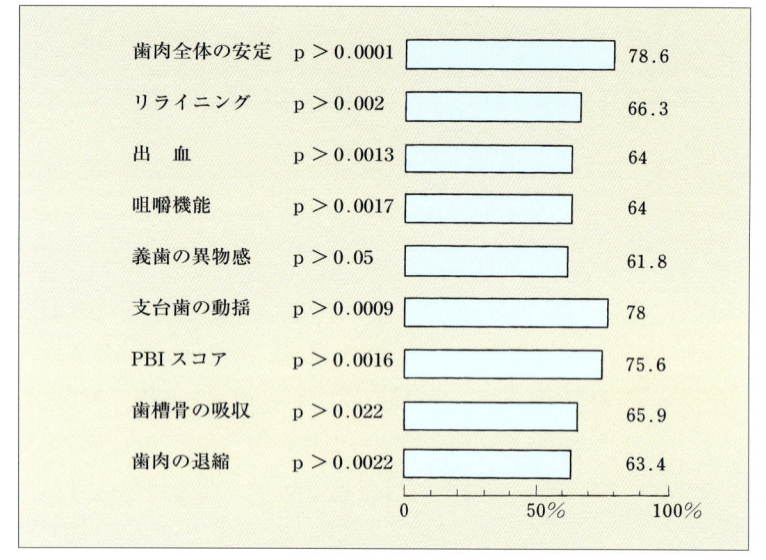

図 VI-21 コーヌスクローネの維持力の設定の誤りと関連.

　残存歯の状態を平均値で比較すると，動揺度，歯槽骨の吸収と GI インデックスの双方ともコーヌス支台歯のほうが良好な成績を示した［**図 VI-20**］.

　ついで，支台歯の周囲歯槽骨の吸収とコーヌスクローネの維持力という二つの項目について，いろいろな所見に対する統計処理を行った．歯槽骨の高さの減少と統計的に有意な関係をもつものは，支台歯の動揺，支台歯のポケット深さ，支台歯周囲の退縮，支台歯の生活性および歯肉からの出血などであり，これらが増悪しているものでは骨の吸収がみられた．さらに，コーヌスクローネの維持力の大小とも関連があり，これが適正でない場合，やはり骨の吸収がみられた［**図 VI-21**］.

　ついで，コーヌスクローネの維持力が過剰か過小

かで不適当な支台歯の症例で，次の項目が調査された．義歯の維持，リライニングの頻度，歯肉からの出血傾向，咀嚼能力，さらに義歯の異物感などは，維持力が不正な場合に増悪することが高い相関で示された．とくに，支台歯の動揺，歯槽骨の吸収，歯肉の退縮，歯肉からの出血などの症状が劣悪となることが明らかとされた．

以上の結果の考察として，Gernet W らは
① 金属床のパーシャルデンチャーの装着率は，装着後約5年以降激減するという Körber E らの予後調査に対し，今回彼らの調査したコーヌスクローネを支台装置とするパーシャルデンチャーは，調査対象とした約半数の238症例が5年以上の装着率を示した．これはコーヌスクローネの支台装置の有効性を示したものといえる．
② コーヌスクローネの支台歯とされることによっても支台歯は何らの悪影響も受けない．むしろ残存支台歯の歯周組織の保全に寄与している．すなわち，支台歯の動揺の無変化，減少を示すものが多いこと，支台歯となっていない残存歯と比較し，歯の動揺，歯槽骨の吸収，歯肉からの出血のどれをとっても，コーヌス支台歯のほうが経過が良好であること，などが示された．
③ 支台歯歯周組織の諸症状は，コーヌスクローネ支台装置の維持力の設定によって大きく影響を受けることが明らかとされた．とくに，過小な維持力を示す支台歯を含む症例では，支台歯歯周は劣悪な状態であることがわかった．適切な維持力で義歯を装着しておくことは，義歯によるいわゆる二次スプリント効果が発揮され，支台歯は保護される．したがって，義歯は日夜ともに装着されているほうがよく，仮に義歯の取り外し時に支台歯に引っ張り力が加わるとしても短時間のことで，むしろ大きな維持力で確実な固定作用を期すべきである．維持力が過小な場合，支台歯には回転力や側方力が生じやすく，これが劣悪な状況を生む原因となる．

など，コーヌスクローネを支台装置とするパーシャルデンチャーの経過は，かなり良好な臨床像を示したと報告した．

3．五十嵐の経過観察(1983)

五十嵐の報告は，コーヌスクローネを支台装置とする遊離端義歯60症例についての経過観察であり，その主目的は，いわゆるリジッドサポート様式の遊離端義歯の機能と，これが口腔内諸組織，とくに義歯の支持の場である支台歯，欠損部顎堤にどのような影響を及ぼすかを調査したものである．

調査対象は，五十嵐によって1974年から1982年の8年間に処置されたコーヌスクローネの症例で，ケネディーⅠ級とⅡ級，すなわち，両側ないし片側性遊離端欠損を主な欠損とするもので，義歯の装着年数は1年から8年，平均3.4年であった．

調査項目は次の諸点である．
① 義歯人工歯部の咬合接触の有無
② 義歯の動揺
③ リライニング
④ 義歯の維持力
⑤ 義歯の破損
⑥ 口腔と義歯の清掃状態
⑦ 支台歯の状態，動揺度，炎症，ポケット，二次う蝕，支台歯の生活性，隣接接触点の強さ
⑧ 顎堤粘膜の状態

調査結果をまとめたところ，以下の結論を得られた．
① 義歯の動揺はきわめて小さく，平均的には触診で判別がつく程度の状態であった．このためリライニングを必要とする症例数は，全体の17％にとどまった．これはクラスプ義歯，とくに可動性の設計を行った場合のリライニングの頻度に比べると，大きな差異があるといえる．
② 義歯の破損はレジン部に多く，とくに前装のトラブルが多く，前装技法の改良が示唆された．
③ 口腔，義歯の清掃状態と支台歯，顎堤粘膜の炎症の発現の間には密接な関連のあることが明らかとなった．
④ 支台歯の平均的な臨床像は次のとおりである．

- 動揺度：0.71 ± 0.58（ARPA 表示）で，全支台歯の73％が装着時から無変化である．
- 炎症状態 GI：0.61（Löe のインデックス）で，やや炎症が認められる．
- 歯周ポケット：2.43 ± 0.9 mm で，コントロールとした残存歯群と大差はない．

このように，コーヌスクローネを支台装置としてリジッドサポートの設計を行うことは，十分に妥当性があり，良好な臨床成績が得られることが明らかとなった．

4 経過観察からみた義歯のあるべき設計

以上，いくつかの報告によって，パーシャルデンチャー装着後の経過が明らかになってきた．これらを現在の義歯設計にフィードバックすることにより臨床的な研究，歯科補綴学の基礎を固める研究が進んでいくのであり，また臨床家は，臨床ケースの事例として，これらの報告にその価値をおき自分の症例を進めるときの指針の一環とすることとなる．先に述べた Körber E と Fressmeyer W（1985）が，臨床的な経過観察からみた欠損歯列の補綴処置が成功するためのファクターについて，次の因子をあげている．

1 欠損の形態，残存歯数
2 残存歯の機能状態，歯冠形態，う蝕，歯周組織の健康状態
3 欠損補綴に対する基本概念，補綴装置の設計における静的，動的な力への対応
4 歯科医師，歯科技工士の知識と技術水準
5 義歯に関する口腔清掃

これまで，本書で述べてきた欠損補綴処置に関する考え方は，当然ながらこのようなファクターについても触れてきたが，筆者としては以上の5項目に加えて，「6 有床義歯における顎堤粘膜支持の巧みな使い方」という項目を入れたい．もちろんこれは項目3に含まれるのかもしれないが，1～6の項目について，本書の総括として触れておきたい．

1 欠損の形態，残存歯数

すでに，もうそれ以上処置のしようがないという状態で来院する患者の場合は仕方がないが，前処置をうまく行えば，残存歯をいくらかでも保存できるという患者は多いものである．この場合，先の Körber E の経過観察でも指摘されたように，残存歯が左右的に，また前後的に配置するように，もしその可能性があれば残存歯の保存処置を行う．とくに多数歯欠損症例の場合には，通常，保存の対象とはならないような残根状の歯も，その歯の部位が欠損型にとって key（鍵）となる場合は積極的に残す．根管処置はもちろんであるが，とくに歯周処置を的確に行い，ポケットが 3 mm 以内で根面が滑沢な状態とする．

このように，保存された残存歯の利用法であるが，これらは構造的に弱く，歯根破折をしばしば起こすので，天然健全歯を形成したテレスコープ支台歯のようなわけにはいかない．これらの支台歯は，清掃性が確保できる軸壁 3～4 mm 程度を与え，主にレストの作用を期待する根面レストのような用い方をするのがよい．仮に維持力を期待するとしても，磁性アタッチメント程度のものがよい．将来的に歯が失われても義歯構造には大きな変化がなく，修正処置でそのまま使えるようにオーバーレイ構造とするほうがよい．

2 残存歯の機能状態

欠損歯列中の歯は，本来の咬合のストレスのほかに，歯の欠損そのものによって，また歯の欠損の結果として歯の遊走，傾斜，回転，捻転，挺出などが生じることによって，より大きなストレスを負荷される．そこで，咬合のストレスを残存歯と欠損部顎堤粘膜に負担させ，とにかく早期に上記の異常な咬合のストレスを減らす手段として，暫間補綴装置，

4. 経過観察からみた義歯のあるべき設計

図VI-22 交互抜歯法 Alternierender Extraktion の考え方：支台装置にコーヌスクローネを用いた可撤ブリッジの設計を選択すると個々の支台歯のメインテナンスのアプローチが容易であり，支台歯の喪失にも容易に対応できる．

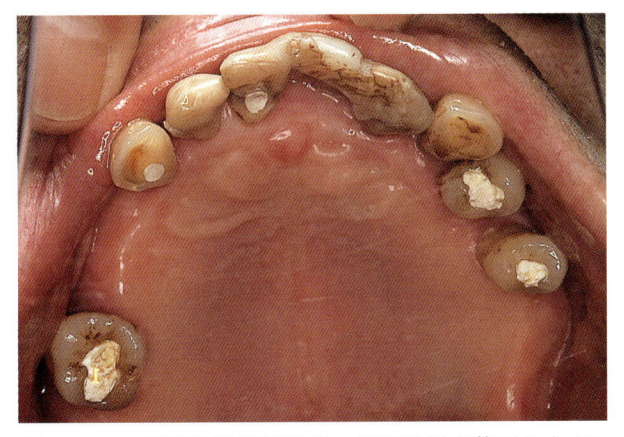

図VI-23a 交互抜歯症例術前，歯周処置が終了したが，2|3 は可撤ブリッジの支台歯として困難であると診断し抜歯し，その他の残存歯はテレスコープ支台歯とした．

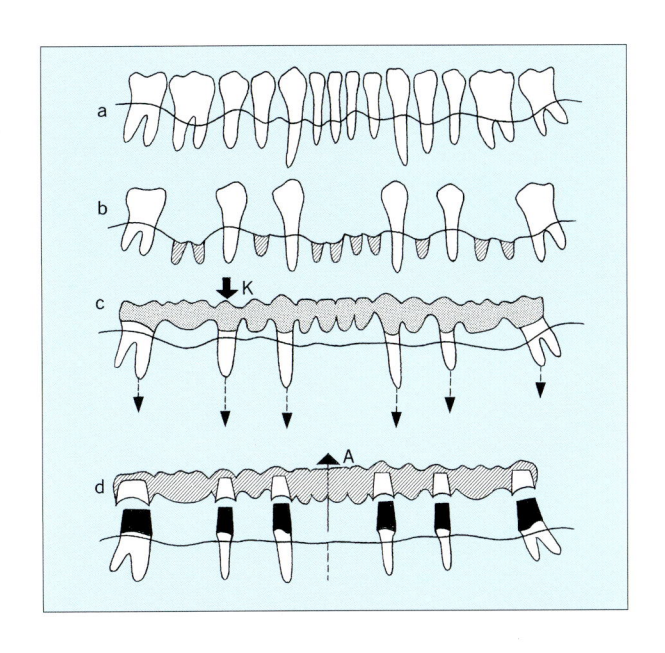

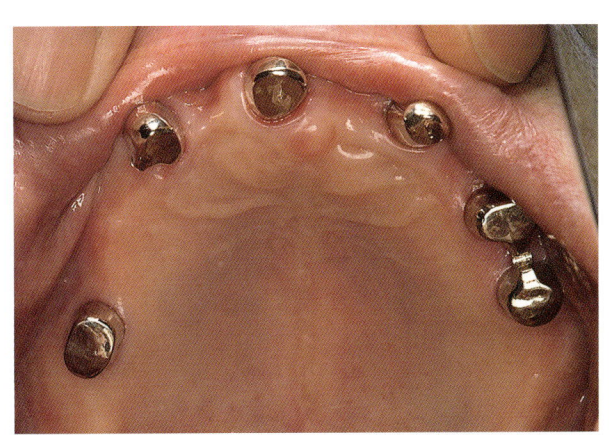

図VI-23b 3|1 2 はコーヌスクローネ，6|4 5 はリーゲルテレスコープ．

とくに有床型の暫間義歯は有効なものである．これによって，まず力の問題を一応安定化させ，ついでこれはと思う key-teeth の保存を行う．

この場合，力の問題を解決する一手段として，動揺は激しいが，ポケットはそれほど深くない残存歯については，一時的に歯冠切断を行い，義歯床下にオーバーレイとして，咬合力の垂直成分のみが可及的に加わるようにすると，動揺は激減する．この際，ポケットの処置と根面の滑沢化を同時に行うことは，いうまでもない．

一方，抜歯と保存という相反する選択肢も場合に応じて使い分けていかねばならない．最終義歯にテレスコープ可撤ブリッジを適応する場合，時に「選択的な抜歯」ということが行われる．これは残存歯が全般に歯周炎となっていたケースで，歯周処置後，可撤ブリッジが設計されるのであれば，術後のメインテナンスを行いにくい歯間部を大きく解放するため，経過の思わしくない残存歯をできれば1歯おきに抜歯するという方法であり，最終処置のメドがついている場合には一つの選択肢であるといえる．欠損歯列中の残存歯の歯周処置は，もっぱら目標をポケットの除去と根面の滑沢化におき，歯の動揺はその後の義歯の設計において，検討する［**図VI-22～24**］．

203

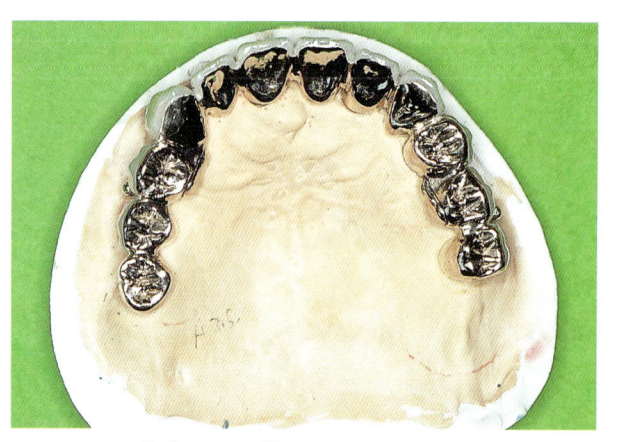

図VI-24a　完成した可撤ブリッジは，ほとんど固定性ブリッジと同様の外形となった．

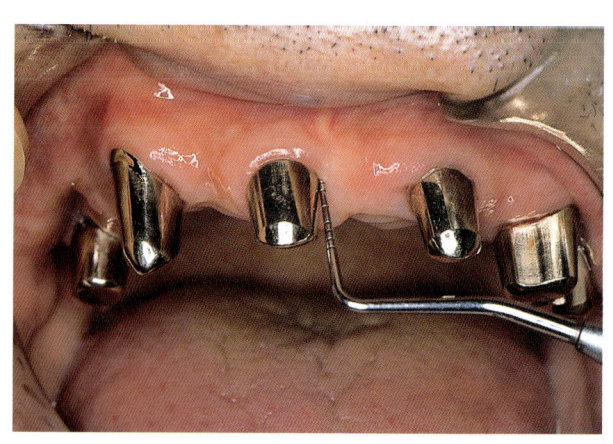

図VI-24b　可撤部を撤去し，個々の支台歯のメインテナンスが行われる．

3 欠損補綴に対する基本概念

　これは本書の冒頭から述べてきたところであるが，欠損補綴の目標が失われた咬合接触の回復をとおして，咀嚼，発音，外観の回復を行うものであるから，咬合の回復を行うためには，残存歯，欠損部顎堤という負担要素（受圧要素）を最大限に利用することを解説してきた．もちろん個々の症例によって，負担要素を残存歯主体か顎堤粘膜主体とするかというオプションはあるが，いずれの場合も，二つの要素を出来得るかぎり活用していこうという姿勢，基本概念には変わりがない．

　二つの負担要素に咬合力を配分する鍵となるものは，すでに述べたように，支台歯と義歯有床部を結ぶ連結の度合，連結強度である．全般的にはこの連結強度は，強固であるほうが義歯をめぐる口腔内のトラブルは少ないようであるが，症例によっては緩い連結として，顎堤粘膜支持主体とするほうがよい場合があることは，Körber E の指摘のとおりである．

4 歯科医師，歯科技工士の知識と技術水準

　臨床は，蓄えた知識を修練した技術によって患者に表現し，患者の満足を得るための行為である．であるとすれば，臨床医はもちろん，補綴装置を人工臓器のレベルにまで作り上げる歯科技工士の責務は重大である．新しい技術が紹介され，いろいろな講習会に出席し，その内容を十分に咀嚼しないまま，臨床で，その施術も理論的な背景なし，技術的な裏づけもいい加減という状態で患者に治療を行ったら，いったいどうなるだろう．そのくせ，ちゃんとチャージは要求するとしたら，二重の背信行為となってしまうであろう．

　臨床技術は高度なものとなればなるほど，患者に対する責任もより高度になってくる．このあたりの倫理感をもって臨床にあたるのでなければ，われわれの職業はいつまで経っても「歯医者はやらずぶったくり」といわれ続けるであろう．これを打破するには，臨床医も，歯科技工士も，常に再教育，拡大再生産できるような場を，雑誌でも，講習会でも，卒後研修でもよいから前向きに求めていかねばならない．そして，患者に対しては正直にかつ誠意をもって対応しなければならない．「患者を治療の目的とすべきであって，治療の手段としてはならない」（醫戒：緒方洪庵）という今も昔も変わらぬ医の根源的な心構えを，改めて確認する必要がある．

5 義歯に関する口腔清掃

　口腔清掃も改めて強調しておきたい項目である．これまでみてきたように，多くの経過観察の報告で必ずといってよいほど「口腔清掃の指導の必要性が感じられた」というくだりがあった．その時代時代

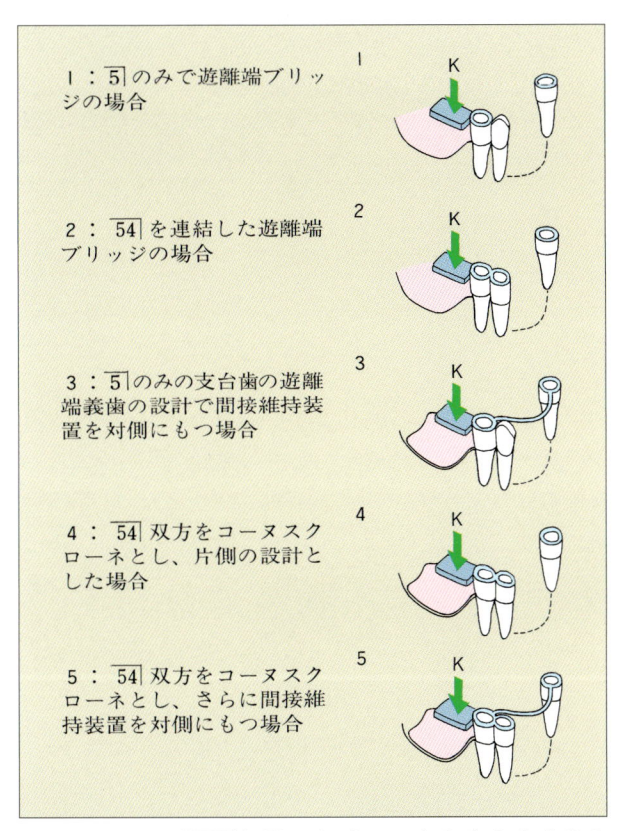

4. 経過観察からみた義歯のあるべき設計

図 VI-25 同じ$\overline{76}$欠損の設計で，小臼歯を支台歯とする場合でも，ブリッジと，有床義歯とでは支台歯の負荷は大きく異なる．

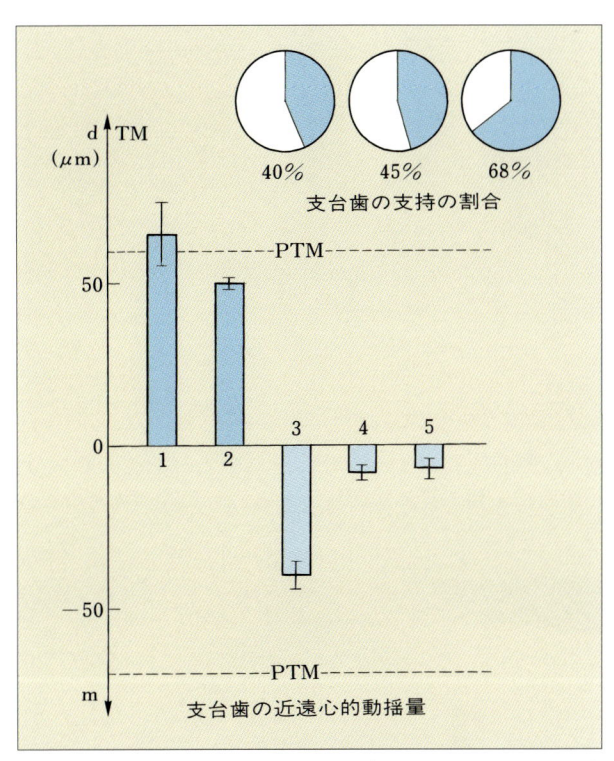

1：$\overline{5|}$のみで遊離端ブリッジの場合
2：$\overline{54|}$を連結した遊離端ブリッジの場合
3：$\overline{5|}$のみの支台歯の遊離端義歯の設計で間接維持装置を対側にもつ場合
4：$\overline{54|}$双方をコーヌスクローネとし，片側の設計とした場合
5：$\overline{54|}$双方をコーヌスクローネとし，さらに間接維持装置を対側にもつ場合

図 VI-26 設計1では，支台歯の負荷が本来の生理的動揺限界を越え，設計2では，限界に近づき，大きな負荷を生じた．設計3〜5のコーヌスクローネを支台装置とする遊離端義歯では，顎堤粘膜支持によって支台歯の負荷は小さくなった．

で，必要な口腔清掃指導は行っていたはずなのに，なぜこの言葉が繰り返されなければならなかったのか．これは，結局のところ，患者サイドの問題が大きいのではないだろうか．とくに，中年以降の男性患者の場合には，口腔清掃における口先と実行はほとんど一致しないとみても差し支えない場合が多い．

本文中でも指摘したように，いろいろな策を用いて，とにかく患者の注意を口腔清掃に集中させるように心がけるのがよい．

義歯の形態と口腔内のプラークの滞留についてみると，とにかく義歯はより単純な形態，より単純な構造であればあるに越したことはない．単純な構造であっても，十分な機能を発揮するような義歯の設計を目指したいものである．

6 有床義歯における顎堤粘膜支持の巧みな使い方

本項は，筆者の一人五十嵐が独自に追加したものであるが，Ⅰ章において示したように，遊離端義歯では咬合力の配分は歯根膜支持要素と，顎堤粘膜支持要素とをつなぐ支台装置の連結のあり方によって決定された．連結が強ければ，歯根膜支持優位，連結が緩ければ顎堤粘膜優位となる．しかし，連結強度が最大と思われるテレスコープクラウンの場合でも，歯根膜支持が60〜80％で，残りは顎堤粘膜支持であることが示された．これは，遊離端ブリッジと有床義歯であるテレスコープ義歯とを比較してみれば，明確である．つまり，かなりリジッドな設計をした場合でも顎堤粘膜支持は必要不可欠なのであって，これを無視してはならない［**図 VI-25, 26**］．

一方，顎堤粘膜支持に多くを期待しなければ義歯

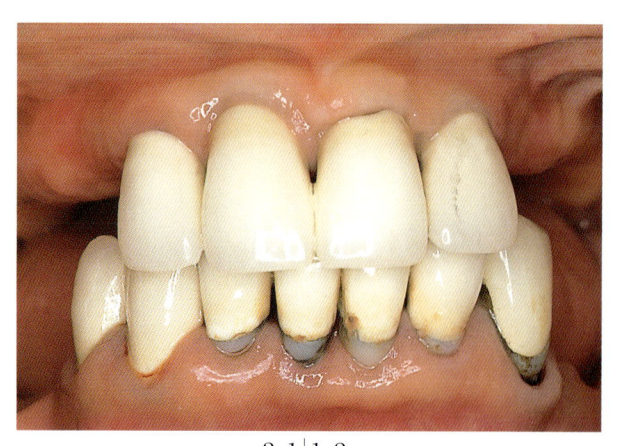

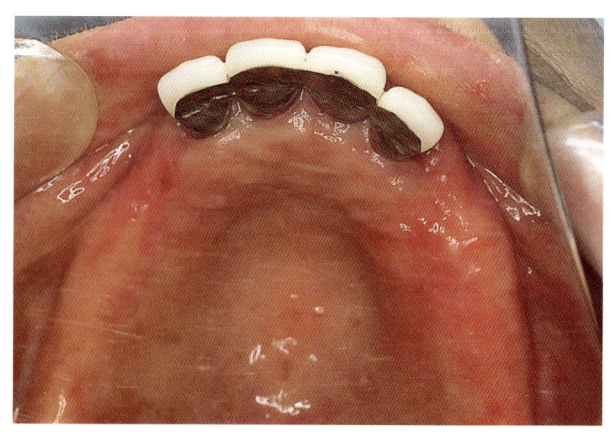

VI章　義歯の装着，経過観察の方法とメインテナンス

図VI-27a, b　術前 $\frac{|}{4321|123}^{\ 21|12}$ 残存．上顎残存歯は焼付ポーセレン・クラウンで修復され，義歯はレストのない，口蓋を広く覆う金属床義歯であった．残存歯歯頸部の疼痛，残存歯の前方突出感を主訴に来院した． 27a|27b

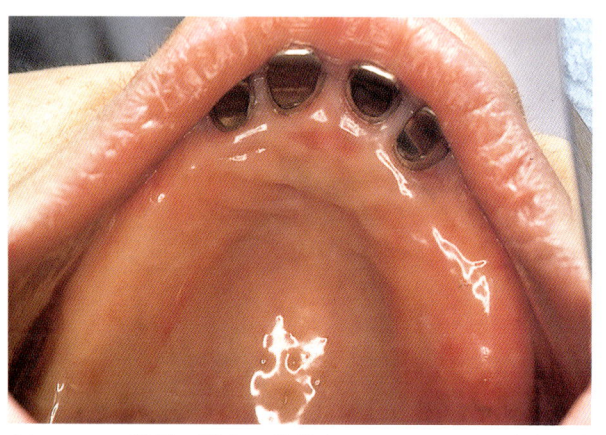

図VI-28a　動揺の残る4前歯をコーヌスクローネとした．

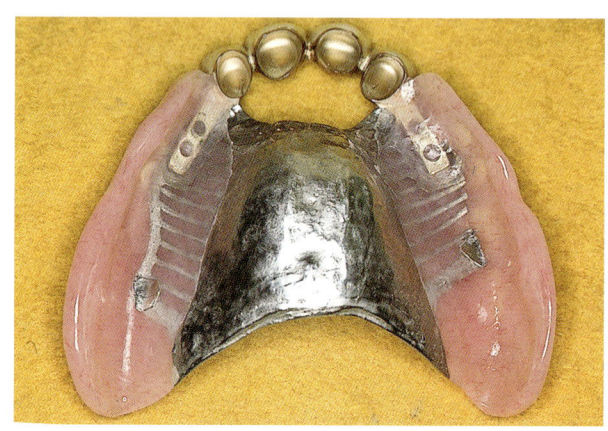

図VI-28b　義歯設計は，支台歯の支持を十分に求め，また顎堤粘膜支持をも十分に求めた．支台歯歯頸部は完全に開放し，舌感に留意すると同時に支台歯の歯周組織に配慮した．

の支持が成立しない場合も，症例によっては見受けられる．この場合，弱体と思われる残存歯には，従来，レストを設定しないで，顎堤粘膜支持にのみ期待するような設計が良しとされてきたようであるが，弱体な残存歯の保全を考慮した場合，できればこれらを連結固定して支台歯とすることが，長期的に良好な予後を期するための秘訣である［**図VI-27, 28**］．小さな欠損でも，大きな欠損でも，常に咬合力の配分は，支台歯と顎堤粘膜で状況に応じて分担し，相互の負荷を軽減するという設計の基本方針が重要なのである．

索引

和文

あ
アタッチメント　*83*
アタッチメント義歯の経過　*195*
アバットメント　*113, 115*
アンダーカットゲージ　*89*
アンダーカットの分布状況　*81*
アンダーカット量　*87, 90, 146*
アンダーリテンション　*107*
アンレーレスト　*139, 148*

い
維持　*38, 70, 71, 134*
維持機構　*70, 81, 160*
異常機能　*11*
維持領域　*81*
維持力　*81, 92*
維持力調整　*107*
痛み　*125*
一次固定　*135*
位置変化　*32*
1回法　*114*
移動　*32, 63*
印象用コーピング　*114*
インターナルコネクション　*114*
インフォームド・コンセント　*137*
インプラント　*109*

う
う蝕　*133*
う蝕活動性　*134*

え
エーカースクラスプ　*85, 90, 157*
エクスターナルコネクション　*114*
エックス線検査　*136*
エナメル質の厚さ　*147*
円弧の中心角　*86*
遠心沈下　*36*
遠心部の回転沈下　*37*
延長ブリッジ　*43*

お
オーバーデンチャー　*73*
オーバーリテンション　*107*
オクルーザルユニット　*19*
オトガイ棘　*129*
オトガイ孔　*130*
オトガイ舌筋　*129*
オトガイ舌骨筋　*129*
オトガイ隆起　*130*
オルタードキャスト法　*176, 184*

か
外骨症　*127*
外傷性咬合　*134*
回転　*63, 202*
ガイドプレーン　*62, 71, 147, 148, 157, 161*
下顎滑走運動　*28*
下顎後退位　*139, 141*
下顎骨骨切り術　*133*
下顎前突症　*133*
下顎頭　*18*

索引（和文）

下顎の咬合支持　11, 16, 35
下顎隆起　127
顎間距離　14
顎関節　11, 14
顎関節症　164
顎機能異常　76
顎機能障害　11, 12, 14, 15
顎機能の保全　14
顎欠損　176
顎口腔系の変化　31
顎舌骨筋線　130
顎堤にみられるアンダーカット領域　130
顎堤粘膜支持　41
顎堤粘膜の厚さ　75
顎堤粘膜の沈下量　39
顎堤部の異常　128
過剰なストレス　133
画像診断　19
滑走運動　10, 11
可撤ブリッジ　185, 203
顆頭位　15
緩圧　74
緩圧的な配慮　72
カンジダ菌　123, 124
患者教育（指導）　122
患者の価値観　52
緩衝腔（リリーフ）　127, 128
環状鉤　70
関節維持（支台）装置　32
関節窩　18
間接支台装置　80
カンチレバーブリッジ　43
カンペル平面　62

き

キー・アンド・キーウェイ　144
技工依頼書　90, 100, 101
義歯床　70
義歯床の過剰な動揺　73
義歯床部の点検　185
義歯性口内炎　124
義歯性線維症（デンチャーファイブローム）　132
義歯洗浄剤　123, 124
義歯装着時の変化　125
義歯の安定　66
義歯の管理　36
義歯の装着アンケート　199
義歯の装着年数　198
義歯の着脱　196

義歯の着脱方向　80, 96, 145, 147
義歯の動揺　15, 35, 36, 188, 196
義歯の破損　187, 189
義歯不使用　192, 194
技術的失敗　45
既製アタッチメント　196
既製ワックスパターン　87, 93, 162
拮抗腕　146
基底結節レスト座　134
客観的評価　19
旧義歯の評価　50
臼後三角　133
臼歯部誘導　137
矯正治療　139
矯正的処置　135
頬舌移動　66
頬舌回転（ローリング）　66, 79
曲率半径測定装置　88
曲率半径の標準値　93
近遠心移動　66, 80
金合金　79, 191
近接咬合　164

く

クラスプ　70, 80, 81, 85
クラスプ設計システム　162
クラスプ設計システム簡便法　162
クラスプデンチャー　183, 185, 186
クラスプデンチャーの経過　191
クラスプの維持力　85
クラスプの製作　95
クラスプの設計　87, 90
クラスプの把持力　85
グループファンクション　76, 137
クレンチング　11, 12, 19
クロスアーチバランス　137

け

形態修正　144
経過観察　186, 197
傾斜　32, 63, 202
傾斜歯　139
外科的処置　127
欠損の形態　202
欠損部顎堤　15, 38, 41
欠損補綴　11
研究用模型　136
検査，診断　137
犬歯誘導　137

索引（和文）

現症　136

こ

高位サベイライン　145
口蓋隆起　127, 164
槓杆線　79
口腔衛生指導　122, 134
口腔清掃　202, 204
口腔清掃指導　36, 77
口腔前庭　133
口腔前庭形成術　130
咬合　141
咬合圧印象法　15
咬合圧下　80
咬合位の修正　137
咬合位の変化　32
咬合干渉　134, 139, 145
咬合干渉の除去　142, 143
咬合挙上　149
咬合挙上床　139, 164
咬合検査材料　141
咬合高径の修正　139
咬合支持　10, 46
咬合支持の欠如　15
咬合接触の与え方　76
咬合調整　139, 141
咬合調整の適応症　141
咬合調整の目的　141
咬合の修正　137
咬合平面の回復　62
咬合平面の検査・診断・修正　139
咬合平面の乱れ　32
咬合平面分析　63
咬合面へのレジン添加　139
咬合面レスト　149
咬合様式　137
咬合湾曲　96, 139
鉤尖　81
口底形成術　130
口底部　133
咬頭嵌合位　17, 35
咬頭干渉　35
後方咬合支持　12
鉤腕長の測定　90
鉤腕の曲率半径　86
鉤腕の曲率半径測定装置　89
鉤腕の走行　146
鉤腕の曲げ剛性　85
コーヌスクローネ　74, 82, 199, 200, 201

コーヌスクローネ内冠　169
コーヌス・テレスコープ　185, 186, 188
個性正常咬合者　17
骨鋭縁部　129
骨吸収不全　129
骨整形　129
骨内にみられる異常　130
骨隆起　127
コバルトクロム　191
コバルトクロム合金　79
コンダイルリポジショナー　17, 19
コンニャク状組織　130
コンピュータ・システム　87, 90
根面板　139

さ

最後退位　142
最大咬合力　78
刷掃指導（口腔衛生指導）　122
サベイドクラウン　151
サベイヤー　87, 144
サベイライン　145, 161
サベイングの目的　144
残存歯　202
残存歯数　202

し

歯冠外アタッチメント　195
歯冠形態　202
歯冠形態修正　144
歯冠修復法　139
歯冠内アタッチメント　134, 195
歯冠部の形態修正　145
歯間ブラシ　123
歯根破折　134
歯根膜支持型　14
支持　38, 40, 70, 71, 134
支持域の回復　62
支持機構　70, 79, 128, 160
支持装置　79
磁石　83
歯周外科処置　135
歯周組織の状態　187
歯周組織の保全　201
歯周治療　134
歯周ポケット　198
支持領域　80
支持力　79
視診　187

索引（和文）

歯槽骨整形　135
歯槽骨の吸収　201
歯槽堤整形術　128
支台間線　79
支台歯　38, 41, 66
支台歯形態　86
支台歯の印象　80
支台歯の動揺　198, 199
支台歯の負荷軽減　24
支台歯の負担能力　32, 38
支台歯のポケット　200
支台装置の連結強度　69
失敗率　45
試適　183
支点間線　79
支点線　109
歯内療法　134, 139
歯肉からの出血　200, 201
主観的評価　19
手指圧下　80
主訴　136
主訴の確定　49
上顎結節　128
使用金属の弾性係数　86
小帯形成術　132
小帯の高位付着　131
小連結子　70
初期設定維持力　196
触診　187

す

垂直移動　66, 79
垂直遠心回転（ピッチング）　66, 79
水平移動　80
水平遠心回転（ヨーイング）　66, 80
水平的な動揺　80
ステント　112
スパー　150

せ

清掃状態　187
生存率　45
生理的失敗　45
切縁レスト　151
設計　65, 79
設計の三原則　66
摂取可能食品のアンケート　126, 127
接触部位の検査　141
舌面レスト　150, 165

舌面レッジレスト　151
前歯部誘導　137
前処置　121
前処置の計画　136
前処置の目的　136
栓塞子　176
セントリック・ストップ　143

そ

早期接触　35, 134, 139, 141
早期接触の除去　142, 143
組織血流量　75
咀嚼　125
咀嚼筋　11
咀嚼筋の緊張　15
咀嚼能率　25
咀嚼能力　201
咀嚼能力検査　127

た

対角線配置　109
退縮　200
対象配置　109
大連結子　70
タッピング　137
ダブルクラウン義歯　56
断面2次モーメント　86

ち

力の分散　83
中空軽量化　176
中心咬合位　141, 143
チュービンゲン分類　193
調整　183
直接支台装置　80
治療計画　112
治療計画の提示　52
治療経費　53
治療に要する時間　53
治療用義歯　14, 139, 164

つ

ツーピースインプラント　114

て

低位咬合　139
低位萌出歯　139
定期検診　46
定期来院　54

索引(和文)

抵抗形態　46
挺出　32, 202
挺出歯　139
ディスクルージョン　76
ディンプル　146, 161
テーパー度　86
適応症　195
てこの原理　66, 79
デジタルサベイヤー　87
撤去力　196
テレスコープ　74
テレスコープ義歯　170
デンタルフロス　123
デンチャーファイブローム　132
デンチャー・プラークコントロール　123, 124
天然の回転関節　40

と

等尺性の収縮　11
トルク力　72

な

内冠辺縁の位置　198
ナイフエッジ状　128

に

2回法　114
二次固定　135, 167
二次スプリント　201
二重挿入経路　97
乳頭腫瘍　132

ね

熱可塑性材料　75
捻転　202
捻転歯　139

は

バークラスプ　86, 90, 158
パーシャルデンチャーの印象法　14
バイトリム　115
把持　38, 40, 70, 71, 134
把持機構　70, 80, 160, 167
把持能力　72
把持腕　92
破損の防止　35, 36
パターンレジン　179
発音障害　123
歯の動揺　201

ハミュラー・ノッチ　133
パラジウム合金　79
パラファンクション　11, 12, 76

ひ

被圧変位性　75, 130
被圧変位量　66
鼻咽腔閉鎖不全　176
光弾性応力分析　43
非緩圧性のアタッチメント　74
ピッチング(pitching)　66
被補綴的前処置　121
ピン保持インレー　134

ふ

フィクスチャー　113
不快感　125
複製義歯　140
フック　151
プラーク　187, 192, 205
プラークコントロール　122
ブラッシング　123
プラットフォーム　113
プラットフォームスイッチング　118
フラビーガム　130
プロービング時の出血(BOP)　111
ブロックアウト　144

へ

平均的な咬合力　78
平衡咬合　76
平行面での接触　72
閉鎖型ホースシューバー　161
辺縁形成　75
辺縁歯肉の炎症　198
偏心位における咬合干渉　141

ほ

補強構造　83
補強線　83
保存的処置　133
補綴側隣接面　192
補綴的前処置　136

ま

マウスリンス　123
曲げ剛性　92

索引(和文)

み
味覚の回復　*125*

め
メインテナンス　*117, 186, 196*
メインテナンスフリー　*197*
メタルオクルーザルテーブル　*177*

ゆ
有限要素法　*43*
遊離端義歯　*41, 186*
遊離端欠損　*13*
遊離端ブリッジ　*205*

よ
ヨーイング(yawing)　*66*
予後成績　*197*
予後調査　*197*
予防歯学的配慮　*35, 36*

り
リコール　*117*
リジッドサポート　*74, 102, 198, 202*
離脱力　*81*
リライニング　*188, 201*
リリーフスペース　*197*
リンガルバー　*128*
リンガルプレート　*128*
隣接接触点の喪失　*32*
隣接面専用ブラシ　*123, 124*
隣接面板　*70, 79*

れ
レジンコーティング　*159*
レジン前装クラスプ　*159*
レジンの脱色　*79*
レジンの変色　*78*
レスト　*70, 79, 148*
レストシート　*147, 161*
レストの厚さ　*149*
連結機構　*70, 71, 83*
連結強度　*69, 72, 76, 104*

ろ
ローリング(rolling)　*66*
ローリング運動　*80*

わ
ワンピースインプラント　*114*
ワンピースキャストプレート　*157*

欧　文

A
anterior guidance　*11*

B
biologic width　*135*
bracing　*38*
Broadrick の咬合平面診断法　*62*

C
Coronoplasty　*144*

D
Dual-path design　*97*

E
extrusion　*196*

F
fishtail movement　*36, 37*
fulcrum line　*109*

G
GI インデックス　*200*

H
Hart-Dunn アタッチメント　*97*
Häupl　*41*

I
IC アタッチメント　*166*

L
Löe のインデックス　*202*

N
Natühliches Gelenk　*40*
Ney　*89*

O
occlusal stop　*15*
Open or Close　*192*
orthofunction　*11*

P
parafunction　*11*
posterior occlusal support　*10*
psycosomatic　*11*

Q
QOL　*19*

R
retention　*38*
Rotational path clasping system　*97*
RPPA　*72*
RPPI　*72*

S
Schön　*41*
Snowshoe effect　*39*
Stern G/L アタッチメント　*166*
support　*38*

V
vertical stop　*14*
void　*193*

［編著者略歴］

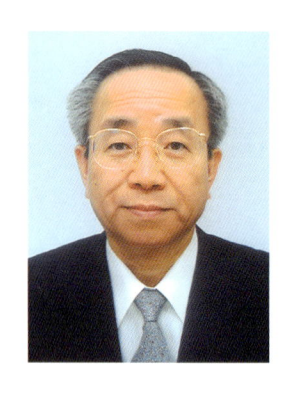

野首孝祠　（のくび　たかし）

1968年3月　　大阪大学歯学部卒業
1968年8月　　大阪大学歯学部助手（歯科補綴学第二講座）
1977年6月　　大阪大学歯学部附属病院講師（第二補綴科）
1980年1月　　大阪大学歯学部助教授（歯科補綴学第二講座）
1993年8月　　大阪大学歯学部教授（歯科補綴学第二講座）
1996年3月　　大阪大学歯学部附属歯科技工士学校長
1999年3月　　大阪大学評議員
2000年4月　　大阪大学大学院歯学研究科教授（顎口腔機能再建学講座）
2000年10月　 大阪大学総長補佐
2002年4月　　大阪大学歯学部附属病院長
2006年3月　　大阪大学定年退職
2006年4月　　大阪大学名誉教授
　　　　　　　大阪大学先端科学イノベーションセンター特任教授
現在に至る

＜主な所属学会＞

社団法人日本補綴歯科学会（名誉会員）
特定非営利活動法人日本咀嚼学会（理事）
有限責任中間法人日本老年歯科医学会（理事）
有限責任中間法人日本顎関節学会（名誉会員）
日本歯科医学教育学会（名誉会員）
SIPAF（国際ピエゾグラフィ機能学会前会長）

＜主な著書＞

『現代のパーシャルデンチャー　欠損補綴の臨床指針』　クインテッセンス出版　2000年（共著）
『パーシャルデンチャー製作のための設計／構造』　医歯薬出版　2000年（編著）
『顎関節症入門』医歯薬出版　2001年（編著）
『パーシャルデンチャーテクニック（第4版）』　医歯薬出版　2006年（編著）
『咬合・咀嚼が創る健康長寿』　大阪大学出版会　2007年（編著）

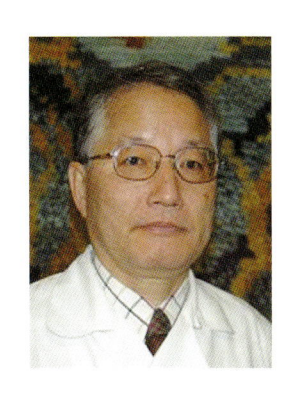

五十嵐順正　（いがらし　よしまさ）

1972年3月　東京医科歯科大学歯学部卒業
1976年3月　東京医科歯科大学大学院歯学研究科修了（歯科補綴学専攻）
1976年4月　東京医科歯科大学助手（歯科補綴学第一講座）
1981年12月　昭和大学歯学部助教授（歯科補綴学第三講座）
1993年9月　松本歯科大学教授（歯科補綴学第一講座）
2006年1月　東京医科歯科大学大学院教授（摂食機能構築学分野）
現在に至る

＜主な所属学会＞
社団法人日本補綴歯科学会（理事）
口腔病学会（理事）
歯科チタン学会（理事）
EPA（ヨーロッパ補綴歯科学会会員）
IADR（国際歯科学会会員）

＜主な著書＞
『パーシャルデンチャーの設計』　口腔保健協会　1997年（著）
『現代のパーシャルデンチャー　欠損補綴の臨床指針』　クインテッセンス出版　2000年（共著）
『スタンダード部分床義歯補綴学』　学建書院　2006年（共著）
『コーヌステレスコープデンチャー』　永末書店　1984年（著）
『ケルバーのコーヌステレスコープ』　医歯薬出版　1986年（訳）
『高齢者の補綴治療』　クインテッセンス出版　2001年（訳）
『パーシャルデンチャーテクニック（第4版）』　医歯薬出版　2006年（編著）

新版 現代のパーシャルデンチャー　欠損補綴の臨床指針

2000年1月30日　第1版第1刷発行
2008年4月10日　第2版第1刷発行

編 著 者　　野首　孝祠／五十嵐　順正

発 行 人　　佐々木　一高

発 行 所　　クインテッセンス出版株式会社
　　　　　　東京都文京区本郷3丁目2番6号　〒113-0033
　　　　　　クイントハウスビル　電話 (03)5842-2270(代表)
　　　　　　　　　　　　　　　　　　 (03)5842-2272(営業部)
　　　　　　　　　　　　　　　　　　 (03)5842-2279(書籍編集部)
　　　　　　web page address　　http://www.quint-j.co.jp/

印刷・製本　　横山印刷株式会社

Ⓒ2008　クインテッセンス出版株式会社　　　　　禁無断転載・複写
Printed in Japan　　　　　　　　　　　　落丁本・乱丁本はお取り替えします
　　　　　　　　　　　　　　　　　　　　ISBN978-4-7812-0008-8　C3047
定価は表紙に表示してあります